SÉRIE ENFERMAGEM

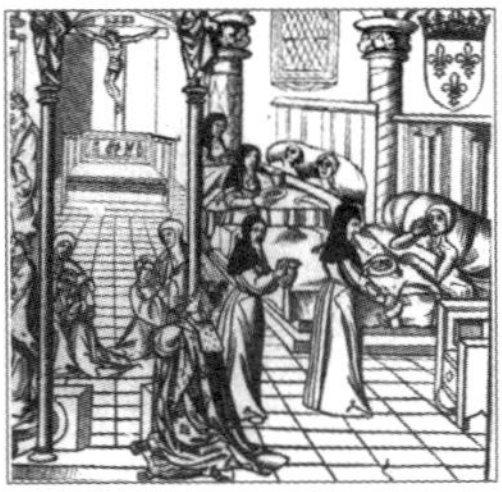

ENFERMAGEM E SAÚDE DA MULHER

SÉRIE ENFERMAGEM

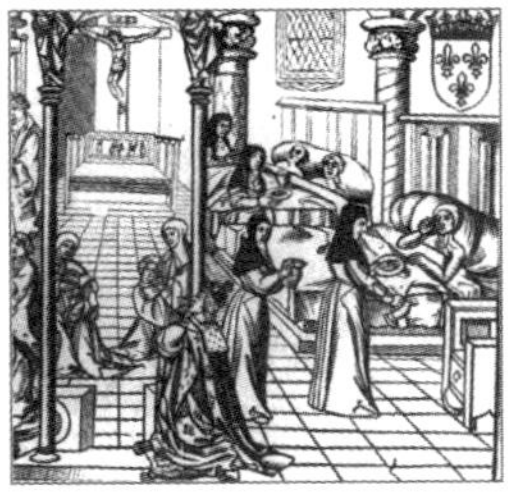

ENFERMAGEM E SAÚDE DA MULHER

2ª edição revista e ampliada

ORGANIZADORAS

ROSA AUREA QUINTELLA FERNANDES
Doutora em Enfermagem pela Escola de Enfermagem da Universidade de São Paulo.
Professora Titular e Docente do Curso de Mestrado em Enfermagem da Universidade Guarulhos.

NÁDIA ZANON NARCHI
Doutora em Enfermagem pelo Departamento de Enfermagem da Universidade Federal de São Paulo.
Professora Livre-Docente do Curso de Obstetrícia da Escola de Artes, Ciências e Humanidades da Universidade de São Paulo.

Manole

Este livro contempla as regras do Acordo Ortográfico da Língua Portuguesa de 1990, que entrou em vigor no Brasil.

Projeto gráfico: Texto & Arte Serviços Editoriais
Editoração eletrônica: Depto. editorial da Editora Manole
Capa: Eduardo Bertolini
Ilustração: Mary Yamazaki Yorado
Imagem do frontispício – Cuidadoras hospitalares no Hôtel-Dieu, Paris, 1521
Logotipo: Copyright © Associação Brasileira de Enfermagem – Seção São Paulo (ABEn–SP)

Dados Internacionais de Catalogação na Publicação (CIP)
(Câmara Brasileira do Livro, SP, Brasil)

Enfermagem e saúde da mulher / organizadoras Rosa
Aurea Quintella Fernandes, Nádia Zanon Narchi. –
2. ed. rev. e ampl. – Barueri, SP : Manole,
rev. e ampl. – Barueri, SP : Manole, 2013. –
– (Série enfermagem)

Vários autores.
Bibliografia.
ISBN 978-85-204-3458-1

1. Enfermagem 2. Mulheres – Saúde e higiene
I. Fernandes, Rosa Aurea Quintella. II. Narchi,
Nádia Zanon. III. Série.

CDD-610.736
12-04851 NLM-WY 156

Índices para catálogo sistemático:
1. Enfermagem e saúde da mulher: Ciências
médicas 610.736

1ª edição – 2007
2ª edição – 2013
2ª Reimpressão da 2ª edição – 2016

Editora Manole Ltda.
Avenida Ceci, 672 – Tamboré
06460-120 – Barueri – SP – Brasil
Fone: (11) 4196-6000 – Fax: (11) 4196-6021
www.manole.com.br
info@manole.com.br

Impresso no Brasil
Printed in Brazil

SOBRE OS AUTORES

Cristina Brandt Nunes

Enfermeira Pediatra. Doutora em Ciências pela Escola Paulista de Medicina da Universidade Federal de São Paulo. Professora Adjunta da Universidade Federal do Mato Grosso do Sul.

Daniela Biguetti Martins Lopes

Enfermeira Obstetra. Doutoranda em Ciências da Saúde na Escola de Enfermagem da Universidade de São Paulo. Mestre em Ciências da Saúde pela Escola de Enfermagem da Universidade de São Paulo.

Deíse Moura de Oliveira

Doutoranda em Ciências pela Escola de Enfermagem da Universidade de São Paulo. Enfermeira Especialista em Saúde da Família.

Edir Nei Teixeira Mandú

Enfermeira. Pós-doutora em Enfermagem pela Universidade de São Paulo. Doutora em Enfermagem pela Escola de Enfermagem de Ribeirão Preto da Universidade de São Paulo. Professora Associada na Universidade Federal do Mato Grosso.

Fabiana Villela Mamede

Enfermeira. Doutora em Enfermagem em Saúde Pública pela Escola de Enfermagem de Ribeirão Preto da Universidade de São Paulo. Professora Doutora do Departamento de Enfermagem Materno-Infantil e Saúde Pública da Escola de Enfermagem de Ribeirão Preto da Universidade de São Paulo. Membro da ABENFO.

Jane Márcia Progianti

Enfermeira Obstetra. Doutora em Enfermagem pela Escola de Enfermagem Ana Nery da Universidade Federal do Rio de Janeiro. Professora Associada do Departamento de Enfermagem Materno-Infantil da Faculdade de Enfermagem da Universidade do Estado do Rio de Janeiro. Vice-coordenadora do Grupo de Pesquisas sobre Gênero e Violência em Saúde e Enfermagem. Coordenadora do Curso de Especialização em Enfermagem Obstétrica da Faculdade de Enfermagem do Estado do Rio de Janeiro.

Lucia Helena Garcia Penna

Enfermeira Obstetra. Doutora em Ciências da Saúde da Criança e da Mulher pela Fundação Oswaldo Cruz. Professora Adjunta do Departamento de Enfermagem Materno-Infantil da Universidade do Estado do Rio de Janeiro.

Luciane Marques de Araújo

Enfermeira Obstetra. Mestre em Enfermagem pela Escola de Enfermagem Ana Nery da Universidade Federal do Rio de Janeiro. Professora Assistente do Departamento de Enfermagem Materno-Infantil da Faculdade de Enfermagem da Universidade do Estado do Rio de Janeiro. Pesquisadora do Núcleo de Estudos e Pesquisas Enfermagem, Mulher, Saúde e Sociedade (NEPEN-MUSAS).

Luiza Akiko Komura Hoga

Enfermeira Obstetra. Professora Livre-docente em Enfermagem. Professora Associada do Departamento de Enfermagem Materno-Infantil e Psiquiátrica da Escola de Enfermagem da Universidade de São Paulo.

Luiza Maria Pereira Amaral

Enfermeira. Mestre em Enfermagem pela Universidade Guarulhos. Coordenadora de Enfermagem dos Ambulatórios de Especialidades da Secretaria Municipal de Cotia.

Lourdes Bernadete dos Santos Pito Alexandre

Enfermeira. Doutora em Enfermagem pela Universidade Federal de São Paulo. Coordenadora e Docente do Curso de Especialização em Gerenciamento em Enfermagem no Centro Universitário SENAC São Paulo. Docente dos Cursos de Técnologo em Gestão Hospitalar e em Radiologia Médica do Centro Universitário SENAC São Paulo. Enfermeira da Vigilância em Saúde da Prefeitura de São Paulo – SUVIS Santana.

Márcia Barbieri

Enfermeira Obstetra. Doutora em Enfermagem pela Escola de Enfermagem da Universidade de São Paulo. Professora Associada do Departamento de Enfermagem na Saúde da Mulher da Escola Paulista de Enfermagem da Universidade Federal de São Paulo.

Maria Alice Tsunechiro

Enfermeira Obstetra. Doutora em Enfermagem pelo Programa de Interunidades de Doutoramento da Escola de Enfermagem de Ribeirão Preto da Universidade de São Paulo. Professora Doutora do Departamento de Enfermagem Materno-Infantil e Psiquiátrica da Escola de Enfermagem da Universidade de São Paulo. Membro da Diretoria da ABENFO.

Maria Auxiliadora de Souza Gerk

Enfermeira Obstetra. Doutora em Ciências pela Escola Paulista de Medicina da Universidade Federal de São Paulo. Professora Adjunta da Universidade Federal de Mato Grosso do Sul.

Maria José Clapis

Enfermeira. Professora Associada do Departamento de Enfermagem Materno-Infantil e Saúde Pública da Escola de Enfermagem de Ribeirão Preto da Universidade de São Paulo. Presidente da Comissão de Graduação da Escola de Enfermagem de Ribeirão Preto da Universidade de São Paulo. Membro do Conselho de Graduação da Universidade de São Paulo.

Marina Borges Teixeira

Enfermeira. Doutora em Ciências pela Instituto de Psicologia da Universidade de São Paulo. Professora Titular I do Programa de Mestrado em Enfermagem da Universidade Guarulhos.

Marislei Sanches Panobianco

Enfermeira. Professora Doutora do Departamento de Enfermagem Materno-Infantil e Saúde Pública da Escola de Enfermagem de Ribeirão Preto da Universidade de São Paulo.

Milena Butolo Vido

Enfermeira Obstetra. Mestre em Enfermagem pela Universidade Guarulhos. Professora do Departamento de Pós-graduação e Graduação em Enfermagem do Centro Universitário Hermínio Ometto.

Miriam Aparecida Barbosa Merighi

Professora Titular do Departamento de Enfermagem Materno-Infantil e Psiquiátrica da Escola de Enfermagem da Universidade de São Paulo. Líder do Grupo de Pesquisa em Enfermagem com Abordagens Fenomenológicas.

Nádia Zanon Narchi

Enfermeira Obstetra. Doutora em Enfermagem pela Escola de Enfermagem da Universidade Federal de São Paulo. Professora Livre-docente do Curso de Obstetrícia da Escola de Artes, Ciências e Humanidades da Universidade de São Paulo.

Neide de Souza Praça

Enfermeira Obstetra. Doutora em Enfermagem pelo Programa de Doutoramento em Enfermagem das Escolas de Enfermagem de São Paulo e Ribeirão Preto da Universidade de São Paulo. Professora Associada das Disciplinas da Área de Saúde da Mulher do Departamento de Enfermagem Materno-Infantil e Psiquiátrica da Escola de Enfermagem da Universidade de São Paulo. Membro Associada da ABEn e da ABENFO.

NEUCI CUNHA DOS SANTOS

Enfermeira. Doutora em Ciências da Saúde pela Escola Nacional de Saúde Pública da Fundação Oswaldo Cruz. Professora Adjunta da Universidade Federal do Mato Grosso.

OCTAVIO MUNIZ DA COSTA VARGENS

Enfermeiro Obstetra. Doutor em Enfermagem pela Escola de Enfermagem da Universidade de São Paulo. Professor Titular do Departamento de Enfermagem Materno-Infantil da Faculdade de Enfermagem da Universidade do Estado do Rio de Janeiro.

RITA DE CÁSSIA SILVA VIEIRA JANICAS

Enfermeira Obstetra. Mestre em Enfermagem Obstétrica e Neonatal pela Escola de Enfermagem da Universidade de São Paulo. Docente do Curso de Graduação em Enfermagem da Universidade Anhembi Morumbi.

ROSA AUREA QUINTELLA FERNANDES

Obstetriz. Doutora em Enfermagem pela Escola de Enfermagem da Universidade de São Paulo. Professora Titular e Docente do Curso de Mestrado em Enfermagem da Universidade Guarulhos.

ROSA MARIA GODOY SERPA DA FONSECA

Enfermeira. Professora Titular do Departamento de Enfermagem em Saúde Coletiva da Escola de Enfermagem da Universidade de São Paulo.

ROSA MARIA SCANAVINI

Enfermeira. Mestre em Enfermagem pela Universidade Guarulhos. Especialista em Home Care. Professora do Departamento de Pós-graduação e Graduação em Enfermagem do Centro Universitário Hermínio Ometto.

ROSELANE GONÇALVES

Enfermeira Obstetra. Doutora pela Escola de Enfermagem da Universidade de São Paulo. Professora do Curso de Obstetrícia da

Escola de Artes, Ciências e Humanidades da Universidade de São Paulo.

ROSELENA BAZILLI BERGAMASCO

Enfermeira Obstetra. Doutora em Enfermagem pela Escola de Enfermagem da Universidade de São Paulo. Professora Doutora do Departamento de Enfermagem Materno-Infantil e Psiquiátrica da Escola de Enfermagem da Universidade de São Paulo. Membro da Oncology Nursing Society. Membro da ABEn. Membro do International Council on Women's Health Issues.

SANDRA L. FÉLIX DE FREITAS

Enfermeira Obstetra. Mestre em Saúde e Desenvolvimento da Região Centro-Oeste. Professora Assistente da Universidade Federal de Mato Grosso do Sul.

SÍLVIA LÚCIA FERREIRA

Enfermeira. Professora Doutora do Departamento de Enfermagem Comunitária da Escola de Enfermagem da Universidade Federal da Bahia. Pesquisadora do Grupo de Estudos sobre Saúde da Mulher (GEM) e do Núcleo de Estudos Interdisciplinares sobre a Mulher (NEIM) da Faculdade de Filosofia e Ciências Humanas da Universidade Federal da Bahia. Professora do Programa de Pós-graduação em Enfermagem. Pós-doutora em Antropologia Social pela Universidade Autônoma de Barcelona.

SUMÁRIO

APRESENTAÇÃO

Quando um livro é útil, ele alcança a proeza de uma segunda edição. Há ótimas obras que por vários motivos não chegam a tal sucesso. As coordenadoras deste trabalho, com sua experiência profissional na área da atenção à saúde da mulher, estavam esperançosas desde o início de que o livro atingiria os objetivos com que foi preparado: congregar temas atuais e fundamentais ao ensino de graduação.

O objetivo foi atingido e, por esse motivo, foi organizada esta nova edição, na qual todos os capítulos foram devidamente atualizados por autores que se destacam na temática desenvolvendo trabalhos e/ou investigações científicas em diferentes instituições de ensino de diversas regiões do Brasil. Além disso, foi incluído importante capítulo sobre a assistência às mulheres com incontinência urinária.

Esta obra pretende auxiliar a reflexão e a discussão de temas que permeiam a vida das mulheres, favorecendo a elaboração de planos assistenciais que levem em conta a realidade dos serviços de atenção à saúde em nosso país. Versando sobre as diferentes temáticas relacionadas ao cotidiano de vida e saúde das mulheres, os exercícios de pensamento crítico podem ser utilizados para motivação dos estudantes ou consolidação do conhecimento, daí a inovação da proposta.

Que os leitores desta segunda edição encontrem a mesma utilidade e prazer que os da primeira na fruição deste trabalho.

ROSA AUREA QUINTELLA FERNANDES
NÁDIA ZANON NARCHI

PREFÁCIO

Esta obra, em seu conjunto, atende a uma visão prospectiva da Editora Manole sobre as necessidades de professores e alunos dos cursos de graduação e pós-graduação em enfermagem no Brasil.

Esta iniciativa pioneira mostra a preocupação da editora, não apenas em lançar no mercado obras já consagradas de autores estrangeiros, mas de investir em uma comunidade acadêmica capaz de contribuir com a melhoria da qualidade de ensino, pesquisa e assistência de enfermagem no cenário brasileiro de saúde e quiçá latino-americano, que à semelhança do nosso país, também apresenta necessidades nessa área.

Produzir e documentar conhecimentos e experiências em contextos específicos de ensino-aprendizagem, respondendo e correspondendo a programas avaliados, validados e bem-sucedidos, certamente contribuirá para o desenvolvimento de competências docentes-discentes em âmbitos assistenciais individuais e coletivos nos diferentes espaços de atuação do enfermeiro.

Assim, foram convidados professores e profissionais com expressiva experiência na área da saúde da mulher, visando à inserção precoce das "boas práticas" no conjunto das atividades e ações de enfermagem.

Construindo os significados, desenvolvendo conceitos, abordando os fundamentos da assistência de enfermagem na área da saúde da mulher, apresentando e avaliando situações, as organizadoras e os autores convidados oferecem aos professores e alunos, condições para a implementação de um programa curricular dinâmico e direcionado para a qualidade pedagógica capaz de atender à realidade das necessidades de saúde da população brasileira.

A meta é facilitar o acesso a todo o conteúdo do programa de formação do enfermeiro, aprovado em instâncias governamentais, incorporando práticas pedagógicas compatíveis com os recursos e equipamentos de saúde e de educação disponíveis nas regiões onde se situam as escolas e faculdades de enfermagem, de modo a fortalecer e subsidiar os docentes nas suas atividades acadêmicas.

Assim, o delineamento prático, agradável e de fácil leitura dos capítulos deste livro inclui espaços específicos em que o aluno e o professor podem desenvolver atividades complementares orientadas para a incorporação e sedimentação dos conhecimentos necessários para a formação do enfermeiro.

A experiência acadêmica dos autores, associada à iniciativa da Editora Manole em investir na sedimentação e divulgação dos conhecimentos específicos dos processos de cuidar, por meio desta série de livros específicos para os cursos de graduação e pós-graduação em enfermagem, certamente produzirá um grande salto qualitativo no cenário da saúde.

Enfermagem e Sáude da Mulher – 2ª edição – constitui mais um volume da *Série Enfermagem* a ser oferecido aos professores e aos alunos dos cursos de graduação e pós-graduação em enfermagem.

O conteúdo primoroso em sua essência, abrangência e atualização propicia aos leitores, alunos, professores e estudiosos da área uma oportunidade de identificar os principais aspectos relacionados à saúde da mulher e às políticas públicas, as questões de gênero e direitos reprodutivos, a violência, os agravos à saúde da mulher, a exclusão social, entre outros aspectos fundamentais relacionados à saúde da mulher, além dos modos e estratégias cuidativas específicas.

A abordagem atual e inovadora caracteriza-se pela questão da "humanização" como princípio norteador do cuidado à mulher.

Resultado de anos de trabalho dos mais renomados professores do cenário brasileiro, inclui a participação de profissionais com expressiva e competente atuação na área.

Esta obra com certeza irá orientar os estudos dos graduandos e dos alunos dos cursos de especialização das diferentes regiões brasileiras, constituindo a "base" das "boas práticas" dos enfermeiros na área da saúde da mulher.

A todos os parceiros desta grande realização o nosso muito obrigado!

PROFA. DRA. TAMARA IWANOW CIANCIARULLO
COORDENADORA DA SÉRIE

Professora Titular e Diretora da Escola de Enfermagem da USP (1992-1995)
Professora Titular da Universidade Federal de Santa Catarina (1997-2002)
Professora Titular do Programa de Mestrado
Acadêmico da Universidade Guarulhos (2003-2009)
Pesquisadora da Universidade de Mogi das Cruzes (2010-)

1

POLÍTICAS PÚBLICAS DE SAÚDE DA MULHER

LOURDES BERNADETE DOS SANTOS PITO ALEXANDRE

PONTOS A APRENDER

1. A evolução das políticas de saúde no Brasil, sobretudo aquela que se refere à saúde da mulher.
2. A importância das relações de gênero como precursoras do processo saúde-doença da população feminina.
3. As condições sociais, demográficas e epidemiológicas às quais a população feminina está submetida.
4. Associação das condições de vida/processo saúde-doença às diretrizes e aos objetivos propostos pelo Programa de Assistência Integral à Saúde da Mulher.
5. O papel dos serviços de saúde no controle da mortalidade materna.
6. As manifestações da sociedade civil na melhoria das políticas de saúde da mulher.

PALAVRAS-CHAVE

Programa de Assistência Integral à Saúde da Mulher (PAISM), Sistema Único de Saúde (SUS), gênero, vulnerabilidade, determinação social do processo saúde-doença, perfil epidemiológico, morbidade e mortalidade feminina, humanização, participação da sociedade civil.

ESTRUTURA DOS TÓPICOS

Introdução. Saúde como direito social: breve reflexão sobre as políticas de saúde e a organização dos serviços de saúde no Brasil. Saúde da mulher e enfoque de gênero. Evolução das políticas de saúde da mulher. Situação sociodemográfica feminina. Situação epidemiológica de morbidade e mortalidade feminina no Brasil. Abortamento em situação de risco. Política de atenção integral à saúde da mulher. Vigiando a mortalidade materna. Papel da sociedade civil na construção de políticas de saúde da mulher. Pontos a revisar. Atividades sugeridas. Propostas para estudo. Exercícios de pensamento crítico. Referências bibliográficas. Para saber mais.

INTRODUÇÃO

A Política de Saúde da Mulher tem como primeiro objetivo indicar os recursos mínimos necessários, mas abrangentes, à saúde daquelas que, além de ser a maioria da população brasileira, ainda cuidam, monitoram e acompanham a saúde de outros elementos da família, vizinhança e comunidade.

Apesar da importância da mulher no contexto de manutenção da família e seu entorno e da chegada do século XXI, ela sofre com as sobrecargas de trabalho e responsabilidades e ainda tem seu desgaste aumentado, em razão dos preconceitos e discriminações impingidos pela sociedade, fatos que aumentam a vulnerabilidade feminina perante certos agravos e doenças.

Os processos saúde-doença que incidem na população feminina manifestam relação com a qualidade de vida de cada classe social e com o desenvolvimento regional diferenciado e reconhecido no Brasil. A Política de Saúde da Mulher deve, portanto, ser reeditada mediante a situação epidemiológica específica de cada região do Brasil, seguindo as diretrizes do Sistema Único de Saúde (SUS), para viabilizar e causar maior impacto sobre os processos saúde-doença da população feminina da área[1].

SAÚDE COMO DIREITO SOCIAL: BREVE REFLEXÃO SOBRE AS POLÍTICAS DE SAÚDE E A ORGANIZAÇÃO DOS SERVIÇOS DE SAÚDE NO BRASIL

A relação entre o direito e o controle social reflete a singularidade da organização das políticas de saúde no atendimento dos serviços de saúde.

No Brasil, até o advento do Sistema Único de Saúde (SUS), a organização de atenção à saúde caracterizou-se por estar sempre voltada para a manutenção da força de trabalho, destinada exclusivamente aos assalariados urbanos e, em especial, aos operários das indústrias. Tal fato concentrou, historicamente, os recursos financeiros sobre a assistência médica previdenciária, individualizada, curativa e hospitalocêntrica[2-4].

Na década de 1980, período da redemocratização do país, 49% da população brasileira era classificada como economicamente ativa.

Desse número, 20% tinha um rendimento médio mensal menor ou igual a um salário mínimo e 47% estava sem rendimento, o que impossibilitava o recebimento de cuidados médicos contínuos, ilimitados e de alta resolutividade, pois não havia participação no mercado de trabalho.

Nas últimas décadas, houve no Brasil uma grande inserção da mão de obra feminina em todos os setores da sociedade, entretanto apenas as mulheres com mais de oito anos de escolaridade foram beneficiadas pelo sistema, ficando as de baixa escolaridade e baixa renda alijadas das possibilidades de melhoria da qualidade de vida. Se a população brasileira vem sofrendo um empobrecimento, cabe à mulher das camadas mais empobrecidas o maior ônus, ou seja, a perpetuação das péssimas condições de vida e a manutenção das formas de exploração e dominação. Nesse contexto, o papel do médico está mais voltado a administrar conflitos sociais do que recuperar a saúde dessa população[4].

Em 1986, realizou-se no Brasil a VIII Conferência Nacional de Saúde, um dos eventos sociais sobre a saúde da população brasileira mais significativos, que contou com a participação de todos os setores da sociedade. Nesse evento, estiveram presentes os movimentos de mulheres que foram imprescindíveis para determinar um novo conceito sobre saúde-doença, muito mais abrangente do que havia até então[2,4-6].

> A saúde não é um conceito abstrato. Define-se no contexto histórico de determinada sociedade e num dado momento do seu desenvolvimento, devendo ser conquistada pela população em suas lutas cotidianas. Em seu sentido mais abrangente, a saúde é resultante das condições de alimentação, habitação, educação, renda, meio ambiente, trabalho, transporte, emprego, lazer, liberdade, acesso e posse da terra e acesso a serviços de saúde. É assim, antes de tudo, o resultado das formas de organização social da produção, as quais podem gerar grandes desigualdades nos níveis de vida[7].

A consequência da implantação desse novo conceito foi a ampliação dos direitos da assistência à saúde, livre de reducionismos e distorções, e a busca de respostas às reais necessidades de saúde da população brasileira. Tal construção de pensamento concretizou-se na formulação legal do Sistema Único de Saúde (SUS), garantida na

Constituição de 1988. Os princípios ou conceitos que orientam o sistema estão previstos no artigo 198 da Constituição e no artigo 7º do capítulo II da Lei n. 8.080/90 (Lei de regulamentação):

- universalidade – o SUS deve atender a todos, sem distinções ou restrições, oferecendo toda a atenção necessária, sem qualquer custo;
- integralidade – o SUS deve oferecer a atenção necessária à saúde da população, promovendo ações contínuas de prevenção e tratamento aos indivíduos e às comunidades, em quaisquer níveis de complexidade;
- equidade – o SUS deve disponibilizar recursos e serviços com justiça, de acordo com as necessidades de cada um, canalizando maior atenção aos que mais necessitam;
- participação social – é um direito e dever da sociedade participar das gestões públicas em geral e da saúde pública em particular; é dever do Poder Público garantir as condições para essa participação, assegurando a gestão comunitária do SUS;
- descentralização – processo de transferência de responsabilidades de gestão para os municípios, atendendo às determinações constitucionais e legais que embasam o SUS, definidor de atribuições comuns e competências específicas à União, aos Estados, ao Distrito Federal e aos Municípios[8,9].

Apesar dos avanços, o sistema público de saúde ainda necessita de maior financiamento e da constituição de estratégias que resolvam os inúmeros problemas operacionais existentes, entre eles a reformulação da prática médico-sanitária, a fim de transformá-la em instrumento de reprodução da vida das pessoas[10].

O principal desafio dos governos municipais é avançar em direção à concretização dos preceitos do SUS nos serviços e nas ações que assegurem o direito à saúde, como uma conquista que se realiza em cada estabelecimento, equipe e prática sanitária[1]. Para tanto, faz-se necessário favorecer a adequada aplicação do recurso financeiro, a provisão e a regulação adequada de insumos, além de instigar o desenvolvimento científico e tecnológico, a mudança do modelo tecnoassistencial e a persistência de valores demográficos[11].

SAÚDE DA MULHER E ENFOQUE DE GÊNERO

A saúde e a doença fazem parte de um processo resultante da atuação de fatores sociais, econômicos, culturais e históricos, o que implica a variação do perfil de morbidade e mortalidade segundo o tempo e o espaço, de acordo com o grau de desenvolvimento econômico, social e humano de cada região[12,13]. De maneira diferenciada, essas desigualdades se revelam no adoecimento e na morte de cada pessoa e da população. As pessoas mais empobrecidas são as mais expostas ao adoecimento e à morte. Em razão disso, as mulheres estão mais vulneráveis, pois se encontram em maior situação de pobreza, trabalham mais horas e gastam pelo menos metade do seu tempo em atividades não remuneradas, o que diminui seu acesso aos bens sociais e aos serviços de saúde[1].

RECÔNDITOS DO MUNDO FEMININO: RELAÇÕES DE GÊNERO

A desigualdade de poder entre homens e mulheres é histórica e resulta num forte impacto nas condições de saúde da população feminina. Em razão disso, as questões de gênero devem ser consideradas um dos determinantes da saúde na formulação das políticas públicas, fato que tem promovido a criação de políticas específicas para proteção da saúde da mulher.

O gênero aqui especificado não é o produto de um destino biológico, mas de construções sociais que têm uma base material e tornam-se explicativos dos atributos específicos que cada cultura impõe ao masculino e ao feminino. O termo sexo contém um atributo biológico, enquanto o termo gênero é utilizado na perspectiva de relações e representa uma elaboração cultural sobre o sexo[1,3].

Além de influenciar na forma de agir e reagir de cada indivíduo, o gênero delimita campos de atuação para cada sexo e dá suporte à elaboração de leis e às suas formas de aplicação. Uma vez que as relações de gênero são desiguais na maioria das sociedades, tais desequilíbrios aprofundam outras desigualdades sociais, como a discriminação de classe, raça, casta, idade, orientação sexual, etnia, deficiência, língua e religião. Essas diferenças se refletem nas leis, políticas e práticas sociais a fim de promover a melhoria das condições de vida, a igualdade e os direitos de cidadania da mulher[1,3].

As questões de gênero, como não poderia deixar de ser, contribuíram para a organização das famílias no Brasil. Embora haja diversas formações familiares resultantes da grande diferenciação cultural existente no Brasil, o papel social da mulher sempre foi caracterizado pela subordinação ao homem, servindo-lhe como suporte.

A história da vida privada no país permite constatar que as mulheres foram colocadas à margem da sociedade por longos anos, sendo educadas para casar, gerar filhos e formar o caráter do cidadão de amanhã, ou seja, deveriam ser mãe-esposa-dona de casa, o que corresponde ao que era apregoado pela Igreja e ensinado pelos médicos e juristas[13].

A relação entre homens e mulheres no panorama brasileiro tem como fundamento o patriarcado, que vem gerando a concepção da natural inferioridade feminina. A visão patriarcalista constitui um princípio organizador das relações sociais e legitimador das desigualdades enfrentadas pelas mulheres[14].

No atual cenário brasileiro, quando assume a chefia da família, na maioria das vezes, a mulher o faz sem condições econômicas, sociais e afetivas, constituindo as famílias "irregulares" dos setores populares cuja reprodução social se torna muito mais difícil.

O nível de renda familiar é maior nas famílias constituídas por um casal, bem como a permanência e o aproveitamento escolar dos filhos. Nas famílias cujo chefe é a mulher, a renda familiar cai não só pelo fato de possuir um elemento a menos para a constituição financeira, mas também por causa da menor remuneração oferecida à mulher pelos mesmos trabalhos exercidos por homens[3,4]. As desigualdades entre as funções desempenhadas por homens e mulheres, desde o início da colonização, levaram o homem a exercê-las na esfera pública e a mulher, a exercê-las na vida privada. Além disso, as atividades masculinas sempre tiveram mais poder e valor[13].

A mulher mantém-se subjugada ao homem ainda hoje não só pela remuneração desigual, mas também em razão da violência que advém das relações culturais de castigo físico impostas desde o início da colonização. Ainda hoje, 29% das mulheres relatam sofrer violência física e/ou sexual por parte do próprio companheiro ou dentro de sua família, o que as torna mais vulneráveis a dores de todas as espécies e a distúrbios mentais[1,15].

Até esse momento persiste a cultura de subordinação da mulher ao homem, sendo ela considerada uma propriedade, numa recorrente dramatização romântica do amor passional. Além disso, existem dificuldades relativas aos procedimentos jurídicos, que permitem fugas dos réus e a pouca importância que as instituições do Estado dão às denúncias[16].

CONCEITOS DE SAÚDE DA MULHER

A mulher ainda é vista na sociedade brasileira como subordinada ao homem forte, que a protege e sustenta. As principais obrigações femininas seriam a maternidade, a manutenção da boa saúde e a educação da prole. As perspectivas para considerar dimensões como direitos humanos e questões de cidadania ainda estão muito distantes de tornarem-se realidade.

O conceito mais aceito e exposto sobre o que é a saúde da mulher aborda aspectos da biologia e da anatomia do corpo feminino. O corpo da mulher é, então, visto apenas sob a óptica da reprodução, e a maternidade torna-se seu principal atributo[1].

Com base nisso, a saúde da mulher restringe-se apenas à saúde materna ou à ausência de doenças associadas à reprodução humana, o que justifica ações restritas à manutenção da saúde durante o processo gestacional, à prevenção de câncer de colo do útero e mamário, além da prevenção de gravidez indesejável e doenças sexualmente transmissíveis (DSTs).

Embora sejam muitas as desvantagens que recaem sobre as mulheres – questões de gênero, pobreza, manutenção da família, deficiência física, raça e etnia –, só há pouco tempo vêm sendo discutidos tais problemas como inerentes à saúde da mulher, além dos diretamente relacionados à saúde reprodutiva.

Como qualquer cidadão, a mulher deve ter garantido o direito de expressar seus pensamentos, manifestar sua participação política, gerar autonomia e usufruir dos direitos sociais que lhe cabem, os quais devem protegê-la contra as diversas expressões de violência de gênero e de sexo, além de garantir seu atendimento com respeito e humanidade quando acontecerem tais violências, minimizando suas consequências.

Com relação às políticas de combate às situações de violência, não é plausível deixar de reconhecer que, entre as mulheres, seres de certa forma já excluídos, há os casos de mulheres mais excluídas e que necessitam de maior respaldo, como as indígenas, as negras, as presidiárias, as profissionais do sexo, entre outras[15].

Consolidar uma política pública de combate à violência contra as mulheres também faz parte da saúde da mulher e implica formar uma rede de cidadania que crie um envolvimento da sociedade para mobilizar recursos para o exercício de combate e atendimento à violência, com a definição clara do papel a ser desempenhado por cada instância. Fazem parte desse sistema as delegacias especializadas no atendimento à mulher, o corpo de bombeiros, as unidades móveis da polícia militar, o Instituto Médico Legal, os centros de referência, os serviços de Casa-Abrigo, as defensorias públicas, as áreas de educação, saúde, habitação e infraestrutura e cultura, os programas sociais, a rede de comunicação, os conselhos de mulheres, os movimentos feministas e de mulheres e a ouvidoria da Secretaria Especial de Políticas para as Mulheres[15].

Assegurar que cada mulher tenha a condição de conquistar sua cidadania reflete viabilizar uma concepção do processo saúde-doença emitida pela Organização Mundial da Saúde (OMS), na qual são incorporadas dimensões da sexualidade e da reprodução humana em uma perspectiva de direitos[1].

EVOLUÇÃO DAS POLÍTICAS DE SAÚDE DA MULHER

Mediante a concepção sobre o que é a saúde da mulher, conceberam-se políticas para proteger sua saúde e preservar sua função social. No Brasil, a saúde da mulher só foi incorporada às políticas públicas nacionais nas primeiras décadas do século XX, mantendo-se limitadas até a década de 1970 às demandas relativas à gravidez e ao parto.

Tais programas tinham a intenção de proteger os grupos de risco e em situação de maior vulnerabilidade, ou seja, crianças e gestantes. Eles ofereciam cuidados no ciclo gravídico-puerperal e não geravam maior impacto, pois advinham do nível central verticalizadamente e não levavam em consideração as reais necessidades da população local[1,10].

O movimento feminista brasileiro criticou veementemente a perspectiva reducionista desses programas e contribuiu para que fossem introduzidos importantes itens na agenda política nacional, revelando as desigualdades nas condições de vida e nas relações entre homens e mulheres.

Em 1983, o Ministério da Saúde elaborou o Programa de Assistência Integral à Saúde da Mulher (PAISM), que marcou um novo tempo e uma forma de eleição de prioridades assistenciais à população feminina no Brasil e foi integrado aos princípios e às diretrizes propostos pelo SUS, como universalidade, integralidade, descentralização, hierarquização, regionalização etc. Incorporaram-se ainda ações educativas, preventivas, de diagnóstico, tratamento e recuperação, que englobavam o todo do ciclo de vida da mulher: ginecologia, pré-natal, parto, puerpério, climatério, planejamento familiar, DSTs, câncer de colo do útero e de mama e violência sexual[1].

O objetivo maior do PAISM é atender as mulheres em sua integralidade, em todas as fases de vida, respeitando as necessidades e características de cada uma delas[17].

Apesar do grande progresso e da ampliação da assistência à saúde da mulher, ainda é necessário integrar itens cuja lacuna de atendimento ainda persiste, como infertilidade e reprodução assistida, saúde da mulher na adolescência, doenças crônico-degenerativas, saúde ocupacional, saúde mental, doenças infectocontagiosas, atenção às mulheres rurais, deficientes, negras, indígenas, presidiárias e lésbicas e a discussão sobre a mulher e o meio ambiente[1].

Respeitando a regionalização, as ações a serem desenvolvidas pelos níveis de atenção municipal, estadual e federal foram devidamente delimitadas, cabendo aos municípios a prestação das ações básicas mínimas de pré-natal, puerpério, planejamento familiar e prevenção do câncer de colo do útero. Ao Estado cabe a ação de maior complexidade, e ao governo federal, o processo de assessoria e apoio à implantação do PAISM. Segundo a avaliação desse programa, a sua implementação conseguiu diminuir a mortalidade materna, mas não foi possível avançar sobre as outras áreas estratégicas do ponto de vista do movimento de mulheres[1].

SITUAÇÃO SOCIODEMOGRÁFICA FEMININA

Houve uma grande transformação demográfica da população brasileira nos últimos tempos, com redução da fecundidade de 5,8 filhos por mulher, em 1970, para 1,9 filhos por mulher em 2007, o que provocou a diminuição da taxa de crescimento populacional, o aumento do envelhecimento e a redução de jovens. Tal fato representa novas demandas para os serviços de saúde, que têm constatado um aumento importante no atendimento de casos de doenças crônico-degenerativas[1,4,6,18,19].

Os motivos básicos para a queda da fecundidade foram provocados por fatores sociais e econômicos apoiados na migração rural/urbana. A mulher passou a assumir novos papéis na sociedade brasileira, aumentando sua participação no mercado de trabalho, além de sua escolaridade e o acesso à informação terem sido elevados. As regiões mais desenvolvidas do país, Sul e Sudeste, apresentam as taxas de fecundidade menores, e a área rural da região Nordeste apresenta as maiores (6,5 filhos por mulher)[4].

O PAISM deve levar em consideração a população feminina de 10 anos em diante, que representa 82% de toda a população feminina, excluindo as crianças, as quais devem ser atendidas pelo Programa de Assistência Integral à Saúde da Criança (PAISC).

No Brasil, a assistência à mulher começa aos 10 anos em razão das estatísticas de mortalidade materna e da precoce iniciação sexual.

A renda da mulher é mais baixa do que a do homem: 71,3% das mulheres ganham dois salários mínimos contra 55,1% dos homens. Das mulheres que se dedicam ao trabalho doméstico (19,2%), 10,5% fazem-no sem remuneração, proporção bem maior que a da população masculina: de 0,8% que se dedicam ao trabalho doméstico, 5,9% fazem-no sem remuneração[5].

Os estudos demográficos demonstram que há maiores riscos de complicações à saúde da mulher nas populações mais pobres e com menor nível de educação, o que diminui a qualidade de vida da família[4].

SITUAÇÃO EPIDEMIOLÓGICA DE MORBIDADE E MORTALIDADE FEMININA NO BRASIL

O perfil epidemiológico da população feminina em cada região do Brasil é muito diferenciado em decorrência das condições socioeconômicas e culturais e pelo acesso aos serviços de saúde. Tal fato deve ser levado em consideração quando do planejamento da implementação do PAISM em cada localidade.

A estatística vital orienta que se analise a mortalidade e a morbidade para inferir sobre as condições de saúde da população, o que leva a reconhecer a existência de determinados problemas que afetam de maneira distinta homens e mulheres: a mortalidade causada pela violência atinge mais os homens, enquanto a morbidade por violência, principalmente a doméstica e sexual, afeta mais as mulheres[3,5,10,20].

No Brasil, as principais causas de morte das mulheres são:

- doenças cardiovasculares, dentre essas as mais importantes são o infarto agudo do miocárdio e acidente vascular cerebral;
- neoplasias, sendo as causas mais importantes o câncer de mama, o de pulmão e o de colo do útero;
- doenças do aparelho respiratório, principalmente as pneumonias;
- doenças endócrinas, nutricionais e metabólicas, com destaque para diabetes;
- causas externas[1,13].

As principais causas de internações hospitalares entre a população feminina no SUS, em 2009, foram:

- gravidez, parto e puerpério;
- doenças do aparelho respiratório;
- doenças cardiovasculares;
- doenças do aparelho geniturinário;
- doenças do aparelho digestivo;
- algumas doenças infecciosas e parasitárias[17].

PRECARIEDADE DA ATENÇÃO OBSTÉTRICA

A atenção obstétrica é muito importante para a preservação da saúde materna e do feto, por diminuir os riscos e complicações inerentes à gravidez, ao parto e ao puerpério. Ao proteger a saúde materna no decorrer da gestação, protege-se também o feto, garantindo sua higidez e evitando os agravos aos quais está sujeito, como baixo peso, prematuridade e tétano neonatal.

Segundo a OMS, o acompanhamento pré-natal adequado exige no mínimo seis consultas durante a gravidez, número ainda longe do ideal. De acordo com o Ministério da Saúde[15], em 1996, treze por cento das mulheres brasileiras grávidas não fizeram nenhuma consulta pré-natal, sendo que, dessas, a maioria residia na zona rural. Em 2004, esse número baixou para 2,8% e, em 2008, para 1,8%[21], fato que demonstra a melhoria da assistência à saúde da mulher; entretanto, é a mulher mais pobre que tem maiores dificuldades de acesso ao pré-natal[4].

No Brasil, as regiões Norte e Nordeste são aquelas que atingem a menor porcentagem de mulheres com o número de consultas necessárias, 31 e 41,5%, respectivamente. A região que realiza o maior número de consultas obstétricas por mulher é a Sul (73,3%). No município de São Paulo, por exemplo, a gestante tem uma média de sete consultas pré-natal[21].

Apesar de o número de consultas pré-natal ser relevante, só o computo da existência delas não garante a sua adequação. A inadequação existente no atendimento pré-natal pode ser inferida pelo aumento da incidência de sífilis congênita, pelo fato de a hipertensão arterial ainda ser a principal culpada pelas mortes maternas no Brasil, pela falta de registros de vacinação antitetânica durante o pré-natal e pela falta de consultas de puerpério. Se não bastasse, a atenção durante o parto é também cercada de inadequações, medicalização e iatrogenias, o que gera um aumento abusivo de cesarianas, o isolamento da gestante com distanciamento de seus familiares, a falta de privacidade e a consideração de sua autonomia[1].

Quanto ao local, os partos atualmente acontecem na maior parte das vezes no hospital, sendo o seu menor percentual na região Norte do país. Nas regiões rurais, 20% dos partos são domiciliares e realizados por parteiras sem preparo adequado e apoio dos serviços de saúde. Segundo o Ministério da Sáude[1], essa dificuldade apresenta as seguintes causas: desigualdade das relações de gênero e de trabalho, grandes distâncias entre residência ou trabalho e serviços de saúde, maior precariedade nos serviços de saúde locais e falta de capacitação dos gestores e profissionais de saúde para lidar com os agravos decorrentes do trabalho no campo. Nesse sentido, deve-se ressaltar que o Ministério da Saúde vem formulando políticas para melhorar a atenção à população trabalhadora e residente no campo.

ABORTAMENTO EM CONDIÇÕES DE RISCO

Há uma representação social simbólica da essência da mulher e do desenvolvimento da maternidade, de modo que o aborto, por sugerir uma recusa da maternidade, provoca restrições na oferta de atendimento humanizado por parte dos profissionais de saúde. Além disso, a situação de ilegalidade do aborto no país tem levado a estatísticas pouco confiáveis sobre o tema, o que dificulta a formulação de políticas públicas adequadas por região e faixa etária.

As complicações mais importantes de um aborto são a perfuração uterina, as hemorragias e a infecção. Dos abortos realizados clandestinamente, geram complicações 20% dos abortos realizados por médicos e 50% dos realizados pela própria mulher ou por curiosos[1].

Há uma estimativa de 1,4 milhão de abortamentos anuais no Brasil, que resultam em 288 mil internações decorrentes de suas complicações[4]. Esses dados oferecem subsídios para se avaliar que há déficits nas práticas contraceptivas, o que expõe a população feminina à morte materna, à discriminação e à violência institucional nos serviços de saúde.

As faixas etárias mais sujeitas a esse tipo de prática são as das adolescentes e das mulheres acima de 40 anos, independentemente da renda, uma vez que as proporções de ocorrência de aborto são menores na classe social de baixa renda[4].

Forma-se, então, um ciclo vicioso no qual a mulher que praticou o aborto é negligenciada duplamente pelos serviços de saúde: primeiro, pela assistência discriminatória realizada pelos profissionais de saúde que praticam retardo do atendimento, manifestam falta de interesse em orientar a mulher e utilizam de palavras e atitudes condenatórias e preconceituosas; e, segundo, pela ineficiência quanto aos cuidados de promoção da saúde reprodutiva, que deveriam ser realizados e não o são, a fim de promover ações educativas eficientes quanto à prática de anticoncepção segura a essas mulheres.

PRECARIEDADE DA ASSISTÊNCIA À ANTICONCEPÇÃO

A família utiliza frequentemente o controle da natalidade para limitar seu crescimento e não comprometer a qualidade de vida e a sobrevivência de seus membros. No Brasil, os meios mais utilizados para tal são o uso dos contraceptivos hormonais, a esterilização e o abortamento. Para a manutenção da saúde, os métodos reversíveis são os mais adequados, pois não prejudicam as mulheres e permitem que elas retomem suas funções reprodutivas se desejarem.

Das mulheres que utilizam algum método contraceptivo, 43% interrompem seu uso em torno de um ano após o início; aproximadamente 50% dos nascimentos no Brasil não foram planejados[1].

De acordo com a Norma de Assistência à Saúde de 2001 (NOAS-SUS), cabe aos municípios a oferta de programas de assistência reprodutiva nos serviços de atenção básica. No entanto, muitos não têm conseguido implantar e implementar estratégias adequadas de fornecimento de anticoncepcionais para a população, garantir acompanhamento nem introduzir o enfoque educativo e de aconselhamento quanto à escolha livre e informada de métodos contraceptivos[1]. As mulheres que acumulam maior prejuízo com o déficit em tais práticas são as de baixa renda, adolescentes e das áreas rurais.

Há falta de oferta de serviços que incluam as adolescentes em suas programações, o que dificulta a diminuição da fecundidade no grupo de 15 a 19 anos de idade. O censo de 2000 evidenciou o aumento da fecundidade nessa faixa etária[18]. Dos fatores que contribuem para tal aumento, destaca-se o início cada vez mais precoce da puberdade e da atividade sexual, sem levar em consideração que há também uma desarticulação entre as ações de controle da concepção e prevenção de doenças sexualmente transmissíveis/HIV/AIDS entre as adolescentes, o que tem aumentado a incidência de tais agravos nessa população[1].

DOENÇAS SEXUALMENTE TRANSMISSÍVEIS/HIV/AIDS

A infecção pelo HIV tem obrigado os serviços de saúde a promover exames para detectar possíveis doenças sexualmente transmissíveis (DSTs), que passaram a ter redobrada importância, sobretudo no que se refere a sua prevenção.

As DSTs são muito comuns em todo o mundo e têm uma estimativa de ocorrência de 10 milhões de novas infecções de transmissão sexual que podem ou não evoluir para doenças sintomáticas, do tipo uretrite, cervicite, úlceras e verrugas genitais, ou permanecer assintomáticas. Associada a tais ocorrências, existe ainda a prática, tão comum na cultura do brasileiro, da automedicação, que muitas vezes acarreta a perpetuação da linha de transmissão por causa da manutenção dos casos em forma subclínica, viabilizando a cadeia epidemiológica de transmissão das doenças.

As DSTs são importantes, pois:

- a infecção pelo HIV pode ser facilitada pela presença de outra DST;
- algumas DSTs podem provocar doenças inflamatórias pélvicas, dor crônica, gravidez ectópica, esterilidade, óbito – mortalidade materna associada – e câncer de colo uterino, se não forem devidamente tratadas;
- as mulheres representam 27% do total de casos de AIDS no Brasil. Nos últimos anos, o número de mulheres infectadas tem aumentado, atingindo a faixa etária de 20 a 39 anos; a classe social mais vulnerável é a de baixas renda e escolaridade;
- algumas DSTs são transmitidas verticalmente ao feto – sífilis congênita, infecção por gonococo, clamídia, HPV, hepatite B e HIV;
- são causas de abortamentos e distúrbios psicológicos em seus portadores;
- são causas de aumento de custos indiretos e diretos, em internações hospitalares, para o país[1,4].

VIOLÊNCIA

Estima-se que, a cada dois minutos, cinco mulheres sejam espancadas no Brasil, evidência de que o tema se enquadra nas necessidades imediatas de gênero, exigindo equipamentos públicos de apoio à mulher em situação de violência, como delegacias de mulheres, casas-abrigo e aplicação de leis. Segundo a Central de Atendimento à Saúde da Mulher, em 2008, 53,9% dos atendimentos decorreram de casos de violência física; 33,2% de violência psicológica; 8,8% de violência moral; 2% de violência patrimonial; 1,4% de violência sexual e 0,8% de outro tipo de violência[21].

A violência que atinge a mulher é principalmente de origem doméstica e sexual. Em pesquisa feita no Brasil, 29% das mulheres relataram violência física e/ou sexual por parte de seus companheiros. Dentre as mulheres que sofreram agressão, foram relatados vários problemas de saúde: dores ou desconfortos graves, problemas de concentração e tontura, aumento de tentativas de suicídio e alcoolismo[1,4]. Embora a violência seja reconhecidamente um grave problema de saúde pública, apenas 16% das mulheres procuram por assistência médica nos serviços de saúde.

Há carência na divulgação dos serviços de atendimento às mulheres que sofrem violência. Em Curitiba, cidade em que a divulgação dos serviços foi primorosa, constatou-se que a maioria das vítimas de violência tem até 29 anos de idade, que, do grupo de crianças que sofrem violência sexual com até 12 anos, 83% dos agressores eram os pais, padrastos, parentes próximos, amigos ou conhecidos e que, em maiores de 12 anos, 59% das vítimas eram agredidas por desconhecidos.

MULHERES ADOLESCENTES

A adolescência é um período de grande desenvolvimento e transformação corporal, psíquico e social. O crescimento físico é acompanhado pela maturação sexual, além do aumento da capacidade de abstração e formulação de pensamento crítico com a incorporação de novos valores éticos e morais, maior senso de independência emocional e de autoconhecimento. Nessa fase da vida, a sexualidade adquire uma dimensão especial, e novos comportamentos e atitudes são incorporados perante uma estrutura de padrões sociais e sexuais, que sofrem influência das relações de gênero, culturais e sociais.

Na população brasileira, 20% das pessoas são jovens de 10 a 20 anos de idade, os quais são mais vulneráveis por causa da iniciação e das rápidas mudanças a que estão submetidos. Deve-se destacar que a classe de menor poder aquisitivo é mais vulnerável a essas transformações[1].

O Ministério da Saúde vem desenvolvendo políticas de atenção ao adolescente por meio de um trabalho intersetorial vinculado à saúde da mulher, cujo objetivo é orientar as adolescentes segundo os parâmetros dos direitos sexuais e reprodutivos e o desenvolvimento da corresponsabilidade masculina na reprodução e na contracepção. Tais atitudes são necessárias por causa da antecipação da idade da menarca, o que acaba gerando a instalação da capacidade reprodutiva mais cedo e uma exposição precoce à sexualidade e à maternidade.

Há maior vulnerabilidade na mulher em contrair o HIV por volta dos 20 aos 24 anos de idade, o que sugere que a mulher é infectada nas primeiras relações sexuais, ainda durante a adolescência[1].

MULHERES NO CLIMATÉRIO

Climatério é a fase de transição do período reprodutivo para o não reprodutivo na vida da mulher e pode se estender até os 65 anos de idade. A menopausa, que é o último período menstrual, só é reconhecida após 12 meses depois de ter acontecido.

O climatério e a menopausa não são doenças, mas fazem parte de uma fase de vida da mulher cujo desequilíbrio hormonal é brusco e pode gerar certo desconforto. Algumas mulheres apresentam sintomas variáveis e transitórios. Perspectivas de vida, projetos, autoimagem e relações sociais contribuem para o aparecimento dos sintomas e de suas intensidades.

As mulheres nessa fase sofrem preconceitos relacionados à idade e à incapacidade da maternidade. Para dificultar a passagem por tal período de vida, há ainda as possibilidades de mudanças sociais, como aposentadoria, morte do companheiro, saída dos filhos de casa etc.

Há grande medicalização do corpo feminino como prática da medicina, entretanto alguns comportamentos contribuem para a melhoria da qualidade de vida das mulheres nessa fase: lazer, combate ao sedentarismo, alimentação balanceada e saudável, convivência com familiares e amigos, não tabagismo, acesso à informação e dedicação a uma atividade produtiva[1].

SAÚDE MENTAL

As questões de gênero estão relacionadas à ocorrência de distúrbios mentais, uma vez que as mulheres estão submetidas a jornadas duplas e triplas de trabalho, recebem salários menores, estão concentradas em profissões mais desvalorizadas, têm menor acesso às decisões políticas e econômicas, sofrem mais violência e são mais penalizadas com o sucateamento dos serviços e das políticas sociais. Tais situações são agravadas por fatores como raça, classe social, idade e orientação sexual.

Embora tenha havido uma diminuição das internações psiquiátricas, os registros do SUS demonstram que, em razão das políticas de saúde mental adotadas, de 2001 até hoje houve um aumento no número de internações por distúrbios de humor em mulheres, uso de drogas psicoativas e depressão puerperal[1].

Em sua prática de atendimento, os profissionais de saúde devem identificar as reais necessidades dessas mulheres e ratificar seus direitos humanos e de atendimento integral a sua saúde.

DOENÇAS CRÔNICO-DEGENERATIVAS

No Brasil, o perfil epidemiológico feminino atual tem apresentado um aumento da ocorrência das doenças crônico-degenerativas advindas dos desgastes proporcionados pelo excesso de atividades e responsabilidades que as mulheres de hoje exercem. A hipertensão arterial e o *diabetes mellitus* constituem os principais fatores de risco populacional para as doenças cardiovasculares, que são as principais causas de morte[1,18]. A segunda causa de morte são os cânceres que, nas mulheres, aparecem preferencialmente nas mamas, na traqueia, nos brônquios, no pulmões, no estômago, no cólon, no reto e no colo do útero.

O câncer de mama deve ser diagnosticado o mais precocemente possível, e o de colo do útero pode ser detectado pela coleta de exames colpocitológicos, que são de baixo custo e fácil acesso; apesar disso, existem mulheres que não buscam o serviço.

MULHERES EXCLUÍDAS

As mulheres já se encontram em situação de desvalorização na sociedade patriarcal brasileira, fato que leva as mulheres lésbicas, negras, indígenas, residentes e trabalhadoras em área rural e em situação de prisão à total exclusão de seus direitos. A política de saúde da mulher, até então, não tem conseguido incorporar uma atenção direcionada a essa parcela de mulheres que têm necessidades que vão além do anteriormente equacionado no conjunto de ações da atenção à saúde feminina.

As mulheres lésbicas não costumam realizar prevenção do câncer de colo do útero porque acreditam que tal ocorrência só atinja as mulheres heterossexuais, o que deve ser prontamente desmistificado. Essas mulheres apresentam necessidades especiais como a inseminação artificial, que o SUS não proporciona dentro do leque de atendimento. Enfim, é preciso compreender as especificidades dessas mulheres e respeitar seus direitos de cidadania.

No que se relaciona às mulheres negras, deve-se ponderar sua dificuldade de acesso aos serviços de saúde, pois estão mais propensas do que as brancas a contrair doenças e morrer em decorrências delas. Essa situação se justifica pelo fato de as mulheres negras serem, na sua maioria, analfabetas e por estarem abaixo da linha de pobreza, quando comparadas às brancas. A mortalidade é maior não só entre as negras, mas também entre suas crianças. As mulheres negras desenvolvem em maior escala a hipertensão arterial e o diabetes por questões genéticas e pela falta de acesso ao pré-natal, o que leva as crianças a terem um menor escore de Apgar e maior proporção de baixo peso. A precariedade das condições de vida dessas mulheres leva também a uma maior ocorrência de óbito por câncer de colo do útero.

A população indígena, por sua vez, está sob o cuidado da Fundação Nacional da Saúde (Funasa), que não possui políticas de saúde direcionadas às mulheres, faltando, inclusive, dados epidemiológicos sobre sua situação de saúde: "É fundamental o desenvolvimento de políticas de saúde voltadas para essas mulheres, no contexto do etnodesenvolvimento das sociedades indígenas e da atenção integral, envolvendo as comunidades indígenas na definição e no acompanhamento delas[1]".

As trabalhadoras rurais também sofrem com a sazonalidade de seu trabalho, que as obriga a ficar em acampamentos e assentamentos. Dessa forma, não adquirem escolaridade, permanecem em situação de pobreza, sofrem violência e sujeitam-se a situações de trabalho que contribuem para torná-las mais vulneráveis às enfermidades.

Os serviços de saúde mantêm-se à distância dos problemas dessas mulheres no que se refere à falta de informação e acesso a ela. Além disso, há ainda a exposição ao agrotóxico, seja ambiental ou ocupacional, que lhes causa maior ocorrência de câncer de tireoide e distúrbios do sistema reprodutivo. Estudos especiais devem ser realizados para indicar os caminhos para a elaboração de políticas públicas específicas para essa parcela da população brasileira.

As mulheres presidiárias estão sujeitas a condições de vida pregressas e mais suscetíveis a contrair inúmeras doenças, como DST/AIDS, tuberculose, pneumonias, dermatoses, transtornos mentais, hepatites, traumas, diarreias infecciosas, hipertensão arterial sistêmica e *diabetes mellitus*. Uma atenção básica com referências secundárias e terciárias, implantadas para a assistência à saúde da população presidiária, viria a melhorar as condições de saúde dessas mulheres.

O Plano Nacional de Saúde no Sistema Penitenciário tem como objetivo prover a atenção integral à saúde da população penitenciária brasileira, e uma ampla pesquisa nacional sobre o perfil epidemiológico dessa população está sendo realizada a fim de subsidiar tal serviço de saúde.

Essas mulheres têm em média 32 anos de idade, proporção que vem aumentando nos últimos anos. A maioria não recebe visitas familiares e frequentemente é abandonada por seus companheiros. O maior apoio a essas mulheres vem dos filhos, da mãe e dos amigos. É muito frequente que a guarda de seus filhos fique com os avós maternos. O número de soropositivos para HIV é o dobro dos homens na mesma situação. Apenas a partir de 2001 autorizou-se a visita íntima às mulheres em situação de prisão[1].

POLÍTICA DE ATENÇÃO INTEGRAL À SAÚDE DA MULHER

HUMANIZAÇÃO E QUALIDADE

Humanizar e qualificar a atenção em saúde implica compartilhar os saberes e reconhecer os direitos. Qualificar a atenção em saúde significa ter como referência um conjunto de aspectos diferenciados de cada um, como as questões psicológicas, sociais, biológicas, sexuais, ambientais e culturais, o que significa superar o biologicismo e a medicalização, e adotar o conceito de saúde integral e as práticas advindas das experiências das usuárias dos serviços de saúde.

A humanização qualifica a atenção em saúde, traduz-se em condição essencial para resolução dos problemas identificados, gera satisfação das usuárias e fortalece a capacidade da mulher na identificação de suas necessidades e seus direitos e na promoção do autocuidado. Humanização é o contrário de discriminação, frustração e violação dos direitos, situações às quais as mulheres estão sujeitas quando buscam o atendimento dos serviços de saúde.

Para que os princípios de humanização sejam alcançados, devemse concretizar os princípios do SUS:

- acesso da população às ações e aos serviços de saúde nos três níveis de assistência;
- definição da estrutura e organização da rede assistencial, incluindo a formalização dos sistemas de referência e contrarreferência que possibilitem a continuidade das ações (...);
- captação precoce e busca ativa das usuárias;
- disponibilidade de recursos tecnológicos e uso apropriado (...);
- capacitação técnica dos profissionais de saúde e funcionários dos serviços envolvidos nas ações de saúde para uso da tecnologia adequada (...);
- disponibilidade de insumos, equipamentos e materiais educativos;
- acolhimento amigável em todos os níveis de assistência (...) assegurando-lhe a participação nos processos de decisão em todos os momentos do atendimento e do tratamento necessários;
- disponibilidade de informação e orientação da clientela, familiar e da comunidade sobre a promoção da saúde, assim como os meios de prevenção e tratamento dos agravos a ela associados;
- estabelecimento de mecanismos de avaliação continuada dos serviços e do desempenho dos profissionais de saúde, com participação da clientela;
- estabelecimento de mecanismos de acompanhamento, controle e avaliação continuada das ações e serviços de saúde, com participação da usuária;
- análise de indicadores que permitam aos gestores monitorar o andamento das ações, o impacto sobre os problemas tratados e a redefinição de estratégias ou ações que se fizerem necessárias[1].

DIRETRIZES

O SUS deve estar orientado e capacitado a:

- atender integralmente à saúde da mulher – promoção à saúde, prevenção às doenças mais prevalentes, resolução das necessidades de saúde da população feminina;

- atingir as mulheres em todos os ciclos de vida, resguardadas as diferenças e especificidades de cada faixa etária e dos distintos grupos populacionais;
- elaborar, executar e avaliar as políticas de saúde da mulher sob as perspectivas de gênero, raça e etnia, rompendo as fronteiras da saúde sexual e reprodutiva;
- utilizar a lógica da inclusão em todos os níveis de atenção;
- atender as mulheres sob uma perspectiva de saúde ampliada e com a parceria de instituições civis e/ou outras secretarias, com destaque para segurança, justiça, trabalho, previdência social e educação;
- garantir acesso da mulher a todos os níveis de atenção;
- garantir práticas de atenção em saúde norteadas pelo princípio da humanização, auxiliando as mulheres a obter informação em relação aos seus corpos e condições de saúde, ampliando sua capacidade de fazer escolhas adequadas ao seu contexto e momento de vida;
- participar da sociedade civil durante o processo de elaboração, execução e avaliação das políticas de saúde da mulher, situação que obriga a melhoria da socialização da informação;
- pactuar com todos os níveis de atenção;
- formar redes integradas de atenção à saúde[1].

OBJETIVOS E ESTRATÉGIAS

Os objetivos gerais da Política de Saúde da Mulher são:

- promover a melhoria das condições de vida e saúde das mulheres brasileiras, mediante a garantia de direitos legalmente constituídos e ampliação do acesso aos meios e serviços de promoção, prevenção, assistência e recuperação da saúde em todo o território brasileiro;
- contribuir para a redução da morbidade e da mortalidade feminina no Brasil, especialmente por causas evitáveis, em todos os ciclos de vida e nos diversos grupos populacionais, sem discriminação de qualquer espécie;
- ampliar, qualificar e humanizar a atenção integral à saúde da mulher no SUS[1].

São objetivos específicos:

- ampliar e qualificar a atenção clínico-ginecológica, inclusive para as portadoras da infecção pelo HIV e outras DSTs (...);
- estimular a implantação e implementação da assistência em planejamento familiar, para homens e mulheres, adultos e adolescentes, no âmbito da atenção integral à saúde (...);
- promover a atenção obstétrica e neonatal, qualificada e humanizada, incluindo a assistência ao abortamento em condições inseguras, para mulheres e adolescentes (...);
- promover a atenção às mulheres e adolescentes em situação de violência doméstica e sexual (...);
- promover, conjuntamente com o PN-DST/AIDS, a prevenção e o controle das doenças sexualmente transmissíveis e da infecção pelo HIV/AIDS na população humana (...);
- reduzir a mortalidade por câncer na população feminina (...);
- implantar um modelo de atenção à saúde mental das mulheres sob o enfoque de gênero (...);
- implantar e implementar a atenção à saúde da mulher no climatério (...);
- promover a atenção à saúde da mulher na terceira idade (...);
- promover a atenção à saúde da mulher negra (...);
- promover a atenção à saúde das trabalhadoras do campo e da cidade (...);
- promover a atenção à saúde da mulher indígena (...);
- promover a atenção à saúde das mulheres em situação de prisão, incluindo a promoção das ações de prevenção e controle de doenças sexualmente transmissíveis e da infecção pelo HIV/AIDS nessa população (...);
- fortalecer a participação e o controle social na definição das políticas de atenção integral à saúde das mulheres[1].

VIGIANDO A MORTALIDADE MATERNA

Sabe-se que a mortalidade por complicações da gravidez, do parto e do puerpério é quase sempre causada pela inadequada e/ou tardia assistência médica.

O Brasil comprometeu-se a reduzir a mortalidade materna em 50% até o final da década de 1990, mas, mesmo sendo declarada como um problema de saúde pública, o país não conseguiu atingir a meta inicialmente proposta. Desde 1985, o indicador de saúde vem apresentando pouca oscilação anual, mantendo-se na ordem de 50 óbitos maternos por 100 mil nascidos vivos.

A mortalidade materna deve ser monitorada, visto que é uma morte muitas vezes evitável. Para tanto, foram criados os Comitês de Morte Materna, que visam a identificar os casos de óbitos maternos e a apontar medidas para sua redução. Esses comitês têm por finalidade promover a cidadania das mulheres, mobilizar e sensibilizar os gestores de saúde; desde 1998 tais eventos passaram a ser de notificação compulsória.

O capítulo XI do CID-10, que contém as causas de morte decorrente de complicações de gravidez, parto e puerpério, deve ser atentamente analisado por sua clara descrição das implicações diretas e indiretas que envolvem a saúde reprodutiva das mulheres.

As causas obstétricas diretas são as mais importantes, pois representam 75% dos óbitos desse capítulo, a exemplo das hemorragias, hipertensão, infecção puerperal e embolia pulmonar. Das causas indiretas relacionadas à gravidez, ao parto e ao puerpério, a mais importante é a doença infecciosa e parasitária[18].

Quanto à faixa etária mais atingida, é possível constatar uma tendência a um rejuvenescimento do fenômeno, apresentando maior concentração nas mulheres de 20 a 34 anos de idade. Ao observar as mortes por abortos, verifica-se que também há um rejuvenescimento no Brasil como um todo[18].

A metodologia de trabalho para vigilância da mortalidade materna tem início na verificação dos atestados de óbito de mulheres de 10 a 49 anos de idade. Os atestados de óbito são separados, e os casos de morte indeterminada, por hemorragia ou por infecção são encaminhados, de acordo com a residência da falecida, para investigação local. O Comitê de Morte Materna realiza visita domiciliar e hospitalar para investigação dos casos e indica as ações de intervenção necessárias para a correção do serviço.

Esse problema não é exclusivo do Brasil; a cada ano morrem 23 mil mulheres na região da América Latina como consequência da mortalidade materna. Essas mortes estão relacionadas com:

- insuficiência de serviços de atenção pré-natal, especialmente nos países mais pobres;
- baixa cobertura e baixa qualidade de atenção ao parto por falta de infraestrutura e pessoal qualificado;
- gravidez não desejada, que é um dos fatores que provocam elevadas taxas de mortalidade materna.

A mortalidade materna ainda é um dos principais problemas de saúde que afetam a experiência das mulheres. A taxa é de 190 óbitos por 100 mil nascidos vivos na América Latina.

PAPEL DA SOCIEDADE CIVIL NA CONSTRUÇÃO DE POLÍTICAS DE SAÚDE DA MULHER

A sociedade civil é um elo de interação social entre a economia e o Estado e é composta pelas famílias, pelas associações, pelos movimentos sociais e pelas formas de comunicação pública. Após a Segunda Guerra Mundial, a sociedade civil passou a ter grande expressividade em razão de seu papel na reconstrução da democracia[22].

Na América Latina, tal movimento teve mais força a partir das décadas de 1970 e 1980. Atualmente, suas atividades cobrem os mais diversos campos da experiência social. Entretanto, há de ser esclarecido que as ONGs "não são filantrópicas, por romperem com a noção de caridade, mas estão a serviço do movimento popular. Por outro lado, não são academias, mas as pesquisas e as atividades de formação são seus instrumentos essenciais de intervenção"[22].

Há uma série de conflitos no interior das ONGs, uma vez que guardam características muito próprias, como:

- não possuem fins lucrativos nem são filantrópicas;
- são políticas, sem serem partidárias;
- são não governamentais, mas eventualmente mantêm relações de cooperação com os governos.

Essas características fazem-nas valorizar a competência técnica, a profissionalização da militância e a especialização, a tendência à multiplicação e à diversificação, a perspectiva internacional e a autonomia em relação ao Estado.

No que se refere às políticas de saúde da mulher, os movimentos feministas dão início à construção dos direitos da mulher pela saúde e dos direitos reprodutivos, difundindo as ideias feministas entre os elaboradores e gestores de políticas.

O PAISM iniciou-se em um momento de lutas ideológicas entre grupos mais conservadores e outros mais progressistas, e acabou sendo comemorado como uma derrota dos conservadores[22].

A participação do movimento feminista na construção das políticas de saúde da mulher foi decisiva. Inicialmente, tratava-se de um movimento que pretendia ocupar qualquer brecha; hoje, ele possui total autonomia, com predominância das ONGs feministas transnacionalizadas, que são altamente profissionalizadas e tematicamente especializadas[22]. Essas ONGs feministas têm manifestado preocupação com a saúde do coletivo.

Segundo Martin Luther King[23],

> desde tempos imemoriais os homens têm vivido pelo princípio de que a autopreservação é a primeira lei da vida, mas isso é um falso pressuposto. Diria que a preservação do outro é a primeira lei da vida. E é a primeira justamente porque não podemos preservar o ser sem o cuidado de preservar outros seres. O universo está estruturado de tal forma que as coisas tomam o caminho errado quando os homens não são diligentes no cultivo da dimensão do cuidado do outro. Não posso me realizar sem você. O ser não pode ser sem outros seres. Cuidado de si sem cuidado do outro é como um afluente que não tem saída para o mar, a água parada, estagnada. Falta vida e frescor.

A política de saúde no Brasil, representada pelo SUS, apresentou grandes avanços na década de 1990, embora ainda guarde desafios e problemas a superar.

Dentre as transformações detectadas, houve melhoria ao acesso à assistência à saúde proporcionada, principalmente pela franca descentralização que vem sendo concretizada desde 1998, seguindo as disposições da NOB 01/96.

O Piso de Atenção Básica (PAB) mudou a forma de transferência dos recursos para garantir os procedimentos de atenção básica, como vacinação, pré-natal, prevenção de câncer de colo de útero, entre outros.

Segundo Negri[20], "a contribuição das ações públicas para o progresso da condição de saúde da população é incontestável (...) e criaram condições para a estruturação de políticas que elevam a saúde", dentre elas a Política de Atendimento Integral à Saúde da Mulher.

No que se refere à mulher, a ampliação ao acesso à saúde pode ser demonstrada quando se verifica o aumento em 89,2% no número de consultas no pré-natal entre 1997 e 2001, ou o aumento em 21,9% nos exames de colpocitologia.

O alcance positivo de alguns indicadores foi possível pelo estímulo e planejamento de ações de alguns programas de saúde que estão inseridos no PAISM, como o Controle do Câncer do Colo do Útero e Mama – Viva Mulher – estabelecido pelo Ministério da Saúde/Inca, que permanece atual e está de acordo com as recomendações dos principais programas internacionais.

O Programa de Gestante de Alto Risco, no entanto, sofre ainda com dificuldades de homogeneização de oferta de assistência no país, mesmo recebendo recursos específicos para melhoria da capacidade de atendimento, reformas e construção de instalações e compra de equipamentos.

O PAISM conta hoje com uma compreensão mais abrangente do que é necessário para a manutenção da saúde da mulher em todas as suas vertentes e diferenças, sejam regionais, étnicas, religiosas e outras, além de fazer parte das prioridades assistenciais do Programa da Saúde da Família, que vem favorecendo a interiorização e a qualificação da assistência à saúde, mesmo às comunidades mais carentes do Brasil[22].

PONTOS A REVISAR

- O SUS como política de saúde possui princípios e diretrizes que pretendem conduzir o setor da saúde para a democratização e a qualificação da assistência à saúde da população brasileira.
- O PAISM, como política à saúde da mulher, pertence ao SUS e indica caminhos necessários que devem ser atingidos para a melhoria da assistência à saúde das mulheres de todo o país, considerando as suas necessidades segundo a sua própria óptica.

- A morbidade e a mortalidade da população feminina são determinadas por aspectos biológicos, culturais e sociais, estes últimos mais conhecidos como construtores das condições de gênero.
- As principais causas de morte das mulheres são algumas das fontes de informação a serem consideradas para se pensar na melhoria da assistência à saúde das mulheres. No conjunto de capitais brasileiras em 2002, as causas de mortalidade das mulheres foram assim classificadas: 1ª – acidente vascular cerebral; 2ª – AIDS; 3ª – homicídios; 4ª – câncer de mama; 5ª – doença hipertensiva; 6ª – neoplasias de órgãos digestivos; 7ª – *diabetes mellitus*; 8ª – doença isquêmica do coração; 9ª – câncer de colo do útero; 10ª – câncer do tecido linfático.
- A mortalidade materna brasileira (2002) foi investigada e calculada em 54,3/100 mil nascidos vivos, portanto, bastante alta. Dessas mortes, 67,5% foram classificadas como obstétricas diretas, 25,1%, obstétricas indiretas e 7,4%, ignoradas se diretas ou indiretas.
- Nos países onde a mortalidade materna não ultrapassa o índice de 8 a 10 mortes/100 mil nascidos vivos, ela é representada quase que exclusivamente pelas causas indiretas.

ATIVIDADES SUGERIDAS

- Visite uma unidade de saúde do Programa de Saúde da Família e procure saber de algumas famílias qual é a inserção e a função da mulher na família, quais são as condições de vida a que ela está submetida, que tipo de acesso ela possui com relação à assistência à saúde própria e de seus filhos e quais são os riscos à saúde a que está submetida.
- Entreviste as lideranças do bairro escolhido com o intuito de conhecer as situações-chave que incidem na comunidade: violência, aborto, gravidez na adolescência, suicídio feminino, depressões e outros sinais e sintomas de déficits de saúde mental.

PROPOSTAS PARA ESTUDO

- Identifique e explique o que são os princípios e as diretrizes do SUS.
- O que é PAISM e qual é a sua pretensão?
- Qual é o perfil de morbidade e mortalidade da população feminina brasileira e qual é a sua importância para a indicação das políticas públicas?
- Explique o que é gênero e qual é a sua interferência na saúde da mulher.
- Qual é a importância de ser pesquisada a mortalidade materna e suas causas?
- De que forma as questões étnicas, culturais, de preferência sexual e social da população feminina interferem no acesso à assistência à saúde?

EXERCÍCIOS DE PENSAMENTO CRÍTICO

1. Conhecendo a população feminina residente na área de abrangência na qual trabalha e seus desgastes, faça uma reflexão sobre quais seriam as melhorias assistenciais a tais mulheres que mereceriam ser realizadas a curto, médio e longo prazos.
2. Você, como profissional de saúde, tem consciência sobre quando e como se dá a iniciação sexual das adolescentes residentes na área? Qual deveria ser a sua atuação para a preservação de saúde delas?
3. Reflita sobre as causas dos transtornos do sono e osteomusculares que incidem sobre as mulheres idosas. Como um profissional de saúde, pode interferir para a melhora da saúde dessas mulheres sem, necessariamente, medicalizá-las?

REFERÊNCIAS BIBLIOGRÁFICAS

1. Brasil. Ministério da Saúde. Secretaria de Atenção à Saúde. Departamento de Ações Programáticas Estratégicas: Política Nacional de Atenção Integral à Saúde da Mulher, princípios e diretrizes. Série C Projetos, programas e relatórios. Brasília; 2004.
2. Berquó ES, Cunha EMGP (orgs.). Morbimortalidade feminina no Brasil. Campinas: Editora da Unicamp; 2000.

3. Oliveira EM. A mulher, a sexualidade e o trabalho. São Paulo: Hucitec, CUT; 1999.
4. Schiwarcz LM. História da vida privada no Brasil: contrastes da intimidade contemporânea, v. 4. São Paulo: Companhia das Letras; 1998.
5. Andrade LOM de. SUS passo a passo, normas, gestão e financiamento. São Paulo: Hucitec; 2001.
6. Laurenti R, Mello Jorge MHP, Lebrão ML, Gotlieb SLD. Estatísticas de saúde, 2. ed. São Paulo: EPU; 2005.
7. Brasil. Ministério da Saúde: Anais da 8ª Conferência Nacional de Saúde. Brasília; 1987.
8. Associação Paulista de Medicina. SUS: o que você precisa saber sobre o Sistema Único de Saúde. São Paulo: Editora Raiz; 2000.
9. Brasil. Ministério da Saúde. Secretaria Executiva. Departamento de apoio à descentralização: O SUS no seu município, garantindo saúde para todos. Brasília; 2004.
10. Nogueira MI. Assistência pré-natal, práticas de saúde a serviço da vida. São Paulo: Hucitec; 1994.
11. Noronha JC, Lima LD de, Machado CV. O sistema único de saúde SUS. In: Giovanella L, Escorel S, Lobato Lenaura de VC, Noronha J de C, Carvalho AI de (orgs.). Política e Sistema de Saúde no Brasil. Rio de Janeiro: FioCruz/CEBES; 2008.
12. Breilh J. Nuevos conceptos y técnicas de investigación: guía pedagógico para un taller de metodología (epidemiología del trabajo). 2. ed. Quito: Centro de Estudios y Asesoría en Salud; 1995.
13. Kaloustian SM (org.). Família brasileira à base de tudo. 4. ed. São Paulo: Cortez, Unicef; 1994.
14. Saddy A. Relações de gênero e cidadania. Disponível em: http://www.br.monografias.com/trabalhos-pdf902/relacoes-de-genero.pdf. Acesso em 02/03/11.
15. Brasil. Ministério da Saúde. Departamento de Programas Especiais: Diálogos sobre violência de gênero. Brasília; 2004.
16. Bertolli Filho C. A história da saúde pública no Brasil. São Paulo: Ática; 1998.
17. Brasil. Ministério da Saúde: Sistemas de informações hospitalares do SUS (SIH/SUS). Situação da base nacional. Brasília; 2010.
18. Blay EA. Violência contra a mulher e políticas públicas. Estudos avançados 2003;17(49).
19. Brasil. Ministério da Saúde: Data SUS. Indicadores demográficos. Disponível em: http://www.tabnet.datasus.gov.br/cgi/iolb2009/a05b.htm. Acesso em 01/04/2012.
20. Negri B. A política de saúde no Brasil nos anos 1990: avanços e limites. In: Negri B, Viana ALA (orgs.). O Sistema Único de Saúde

em dez anos de desafio: o passo-a-passo de uma reforma que alarga o desenvolvimento e estreita a desigualdade social. São Paulo: Cealg; 2002. p. 15-44.

21. Brasil. Ministério da Saúde: Indicadores básicos para a saúde no Brasil. 2. ed. Brasília; 2008.

22 Ramos S. O papel das ONGs na construção de políticas de saúde: a Aids, a saúde da mulher e a saúde mental. Ciências e Saúde Coletiva Abrasco 2004;9(4).

23. King ML Jr. Where do we go from here: Chaos ou Community; 1967. Disponível em: http://botecodovalente.blogspot.com.br/2010/06/casa-mundial-martin-luther-king-jr.html. Acesso em 01/04/2012.

Para saber mais

Gouveia R. Saúde pública, suprema lei, a nova legislação para a conquista da saúde. São Paulo: Mandacaru; 2000.

Laurell AC. A saúde-doença como processo social. In: Gomes ED (org.). Medicina social, aspectos históricos e teóricos. São Paulo: Global; 1983.

Mendes EV. Os grandes dilemas do SUS. Salvador: Casa da Qualidade; 2001.

2

GÊNERO E SAÚDE-DOENÇA: UMA RELEITURA DO PROCESSO SAÚDE-DOENÇA DAS MULHERES

ROSA MARIA GODOY SERPA DA FONSECA

PONTOS A APRENDER

1. As diferentes visões de mundo que coexistem na sociedade e como elas interferem nos conceitos que embasam as teorias explicativas da saúde-doença.
2. As diferentes teorias explicativas dos fenômenos vinculados à saúde-doença, com ênfase na utilização do conceito de gênero como categoria-chave para a compreensão do processo saúde-doença das mulheres.
3. O processo saúde-doença das mulheres como um fenômeno vinculado à maneira de construir a vida em sociedade e aos processos de construção social da masculinidade e da feminilidade
4. Os princípios norteadores da assistência à saúde das mulheres tendo por base a compreensão do processo saúde-doença social historicamente determinado.

PALAVRAS-CHAVE

Processo saúde-doença, visão de mundo, determinação social do processo saúde-doença, saúde da mulher, gênero, masculinidade/feminilidade, teorias explicativas da saúde-doença.

ESTRUTURA DOS TÓPICOS

Visão de mundo e conceitos-chave para compreender a saúde-doença. As teorias interpretativas do processo saúde-doença. Gênero como categoria explicativa dos fenômenos sociais, entre eles a saúde-doença. Processo saúde-doença das mulheres como fenômeno social. Assistência à saúde da mulher na perspectiva de gênero. A prática generificada na saúde da mulher. Pontos a revisar. Atividades sugeridas. Propostas para estudo. Exercícios de pensamento crítico. Referências bibliográficas.

VISÃO DE MUNDO E CONCEITOS-CHAVE PARA COMPREENDER A SAÚDE-DOENÇA[1]

A compreensão dos fenômenos sociais dá-se segundo diferentes maneiras de enxergar a realidade, ou seja, a partir de visões de mundo que coexistem na sociedade. O processo saúde-doença, como um fenômeno que ocorre no mundo social, não escapa a esse processo de interpretação.

A visão de mundo é um sistema de pontos de vista que permite ao homem elaborar uma atitude perante a realidade. Está na base da compreensão e da ação do homem, e à filosofia cabe interpretar as manifestações fenomênicas com base na visão de mundo.

A elaboração da visão de mundo encontra-se vinculada ao momento histórico pelo qual passa a sociedade que a origina, assim como se dá com a própria filosofia que apreende e reflete os pensamentos da sua época. Atualmente, na sociedade ocidental, notam-se duas posições claramente divergentes em relação ao mundo, duas visões que são irreconciliáveis, pois partem de pressupostos antagônicos: a idealista e a realista. Isso pode ser detectado na história das formas de interpretação da realidade, de acordo com as transformações nos modos de produção da vida social.

Na sociedade primitiva dos ancestrais, em que a maneira como os seres humanos sobreviviam resumia-se a retirar da própria natureza as formas de subsistência ou dominá-la rusticamente, pelo pastoreio e pela agricultura, o pensamento do homem era dominado por representações mitológico-religiosas. Isso quer dizer que a ordem da vida social e o destino dos indivíduos (processos naturais) eram atribuídos a forças sobrenaturais. Assim, os fenômenos ligados à saúde e à doença eram explicados vinculando-os à ação de forças sobrenaturais. Da mesma forma, as medidas utilizadas para controlá-los, ainda que precariamente, vinculavam-se a práticas de caráter mágico-religioso, que, por sua vez, vinculava-se a uma visão idealista de mundo, em que o padrão estabelecia-se com base numa expectativa de perfeição dada pela ação do sobrenatural.

Essa visão persistiu até que as transformações da sociedade geraram a necessidade de um conhecimento mais elaborado – o conhecimento racional – que interpretava os fenômenos com base na relação causal entre eles, sujeita a comprovação. Desenvolveu-se, assim, a ciência positivista, cujo avanço subsidiou amplamente o desenvolvimento das ciências naturais e da tecnologia. Mudaram as concepções acerca do mundo de origem religiosa ou mitológica e da saúde-doença, aproximando as explicações do social às explicações utilizadas para a interpretação dos fenômenos químicos, físicos e mecânicos. Se antes a primazia explicativa vinculava-se ao mundo sobrenatural, agora ela se deslocava para o mundo natural.

Para a ciência positiva, qualquer manifestação fenomênica só pode ser considerada verdadeira se for passível de comprovação, isto é, se, posta à prova, conseguir estabelecer-se como verdadeira. Essa concepção nasceu na época em que havia a necessidade de superação das contradições do feudalismo pelo capitalismo e permanece hegemônica até os dias atuais, principalmente no mundo ocidental, em que a maioria das sociedades é organizada sob a égide desse modo de produção. A ciência positiva vincula-se à visão idealista de mundo e a expectativa de perfeição é dada pela idealização do natural.

Como visão de mundo, o idealismo parte do princípio de que a consciência ou qualquer de suas manifestações, como o pensamento, a vontade ou qualquer coisa de ideal e imaterial, é primária, fundamental e determinante. A matéria, a natureza e o mundo material são produzidos por essas manifestações ou delas são dependentes. A base de todos os objetos e fenômenos do mundo é certa substância ideal, representada pela vontade divina, pela razão mundial, pela ideia absoluta, pelo espírito, por derivados das sensações e pelas percepções do homem e da sua razão. De qualquer forma, sendo de uma natureza ou de outra, a essência de todas as coisas está na consciência humana.

Nessa visão, o ser humano é um ser ideal e existe como entidade real permanentemente na busca desse ideal. É universal, ou seja, existe nele uma essência, independentemente do local ou da época em que vive. Como ser de existência, foi criado baseado numa essência ideal e durante toda sua vida deve buscar assemelhar-se o máximo possível a esse ideal. Assim, existem padrões predeterminados que devem servir de modelo para todos. Essa teoria, concebida de diversas formas, apesar de reconhecer a complexidade do ser humano e a influência do meio social no desenvolvimento de suas potencialidades, coloca toda a responsabilidade disso no indivíduo e na sua relação, seja com o sobrenatural, seja com o natural.

Derivada dessa teoria, existe também uma sociedade ideal, normatizada segundo valores universais de cooperação para o desenvolvimento das potencialidades humanas. A ordem social é mantida com base no desempenho de diferentes papéis sociais, que regulam o funcionamento da engrenagem social, sem conflitos. Estes, por sua vez, são concebidos como defeitos que devem ser corrigidos, sob pena de não permitirem a realização do humano.

O processo saúde-doença é visto como manifestações de polos de regularidades ou irregularidades de funcionamento da corporeidade do homem, adaptado ou não ao meio social e natural em que vive. Há um perfil de saúde ideal que se refere à ausência de doença e a um perfeito funcionamento do corpo humano nas suas dimensões física, psíquica e biológica, plenamente adaptadas às condições sociais existentes. Não é à toa que, a partir disso, a Organização Mundial da Saúde (OMS) definiu saúde como um completo estado de bem-estar físico, mental e social, e não meramente como a ausência de doença.

Com o desenvolvimento da sociedade capitalista e a agudização das contradições que lhe são inerentes, verificou-se que a explicação dos fatos sociais, baseada na ciência positiva, oriunda das ciências naturais, proporcionava apenas uma visão parcial da realidade. Concebendo a sociedade como uma máquina e os homens como suas engrenagens, cada qual com um funcionamento predeterminado, não permitia a visualização do todo e não mantinha nenhuma aderência com o social mais amplo. O processo saúde-doença refletia apenas as condições de equilíbrio/desequilíbrio ou normalidade/anormalidade dessa máquina. Mais uma vez na história da humanidade esgotava-se a possibilidade de explicação dos fatos com base no conhecimento construído.

Em oposição a isso, ressurge da antiguidade grega a visão do realismo ou materialismo, que considera que o mundo é, por sua natureza, material, ou seja, existe fora da consciência humana e independente dela, não sendo produto nem do pensamento nem de nenhum ser imaterial. Tudo o que existe é matéria ou, pelo menos, depende dela. Matéria pode ser definida como a categoria filosófica que designa a realidade objetiva. É dada ao homem, copiada, fotografada, refletida nas suas sensações, porém existe independentemente delas. Não apenas os corpos materiais com propriedades mecânicas são matéria, mas também todas as formas qualitativamente diferentes desse mundo material, com suas propriedades físicas, químicas, biológicas e sociais, enfim, todas as coisas que têm a propriedade fundamental de existir, independentemente da consciência humana. Além disso, toda matéria está sempre em constante desenvolvimento e transformação, segundo determinadas leis, explicadas pela dialética materialista.

Com base nesse conceito e nas propriedades da matéria, a sociedade também é material, porque existe fora da consciência humana e independentemente dela. Não coaduna com um ideal preestabelecido e não funciona como uma máquina com engrenagens movimentando-se segundo um padrão predeterminado. É o espaço onde acontecem as relações sociais, ou seja, as relações que os seres humanos estabelecem entre si e com a natureza para a produção e a reprodução das condições de subsistência ou sobrevivência. As sociedades são históricas, organizadas segundo a maneira encontrada pelos seres humanos para a sua sobrevivência.

Vinculado ao conceito de sociedade encontra-se o conceito de população como um conjunto de indivíduos que realiza sua atividade vital no quadro de uma determinada sociedade. Esse conjunto vive num dado território e é responsável pela produção e pelo consumo de serviços e bens necessários para que a sociedade sobreviva e se reproduza a partir da sobrevivência e da reprodução dos seus membros. Essa reprodução deve ser entendida como a reprodução dos corpos e também do mundo (material e das ideias) no qual eles se inserem, com sua organização, suas normas, suas leis, seus costumes e, assim, construindo a sua própria história.

Nessa visão de mundo, o ser humano nada tem de essencial, sendo histórico, ou seja, determinado pelo espaço e pela época em que vive. Diferencia-se conforme sua inserção no tempo e no espaço. Como ser de existência, ele se faz, constrói-se no seu próprio percurso histórico. É o único ser da espécie animal que consegue traçar a sua maneira de viver, sendo esta fruto de sua relação com os outros homens e com a natureza. Além disso, por constituir-se num ser de existência, a sua natureza se revela na medida em que ele se relaciona com o concreto. É com base nesse enfoque que surge o conceito de alienação como uma situação em que o homem não se percebe como transformador da natureza e da sociedade em que vive.

O processo saúde-doença, por sua vez, não pode ser predeterminado nem obedecer a padrões preestabelecidos de normalidade. É determinado historicamente pela forma de inserção social do homem na sociedade ou, em última instância, pela forma como ele se relaciona com a natureza e com os demais homens, não podendo, por isso, existir fora da sociedade.

AS TEORIAS INTERPRETATIVAS DO PROCESSO SAÚDE-DOENÇA[2]

As teorias interpretativas do processo saúde-doença refletem o desenvolvimento do próprio pensamento humano na interpretação dos demais fatos sociais, sendo, como já foi dito, determinadas pelo estágio de desenvolvimento da sociedade. Assim, na evolução histórica das sociedades ocidentais, podem-se distinguir basicamente três teorias interpretativas desse fenômeno social: as teorias da unicausalidade, da multicausalidade e da determinação do processo saúde-doença.

TEORIA DA UNICAUSALIDADE

A teoria da unicausalidade reconhece que a causa única e fundamental da doença situa-se fora do organismo humano acometido. Esteve presente e foi a concepção dominante desde o início das sociedades ocidentais. Inicialmente, quando o homem não dispunha de meios para controlar a natureza, as causas das doenças eram atribuídas a fatores externos, geralmente de explicação metafísica, entrando ou saindo do corpo humano por forças sobrenaturais, sem nenhum controle pelo próprio homem.

Com o desenvolvimento das forças produtivas e a superação dos modos de produção, que não propiciavam o desenvolvimento tecnológico, houve um grande avanço na explicação da causalidade das doenças por meio de microrganismos que, se não totalmente controlados pelos homens, materializavam as causas das doenças, constituindo-se em fatores fundamentais para o aparecimento delas.

Impulsionada por um grande avanço na chamada era bacteriológica, período em que se descobriram vários agentes etiológicos, principalmente relacionados às doenças transmissíveis, essa teoria pode explicar o surgimento da doença. Nesse modelo biologicista, o homem é considerado um ser cujas ações estão limitadas ao funcionamento mecânico dos órgãos e sobre o qual atuam processos biológicos ou físico-químicos que desequilibram o sistema.

Essa teoria foi perdendo espaço gradativamente, pois a complexidade que foi adquirindo a organização social passou a gerar uma crescente necessidade de atenção à saúde que surtiu efeitos importantes na manutenção da qualidade da força de trabalho dos trabalhadores a serviço do capital.

A crescente sofisticação dos meios de diagnóstico e tratamento foi reduzindo o acesso de um número cada vez maior de pessoas a uma assistência à saúde compatível com as suas necessidades. Tudo isso provocou o surgimento de explicações para o processo saúde-doença que subsidiassem uma busca de alternativas de assistência menos custosas, porém com impacto suficiente para garantir a força de trabalho. Além disso, os movimentos organizados da sociedade apontavam para outras causas de doenças que não apenas o agente etiológico. Isso propiciou o surgimento da teoria multicausal da doença, ou teoria da multicausalidade.

TEORIA DA MULTICAUSALIDADE

Essa teoria consolidou-se na década de 1960 e substituiu a teoria unicausal. Segundo ela, a causa da doença não é única, pois no seu aparecimento coexistem várias causas decorrentes de vários fatores causais. O controle desses fatores favorece a não propagação da doença e constitui a base da assistência. Esses fatores agem como somatório de causas, sem que sejam atribuídos pesos a cada um deles; dessa forma, a sociedade e a organização social também constituem fatores causais, tanto quanto, por exemplo, a constituição biológica do homem.

Uma variante desse modelo é a Teoria de Leavell e Clark, também chamado Modelo da Tríade Ecológica, segundo o qual as causas se ordenam dentro de três conjuntos possíveis de fatores que intervêm no aparecimento da doença, relacionados ao agente (causador da doença), ao hospedeiro (homem) e ao meio ambiente (físico e social). O comportamento anormal de um desses conjuntos de fatores pode ocasionar o desequilíbrio do sistema e, consequentemente, o aparecimento da doença. Assim, a presença de um ambiente desfavorável ocasiona transtornos no hospedeiro e na ativação do agente, que até então pode ter permanecido inativo ou em estado de não agressão, rompendo o equilíbrio. O perfil epidemiológico constitui o conjunto das causas de doenças ou de mortes na população.

Acontece que, principalmente nos países e regiões mais pobres do mundo, os modelos idealistas têm se mostrado insuficientes para explicar o comportamento das doenças, mesmo quando são feitos investimentos pesados em assistência à saúde, seja preventiva, seja curativa. A falência desse modelo se dá, entre outros fatores, pela persistência de condições de vida extremamente precárias dos diferentes grupos sociais, nos quais as desigualdades condenam inexoravelmente os indivíduos a condições cada vez mais precárias de vida. Buscando uma explicação cuja lógica não residisse em causas aparentes, mas na essência dos problemas, surgiu a teoria da determinação social do processo saúde-doença.

TEORIA DA DETERMINAÇÃO SOCIAL DO PROCESSO SAÚDE-DOENÇA

Segundo essa teoria, baseada no realismo, a causa última do comportamento do processo saúde-doença deve ser buscada na forma segundo a qual a sociedade se organiza para a construção da vida social.

Assim, a organização social passa a ser o determinante fundamental das manifestações desse processo e evidencia-se como uma forma de manifestação da qualidade de vida dos agentes sociais. Esta, por sua vez, é determinada pelos processos de produção e reprodução da vida social (trabalho e formas de vida).

Essa teoria permite compreender como cada sociedade cria um determinado padrão de desgaste ou de potencialidades em função do consumo e do gasto de energia pelos indivíduos no processo de reprodução social. A cada grupo social (representado por categorias como classe social, gênero, raça/etnia ou geração) corresponderiam condições negativas (riscos de adoecer ou morrer) ou positivas (possibilidades de sobrevivência), consequentes às formas historicamente adotadas pela sociedade para conduzir sua vida social (trabalho e outras maneiras de viver a vida). O processo saúde-doença manifesta-se por meio de diferentes fenômenos cuja frequência e intensidade variam no tempo e no espaço e que podem ser expressos nos níveis individual ou singular, dos grupos sociais e da estrutura social[3].

No primeiro nível (individual ou singular), o processo saúde-doença manifesta-se com variações na frequência e na intensidade entre pessoas e pequenos grupos que se diferenciam por atributos individuais, como: sexo, idade, religião, escolaridade, rendimentos etc. No segundo nível, dos grupos sociais (classes sociais, gêneros, raças/etnias ou gerações) que compartilham das condições de vida e de trabalho, as manifestações se dão por meio de perfis de morbidade e mortalidade peculiares de cada grupo, como a expressão dinâmica de sua inserção no sistema produtivo, ocorrendo uma verdadeira alquimia das categorias, com a inter-relação entre elas determinando padrões diferenciados de desgastes e peculiaridades dos sujeitos sociais. No terceiro nível, o da estrutura social, o processo saúde-doença manifesta-se por meio de perfis de morbidade e mortalidade peculiares de uma dada sociedade ou formação social em relação às demais[3].

Na verdade, os fenômenos saúde e doença aparecem como expressões de um mesmo processo, evidenciando o seu duplo caráter – o biológico e o social –, uma vez que encaram que a natureza humana, apesar de ter um lastro biológico, determina-se a partir da vida do homem em sociedade. Aqui, a causa (evidenciada nas teorias anteriores) é englobada à determinação, que pressupõe uma relação dialética entre dois fenômenos não reproduzíveis igualmente em diferentes condições. Em outras palavras, além da causa (ou das causas) imediatas ou diretamente vinculadas, deve ser levado em conta o lugar que o indivíduo ou grupo ocupa na sociedade (situação de classe) ou a vivência social das diferenças biológicas que porta (sexo/gênero, idade/geração, raça/etnia).

Englobando a etiologia, esta trabalha com a dialética da externalidade e da internalidade dos fenômenos. Pressupõe a realidade em um movimento sujeito a leis, estabelecendo uma relação entre o geral, o particular e o singular. No processo saúde-doença, relaciona as formas de organização social, representada pela estrutura das forças produtivas e das relações de produção, com o processo de reprodução social de cada classe social, conformado pelos processos de produção e de consumo, articulados às condições específicas de cada pessoa no cotidiano.

A organização social é o determinante fundamental desse processo e evidencia-se como manifestação da qualidade de vida dos diferentes sujeitos sociais, que, por sua vez, é determinada pelos processos de reprodução social. A teoria da determinação social do processo saúde-doença permite compreender como cada sociedade cria um determinado padrão de desgaste em razão do consumo e do gasto de energia no processo de reprodução social. Nas sociedades classistas, especificamente aquelas organizadas sob o modo capitalista de produção, a cada classe social corresponde um determinado padrão de desgastes e de potencialidades, manifestados por meio de condições negativas (riscos de adoecer ou morrer) ou positivas (possibilidades de sobrevivência).

Assim,

> Quando (...) abordamos a questão da saúde-doença, assim como a medicina e as instituições médicas, esses fenômenos são colocados em relação com a totalidade social e com cada uma de suas instâncias dentro da especificidade histórica de sua manifestação. Saúde/doença passam a ser tratadas não como categorias a-históricas mas como um processo fundamentado na base material da sua produção e com as características biológicas e culturais que se manifestam. São vistas como manifestação tanto nos indivíduos como no coletivo[4].

A categoria-chave para a compreensão do processo saúde-doença da população é classe social ou grupo social, tidos como capazes de expressar as diferenciações existentes na sociedade com base na posição do sujeito social na produção da vida material. Isso, por sua vez, leva a um dado perfil de consumo, no qual adquire especial importância a relação dialética entre a base e a superestrutura social (*locus* privilegiado de formulação e veiculação da ideologia), como base para a compreensão das necessidades humanas, agora socialmente determinadas.

Ocorre que recentemente têm-se visualizado que não apenas pela classe social pode-se determinar a posição do indivíduo na sociedade, mas também por meio de outros atributos, muitas vezes relativos a especificidades da própria biologia que, por expressarem uma condição de desigualdade no espaço social, também determinam o "lugar social" de cada um. Dessa maneira, há outros recortes analíticos importantes dos quais se pode lançar mão para compreender os fenômenos sociais e, dentre eles, o próprio processo saúde-doença, como a raça/etnia, a geração e o gênero[5].

A recente incorporação dessas categorias explicativas dos fenômenos justifica-se pelo fato de a história da humanidade ter sido androcêntrica, branca e adulta durante a maior parte da vida em sociedade, assim como a maior parte de todo o conhecimento construído. A visão androcêntrica da vida aparece claramente na fala de um homem retratando muito bem a situação da mulher na história da humanidade:

> Enquanto o homem satisfaz seus desejos, libera seus instintos, trabalha, casa, come, dorme, faz sexo, diverte-se em liberdade, a mulher é reprimida e sua repressão tem sido a causa de tremendas infelicidades. Mas como não reprimi-la se, segundo a Bíblia, ela é culpada do pecado original!" Confúcio, muito à vontade, assinalava que "a mulher é o que há de mais corruptor e corruptível no mundo"; Péricles, quase na mesma época, afirma que "as mulheres, os escravos e os estrangeiros não são cidadãos". Aristóteles não fica atrás: "Da mulher pode-se dizer que é um homem inferior" (...) E o mesmo pode-se dizer de Henrique VIII: "As mulheres casadas, as crianças, os idiotas e os lunáticos não podem legar suas propriedades"[6].

GÊNERO COMO CATEGORIA EXPLICATIVA DOS FENÔMENOS SOCIAIS, ENTRE ELES A SAÚDE-DOENÇA

Por que ocorrem afirmações como as anteriormente citadas? O que leva a humanidade a pensar que a mulher é um ser inferior, mesmo quando a elogia e exalta? A compreensão da visão androcêntrica prevalente na sociedade, bem como dos seus efeitos sobre a saúde-doença das mulheres, dá-se a partir da incorporação da categoria gênero, para diferenciar mulheres e homens, não apenas biológica, mas também social, e assim romper com a compreensão dicotomizada dos papéis sociais e abrir possibilidades de superar a condição de subalternidade feminina.

A categoria gênero pressupõe a compreensão das relações que se estabelecem entre os sexos na sociedade, diferenciando o sexo biológico do sexo social. Enquanto o primeiro refere-se às diferenças anatomofisiológicas, portanto biológicas, existentes entre os homens e as mulheres, o segundo diz respeito à importância que essas diferenças assumem nas diferentes sociedades, no transcorrer da história. O sexo social e historicamente construído é produto das relações sociais entre homens e mulheres e deve ser entendido como elemento constitutivo dessas mesmas relações, nas quais as diferenças são apresentadas como naturais e inquestionáveis. Ao contrário, a análise mais profunda de tais relações revela condições extremamente desiguais de exercício de poder, com as mulheres ocupando posições subalternas e secundárias em relação aos homens. A categoria gênero pretende assim explicar, à luz dessas relações de poder, as manifestações sociais das mulheres, entre elas o seu processo saúde-doença. No entanto, essa categoria não pode ser vista ou utilizada isoladamente, sob pena de incorrer no mesmo erro apontado quando se falou do uso da categoria classe social anteriormente. Na verdade, o que se propõe é a compreensão da realidade alquimizada pelas diferentes categorias, ressaltando-se umas ou outras ou a junção de várias, dependendo do fenômeno a ser iluminado[5].

> As categorias raça, gênero e geração têm em comum o fato de serem atributos naturais com significados políticos, culturais e econômicos, organizados por hierarquias, privilégios e desigualdades, aparados por símbolos particulares e naturalizados. A combinação de categorias é de fácil comprovação, já o seu produto leva a outros resultados e o seu conhecimento exige saber que se inicia por ruptura com os esquemas duais[7].

O que se quer dizer com isso é que a determinação dos fenômenos sociais subjaz à interarticulação entre diferentes categorias sociais, com a emergência ora de uma, ora de outra, de acordo com a subjetividade social construída. Com relação a isso, é importante notar que

> a vivência de relações sociais racistas, com marcas de gênero e códigos de geração por sexo, leva tanto à fragmentação da identidade por referências exclusivas, indirecionais, quanto às combinações entre identidades, resultando em significados próprios de constructos básicos de cada sistema de discriminação[5].

A esse raciocínio está ancorada a expressão "alquimia das relações sociais" (raça, gênero e geração), que não ocorreria em um *vacuum*, resultando em um tipo de perfil próprio. Seus significados e suas reelaborações, por sujeitos políticos numa trajetória de se assumirem como tal, são pautados por práticas sociais e projetos específicos. Assim, tal alquimia é levada a extremos em uma sociedade de classes, em que as desigualdades estão presentes em todas as esferas da vida. Não só se naturalizam questões de gênero, raça e geração, como essas são filtradas por questões de classe, diluindo-se identidades e, portanto, percepções e ações críticas às suas lógicas. Diluindo-se as identidades, dilui-se também a propriedade compreensiva dos quadros conceituais próprios de cada sistema de relações[9].

A análise mais profunda de gênero, raça/etnia e geração, no entanto, não prescinde do entendimento político mais simples da condição feminina dos não brancos e dos não adultos, de modo a decodificar tradições culturais e filosóficas e religiosas, profundamente enraizadas nas relações sociais e traduzidas nas representações dos sujeitos sociais acerca dessas relações. Na visão da saúde coletiva, subjacente à teoria da determinação do processo saúde-doença, a situação social resultante da alquimia dessas diferentes categorias determina uma dada qualidade de vida que, por sua vez, condiciona riscos e potencialidades de adoecer e morrer, contrapondo-se à visão multifatorial da saúde pública baseada no funcional-positivismo. Tal visão faz com que, de uma maneira geral, a saúde coletiva se contraponha à saúde pública como um esforço para a transformação social, como veículo de uma construção alternativa da realidade em termos do seu objeto de ação, dos métodos para estudá-lo e das formas de práxis que estes requerem.

A amplitude da compreensão da saúde da mulher subjaz às possibilidades de interpretação do seu processo saúde-doença como fenômeno social. Como saúde materna, saúde reprodutiva, "saúde feminina", o objeto do processo de trabalho em saúde coletiva é a capacidade reprodutiva da mulher com a finalidade da produção e da reprodução dos corpos sociais (força de trabalho). Mesmo numa compreensão mais ampliada que concebe a mulher como trabalhadora, a finalidade ainda se reporta ao desempenho de sua função social como suporte para o sistema capitalista. Somente a visão da saúde da mulher subjacente à visão de cidadania e de direitos sociais transforma em objeto o seu perfil de saúde-doença com a finalidade de torná-la cidadã, sujeito de transformação social[10].

PROCESSO SAÚDE-DOENÇA DAS MULHERES COMO FENÔMENO SOCIAL

Ao que parece, a situação social das mulheres pouco tem se modificado na história da humanidade, no que concerne à subalternidade. Se isso era válido na antiguidade e na idade média, tampouco na modernidade tem se modificado. Ao contrário, por conta de ocupar lugares desprivilegiados nas esferas de poder, têm sido imputadas às mulheres condições extremamente precárias de vida e trabalho, com sérias implicações para o seu processo saúde-doença.

Sabe-se que o caminho do progresso está marcado pelo crescimento produtivo, que se expressa pelo aumento das taxas de lucro e da competitividade nos grandes negócios, obtidos à custa de um marcado processo de concentração e monopolização dos meios de produção, do controle oligopólico do mercado, submetendo os trabalhadores a condições de remuneração decrescentes, sem falar na falta de controle e melhoria de condições de trabalho subjacentes ao processo de barateamento dos custos de produção.

A despeito de melhorias na qualidade de vida nos últimos anos, no Brasil, ainda persistem desigualdades de gênero bastante sérias. Um olhar de gênero sobre a Pesquisa Nacional de Amostra por Domicílios de 2010[11] revela que as mulheres continuam ingressando no mundo do trabalho fora de casa, elevando sua escolaridade e tendo menos filhos. Mas a articulação entre os papéis feminino e masculino indica que há diferenças de inserção no mercado de trabalho entre os dois sexos, expressas pela desproporção entre as taxas de atividade e de desocupação.

Em 2009, a população brasileira residente estimada era de 191,8 milhões, as mulheres representavam 51,3% (98,4 milhões) e os homens 48,7% (93,4 milhões). As mulheres são maioria na população, com maior concentração nas faixas etárias mais altas, ou seja, estão em um número maior e são mais velhas. O conjunto das mulheres com 40 anos ou mais de idade era de 36,4% do total da população feminina, enquanto os homens na mesma faixa de idade totalizavam 33% do conjunto masculino. Dentre o número de pessoas que se declararam pretas e pardas (negras), o contingente negro é mais significativo na população masculina, que se declarou 48,3% branca e 51,8% negra. Enquanto entre as mulheres são 49,5% brancas e 49,5% negras. Indígenas e orientais representam 0,9% da população residente e mantêm a mesma participação na população feminina e masculina. A população brasileira envelheceu; nos últimos 17 anos, a participação da população com 40 anos ou mais de idade cresceu 10,1 pontos percentuais e, como as mulheres continuam vivendo mais do que os homens, a faixa da população feminina de 60 anos ou mais de idade corresponde a 56,2% e a masculina a 43,8% dos idosos(as) brasileiros(as).

A taxa de fecundidade nacional continua caindo, com uma redução no número de filhos da população de 15 anos ou mais. Há 25 anos, as mulheres tinham, em média, 3,5 filhos – em 2009, essa média foi de 1,9 filhos. Em relação a 2008, essa taxa de fecundidade permaneceu constante. Pela primeira vez a PNAD questionou em sua pesquisa sobre o estado civil da população e 45,8% das pessoas com 15 anos ou mais responderam que são casadas. Olhando para esse indicador segundo o sexo, entre a população feminina, 44,2% das mulheres são casadas, 40% são solteiras, 9,4% são viúvas e 6,4% são divorciadas ou separadas. Enquanto entre os homens, 47,6% são casados, 46%, solteiros, 2,2%, viúvos e 4,3%, divorciados ou separados. Há mais mulheres viúvas e separadas judicialmente do que homens, evidência provavelmente explicada pela maior longevidade feminina[11].

A taxa de analfabetismo das pessoas com 15 anos ou mais, em 2009, foi de 9,7%, o que representa 14,1 milhões de analfabetos.

Houve uma redução de 1% no número de analfabetos. As maiores taxas de analfabetismo estão entre as pessoas mais idosas. As pessoas com 50 anos ou mais de idade respondem por 21% dos analfabetos nacionais; há um número maior de mulheres entre esse contingente em virtude de sua maior longevidade. A taxa de escolarização da população entre 7 e 14 anos elevou-se: em 2009, 98% das crianças e adolescentes brasileiros(as) estavam na escola. O número médio de anos de estudos continua crescendo na população, mas as mulheres continuam na frente. Em 2008, os homens tinham em média 6,2 anos de estudos e as mulheres, 7,2. Em 2009, as mulheres passaram para 7,4 anos e os homens foram para 7 anos de estudos em média.

Com relação ao mercado de trabalho, os principais indicadores de condição de atividade e de ocupação da população de 10 anos ou mais de idade para o Brasil em 2009 mostram que a taxa de atividade (percentagem da População Economicamente Ativa [PEA] em relação ao total de pessoas) era de 52,7% para as mulheres e 72,3% para os homens. O nível de ocupação (percentagem de pessoas ocupadas em relação ao total de pessoas) para as mulheres era de 46,8% e para os homens 67,8%. A taxa de desocupação também colocava as mulheres em situação de desigualdade, sendo 11,1% para as mulheres e 6,2% para os homens. A distribuição da PEA (pessoas ocupadas e desocupadas) era de 43,9% para as mulheres e 56,1% para os homens.

Esses indicadores mostram a realidade do mercado de trabalho nacional: as mulheres ainda têm um nível de ocupação menor que os homens, embora na primeira década de 2000 esse número tenha crescido. A desocupação é mais grave para as trabalhadoras nacionais, nas quais permanece a histórica taxa de desocupação mais alta para as mulheres. Em geral, as mulheres começam a trabalhar mais tarde que os homens. As mulheres continuam ganhando menos que os homens, já que a razão do rendimento de trabalho mulher/homem foi de 67,1 em 2009. Esse número melhorou em relação a 2008, ano em que havia sido de 66,5%, apesar do nível de instrução mais elevado das mulheres em relação aos homens. As diferenças ainda permanecem no mercado de trabalho, embora venham diminuindo.

Segue-se a questão: em que as mulheres estavam trabalhando? As atividades agrícolas e industriais eram exercidas por 25,4% das mulheres, sendo que 74,6% delas estavam nas atividades de serviços.

As informações da PNAD apresentam uma surpresa em relação ao número de mulheres que prestavam serviço doméstico remunerado: se em 2008 tinha sofrido uma pequena retração, em 2009 voltou a crescer, significando uma parcela de 17% da ocupação feminina (são 6,7 milhões de trabalhadoras domésticas). Em 2008, essa taxa tinha sido de 15,8% (6,2 milhões de trabalhadoras domésticas). No ano seguinte, 500 mil mulheres a mais estavam exercendo essa atividade. Isso é explicado pelo fato de que na crise passada as mulheres perderam ocupação e as menos escolarizadas recuaram para a atividade doméstica remunerada, enquanto que as mais educadas não perderam seus postos de trabalho, sobretudo nas atividades de serviços. A crise econômica foi mais forte no setor industrial, desempregando o chão de fábrica (masculino). Dessa forma, as mulheres de classe média e ricas puderam fazer este ajuste em cima das mais pobres[12].

Apesar do ingresso cada vez mais frequente das mulheres no mercado de trabalho, a diferença de rendimento entre os trabalhadores do sexo masculino e feminino continua no país, com os homens representando 80% do total dos brasileiros com renda superior a 20 salários mínimos mensais. Os dados apontam que de 624 mil pessoas ocupadas, que recebiam os melhores rendimentos no país, 503 mil eram homens e apenas 121 mil, mulheres. Elas recebiam, em média, 67,1% do salário que eles recebiam. A diferença de renda entre homens e mulheres fica mais evidente quando comparada a proporção dos trabalhadores que recebem mais de 20 salários mínimos. Enquanto 0,9% do total de homens com renda ganhavam mais de 20 salários mínimos por mês em 2009, apenas 0,3% das mulheres tinham a mesma condição financeira. A PNAD aponta ainda que 34,9% das mulheres ocupadas, com idade igual ou acima de 10 anos, recebiam até um salário mínimo, 9,6 pontos percentuais a menos que a média dos homens. No Nordeste, essa média chegou a 50%, enquanto no Sul o número não passou de 24%. Levando em conta todas as mulheres em idade ativa, a partir de 10 anos, 77,7% das mulheres têm renda que não superam dois salários mínimos, chegando à marca de 88% no Nordeste. No sexo masculino, a média nacional foi de 64,4%[12].

Além de ganharem menos, as mulheres têm o dobro de participação entre as pessoas sem renda no Brasil. Enquanto 12,1% delas não tinham nenhum rendimento em 2009, entre os homens a média era de apenas 6,4%.

Entretanto, levando-se em conta os cinco anos anteriores, percebe-se que a diferença salarial vem caindo ano a ano. Em 2004, as mulheres com renda ganhavam, em média, três salários mínimos. Em meia década, o valor saltou 28%. Já entre os homens com renda, no mesmo período, os salários tiveram alta de 21%. Nesse mesmo período, o rendimento médio do brasileiro cresceu 25%[12].

Como resultado de toda essa situação e a consequente menor possibilidade de consumo de bens e serviços, persiste a relação positiva entre mulher e pobreza, constatada a partir da década de 1990. À época, a pobreza passou a ser vista no contexto das relações de gênero e a conformar uma nova análise das experiências de vida das mulheres. Constatou-se que elas constituíam um grupo crescente entre os pobres das sociedades latino-americanas, o que não poderia ser diferente na sociedade brasileira. As análises qualitativas constataram que as relações de gênero exacerbaram as desigualdades associadas às classes sociais e fizeram emergir situações como a distribuição desigual de alimentos no interior das famílias, a desvalorização do corpo feminino e a sobrecarga de trabalho que incide sobre as mulheres. A precariedade da situação social das mulheres passou a ser vista como resultante da divisão sexual do trabalho, de menores oportunidades na educação, de situações de trabalho instáveis e com menor remuneração, de níveis inferiores de saúde e bem-estar, de reduzida participação nas decisões (tanto no âmbito privado como no público, mas especialmente no segundo) e de limitada autonomia pessoal[13].

Outro fenômeno que, apesar de atingir todas as classes sociais, mantém íntima relação com a pobreza de gênero é a violência de gênero, que provoca, entre outras consequências, o aumento do contingente de mulheres chefes de família. Elas têm mais anos de estudo, dividem-se entre o trabalho e os cuidados com a casa, ganham menos e trabalham mais. Esse é o retrato das mulheres chefes de família traçado pelo Instituto de Pesquisa Econômica Aplicada (Ipea), por meio do cruzamento de dados da PNAD 2009. De 2001 a 2009, a proporção de famílias chefiadas por mulheres no Brasil subiu de aproximadamente 27 para 35% do total. São mulheres solteiras, separadas ou viúvas que têm filhos, solteiras sem filhos, morando sozinhas, entre outras. Mas um perfil chama a atenção: o das mulheres casadas chefiando a família mesmo tendo um marido ou companheiro em casa, com ou sem filhos. Em 2009, 14,2% dos casais com ou sem filhos eram chefiados por mulheres. O perfil da chefe de família, casada e com filhos, é de uma mulher com 40 a 49 anos, tendo em média 8,3 anos de estudo, com uma renda média de pouco mais de dois salários mínimos, 59,1% possuem ocupação, trabalham em média 36,5 horas semanais em trabalho remunerado e 30,3 horas semanais nos afazeres domésticos. O tempo que as mulheres dedicam ao trabalho doméstico é maior do que o dos homens, independentemente da condição na família (chefe ou cônjuge), da escolaridade, da renda ou da condição de ocupação (ocupado, desocupado ou inativo). Em famílias formadas por casais com filhos, os homens na posição de chefe dedicam 10,05 horas semanais aos afazeres domésticos e, na posição de cônjuges, não ultrapassam 10,44 horas semanais. Já as mulheres consideradas chefes de famílias e que trabalham fora de casa, quando comparadas a homens cônjuges desocupados, dedicam nove horas a mais por semana ao trabalho doméstico. A pesquisa revelou também que em 2007, 50,5% dos homens ocupados afirmaram cuidar dos afazeres domésticos, contra 89,6% das mulheres ocupadas. Os dados confirmam que as mulheres ainda são as principais responsáveis por tarefas como cuidar da casa, dos filhos, dos idosos, da manutenção da família e de todas as atividades relacionadas ao âmbito doméstico[11].

A causa mais frequente desse aumento de mulheres chefes de família, além do aumento no número de relações maritais desfeitas, é que os homens morrem mais por causas violentas na faixa de idade em que constituem família. Uma pesquisa com dados da PNAD 2010 sobre a vitimização de jovens revelou que tanto no tocante a homicídios como a acidentes relacionados a transporte persiste um perfil de masculinidade das vítimas. Em 2008, continuou inalterada a marca de 92% de masculinidade nas vítimas de homicídio e 82% nas de transporte[14].

Além da violência contra os homens que obriga as mulheres a se responsabilizarem sozinhas pelas famílias, atingindo-as também, mesmo que indiretamente, a violência direta contra as mulheres atinge todas as classes e os estratos sociais. Segundo o sociólogo e psicanalista Roberto Gambini, "a violência é a pior patologia da saúde, e sabemos mais sobre o HIV do que sobre o ódio, que é tão antigo quanto Caim e Abel e só faz aumentar no mundo inteiro. Os excluídos de hoje só se fazem perceber quando recorrem à violência"[15].

Em pesquisas realizadas em 48 países ao redor do mundo sobre violência contra a mulher, verificou-se que o percentual de mulheres que relataram ter sofrido agressão física por parceiro íntimo em alguma ocasião da vida variava de 10 a 69%. O percentual de mulheres que foram agredidas por um parceiro nos 12 meses anteriores à pesquisa variou de 3% ou menos na Austrália, no Canadá e nos Estados Unidos da América; 27% das mulheres que, algum dia, já tiveram um parceiro sexual em León, na Nicarágua; 38% das mulheres casadas na República da Coreia; 52% das mulheres palestinas casadas na Cisjordânia e na Faixa de Gaza. Para muitas dessas mulheres, a agressão física não foi um evento isolado, mas parte de um padrão contínuo de comportamento abusivo. Esses estudos indicam que a violência física nos relacionamentos íntimos, normalmente, é acompanhada por abuso psicológico e, de um terço a mais da metade dos casos, por abuso sexual. No Japão, dentre 613 mulheres que alguma vez sofreram abuso, 57% sofreram os três tipos de abuso – físico, psicológico e sexual. Menos de 10% dessas mulheres vivenciaram apenas o abuso físico. Da mesma forma, em Monterrey, México, 52% das mulheres agredidas fisicamente também sofreram abuso sexual por seus parceiros. Essas pesquisas evidenciam que, em geral, as mulheres-alvo da agressão física passam por múltiplos atos de agressão no decorrer do tempo[16].

No Brasil, um estudo de base populacional, que verificou a ocorrência de violência contra as mulheres, constatou que 43% das brasileiras declararam ter sofrido violência praticada por um homem na vida; um terço admitiu ter sofrido alguma forma de violência física, 13% sexual e 27% psicológica. Maridos, ex-maridos, namorados e ex-namorados foram os principais agressores, variando de 88% dos autores de tapas e empurrões a 79% dos perpetradores de relações sexuais forçadas[17].

Esses dados mostram que a violência não pode ser deixada de lado quando se quer falar em elementos essenciais da determinação da qualidade de vida e saúde das mulheres e seu processo saúde-doença.

Em suma, pode-se afirmar que, na pós-modernidade, têm sido detectados vários processos destrutivos da vida das mulheres[18]:

- aumento na proporção de mulheres chefes de família sem os suportes jurídicos e salariais vigentes para os homens;

- agudização do processo de subvalorização do trabalho feminino (expansão do trabalho feminino de baixa qualificação; feminização e consequente desvalorização social de algumas profissões; falta de condições seguras de trabalho para as mulheres, que, mais que os homens, submetem-se a condições insalubres e deletérias ao seu processo saúde-doença como forma de complementação orçamentária familiar em tempos de crise; remuneração mais baixa que a dos homens pelas mesmas atividades etc.);
- agudização do peso da tripla carga de trabalho para possibilitar as condições de sobrevivência familiar (trabalho produtivo remunerado, trabalho doméstico de cuidado das crianças e dos trabalhadores, trabalho relativo à geração de novos sujeitos sociais sem a equidade da participação masculina). A isso se somam atividades político-participativas, dado o crescente número de mulheres que se inserem nos movimentos sociais e a importância desses movimentos no processo de transformação social;
- agudização da falta de bens de consumo e serviços, tanto gerais como específicos para dar suporte às atividades femininas.

Essa problemática tem se agravado porque cada vez mais se sabe que as mulheres se envolvem em relações de gênero violentas, em especial no espaço das relações de intimidade e na família, que repercutem de diferentes maneiras sobre o processo saúde-doença[19].

Toda essa situação de extrema iniquidade aponta perfis de saúde-doença nos quais as mulheres revelam tanto problemas relacionados aos agravos em si como resultantes da precarização da assistência. Ainda, pelo fato de a ciência priorizar a aproximação dos fenômenos de forma desvinculada do social em que se inserem, a abordagem da saúde da mulher tem sido focalizada apenas na dimensão biológica. Assim, os problemas de saúde das mulheres, sejam os específicos da biologia feminina sejam os demais, em grande parte podem ser prevenidos ou superáveis com o conhecimento construído, porém continuam matando ou incapacitando um grande contingente dessa população, sobretudo as mais desfavorecidas, ou seja, aquelas das classes ou grupos sociais de minoria de poder.

PROCESSO SAÚDE-DOENÇA COMO FENÔMENO SOCIAL E ASSISTÊNCIA À SAÚDE DA MULHER

Pelo exposto anteriormente, constata-se que a categoria gênero constitui ferramenta-chave para ampliar a compreensão do processo saúde-doença, especialmente das mulheres, pelo muito que lhes devem as iniquidades que permeiam a lógica androcêntrica da sociedade. Tal afirmação fica mais clara quando se volta o olhar para a realidade.

Num estudo realizado por Paiva, em 2000[20], com oito mulheres grávidas soropositivas e dois companheiros, constatou-se que a articulação entre gravidez e soropositividade para o HIV emergiu em três dimensões: (1) o processo de inclusão-exclusão social na saúde reprodutiva, (2) a vulnerabilidade feminina ao HIV-AIDS e (3) o processo de vivenciar a gravidez (representada socialmente como vida) e a soropositividade para o HIV (representada como morte). Os resultados revelaram que a subalternidade de gênero foi o determinante básico da vulnerabilidade à infecção pelo HIV. A vivência da gravidez reforçou a concepção idealizada de maternidade, muito mais valorizada que a soropositividade, chegando a superá-la pela ressignificação da doença, por suas consequências e pelo conhecimento da AIDS como uma das formas para seu enfrentamento. Ainda, a gravidez contribuiu para a aderência ao tratamento e para a adoção de medidas preventivas em relação ao agravamento das condições de saúde-doença e dos filhos em gestação.

O CASO DE FÁTIMA: DOR DA TRAIÇÃO

Fátima tem 29 anos, é branca, católica, ex-casada, vive com um companheiro há dois anos e nunca trabalhou fora. Teve dois filhos com o ex-marido e está gestante do companheiro atual. Está grávida depois de conhecer a soropositividade. É sintomática. Engravidou por rompimento da camisinha. Foi contaminada pelo marido, conforme relata à pesquisadora:

> *Nunca imaginei a possibilidade de estar com AIDS. Só fiquei sabendo quando meu marido adoeceu. Sempre pensava que era mulher de um homem só, que não corria risco. Burra, nunca me liguei no detalhe de que ele dava os pulos fora de casa. Ele negava, mas eu tinha certeza que ele vivia cheio de mulheres na rua. Uma vez tivemos a maior*

> *briga porque no pré-natal descobri que estava com sífilis, e ele não queria assumir que foi ele quem me contaminou. Só que entre a sífilis e a AIDS tem a maior distância.*

Quanto à proteção, considera que:

> *A camisinha é complicada porque as mulheres não pensam no risco que correm quando estão dormindo com seus companheiros e então não pensam em se prevenir desses riscos. Os homens não têm coragem de assumir que estão levando risco para suas mulheres, e, se por acaso elas tentam usar a camisinha, eles logo as convencem de que não é preciso, que não tem risco nenhum e não aceitam usá-la. E o pior é que a gente acaba se convencendo e aceitando...*

Como o processo saúde-doença de Fátima pode ser interpretado à luz da determinação social do processo saúde-doença e do gênero?

É importante recordar que, para a teoria da determinação social do processo saúde-doença, a um determinado padrão de qualidade de vida, que é dada pela inserção social dos indivíduos e grupos (inserção em classes ou grupos sociais, de gênero, geração e raça/etnia), corresponde um perfil de distribuição e manifestação da doença. No caso da AIDS, a doença hoje constitui um preço a ser debitado na conta do androcentrismo que permeia a sociedade.

Inicialmente, a doença era vinculada a grupos de risco, como homossexuais, prostitutas e outros de comportamento moral duvidoso. Atualmente, observam-se grandes mudanças nos perfis epidemiológicos que indicam que não há grupos de risco, mas comportamentos de risco, principalmente a descrença que coloca as pessoas em situação de vulnerabilidade (suscetibilidade individual e coletiva de exposição a riscos, condições ou danos, no processo de aquisição de uma determinada doença).

O Brasil tem acompanhado a tendência mundial de mudanças no perfil da epidemia, do seu início na década de 1980 até agora. Assim, tem-se que a incidência de contaminação pelo vírus da AIDS entre os jovens de 13 e 19 anos atinge principalmente homossexuais e mulheres. Nesta faixa etária, a prevalência de contaminação é feminina, com 60% dos casos. De 2000 a junho de 2009, foram registrados no Brasil 3.713 casos de AIDS em meninas, contra 2.448 em meninos. Entre os adolescentes, 39,2% dos casos entre os meninos foram resultado de relações homossexuais. Além disso, as estatísticas apontam para uma feminização da AIDS. Em 1986, eram 15 homens infectados para cada mulher, proporção que mudou para 15 homens para cada 10 mulheres, a partir de 2002. No acumulado desde 1982 até junho do ano passado, o Brasil registrou 11.786 casos de AIDS entre os jovens de 13 a 19 anos.

- Na exposição sexual, houve uma redução da participação masculina no total de casos. Em 1985, a proporção homem/mulher era de 27/1, enquanto em 1998 já se encontrava em 2/1. Os últimos dados indicam uma proporção de 1/1.
- O aumento da participação feminina, relativa e absoluta, ocorreu em decorrência do aumento da transmissão heterossexual, principalmente entre as monogâmicas. Por um lado, houve diminuição da participação dos transfundidos e hemofílicos (pelo controle maior da qualidade do sangue) e, por outro, aumento por uso de drogas, inclusive de mulheres de companheiros usuários de drogas (fato reforçado pelo aumento dos índices de drogadição).
- Constata-se aumento da transmissão vertical, da mãe para o filho, via placentária, pois o aumento de grávidas contaminadas levou à existência de mais conceptos contaminados.
- Houve interiorização da epidemia, com a incidência de novos casos deslocando-se dos grandes centros para o interior. Hoje, metade dos municípios brasileiros tem casos notificados de AIDS.
- O processo de pauperização é cada vez mais evidente, com o nível de escolaridade cada vez mais baixo dos contaminados. No caso das mulheres, 78% das notificações de novos casos se referem àquelas com baixa ou nenhuma escolaridade[21-23].

Transpondo-se do coletivo para o individual, a compreensão do que aconteceu com Fátima se dá principalmente pelas formas masculina e feminina extremamente diferenciadas de pensar e agir em relação ao amor, ao casamento e à fidelidade conjugal.

A sociedade androcêntrica (organizada sob formas de pensar e valores masculinos) imputa às mulheres e aos homens diferentes papéis sociais, entre eles os de esposa e esposo, levados pelo amor a se unirem pelos laços indissolúveis do matrimônio, que funciona como espaço significativo de realização afetivo-emocional. Tal espaço é respeitado diferentemente pela mulher e pelo homem no que tange à coerência entre o amor e a fidelidade (entendida como monoparceria sexual), com as mulheres seguindo mais que os homens essa norma de conduta. Assim, para o marido de Fátima era natural sair com outras mulheres, mesmo diante da possibilidade de contaminá-la com doenças sexualmente transmissíveis e AIDS, conforme ocorreu. Já para a mulher isso foi causa de imensa decepção, uma vez que agia com coerência, permanecendo fiel a ele, pelo fato de amá-lo. Esse amor, no entanto, foi a causa última da sua vulnerabilidade à AIDS, pois, mesmo depois de contaminada por sífilis, anteriormente à AIDS, continuou mantendo relações sexuais com o marido sem a devida proteção.

Segundo Paiva,

> o depoimento [de Fátima] está fortemente ancorado no amor como o grande condutor do seu relacionamento e como um opositor à sua predisposição para a prevenção, tornando-a mais vulnerável à infecção pelo HIV. Sua fala é carregada de emoção, de sentimento de traição, não só da traição extraconjugal que se desnudou com o diagnóstico do marido, mas da traição aos seus sentimentos, à afetividade e ao amor dedicado ao casamento que, até então, parecia estar funcionando como uma barreira que lhe garantia a imunidade[20].

O amor romântico – aquele acima de qualquer suspeita e idealizado, no qual, em geral, as mulheres acreditam – tem nas figuras de Romeu e Julieta, da tragédia de William Shakespeare, seu maior ícone. Trata-se do amor puro e capaz de sacralizar o humano, cuja realização não é possível fora da monoparceria sexual, uma vez que se sacraliza o próprio sexo. No entanto, justamente por realizar-se no mundo material e envolver seres históricos e socialmente constituídos, tal amor assume formas profanas (reais, terrenas), admitindo, portanto, ser vivido sem compromisso com a monoparceria sexual. Nesse caso, quase se pode afirmar que o amor sagrado e metafísico é aspiração feminina, enquanto o outro, profano, é uma forma masculina de amar. Como diferença, isso não significa necessariamente um problema, porém a desigualdade que resulta disso é extremamente perversa para as mulheres, pois as torna mais vulneráveis às doenças do sexo, conforme ocorreu com a feminização da epidemia da AIDS.

O amor romântico é como um traje que, por não ser eterno, dura por determinado período. E, em breve, sob a veste do ideal que é formado, que se esfacela, surge o corpo real da pessoa humana, em que o traje é vestido. O amor romântico, portanto, é um caminho de desilusão. Só não o é quando a desilusão, aceita desde o princípio, decide variar de ideal constantemente, tecer continuamente, nas oficinas da alma, novos trajes, com que permanentemente se renova o aspecto da criatura, por eles vestida[24].

Ainda há que se levar em conta que a lógica androcêntrica da sociedade valoriza desigualmente o corpo feminino e o masculino, desvalorização essa que repercute diretamente na assistência à saúde das mulheres. Mesmo diante da positividade para o HIV, o serviço de saúde responsável por esse diagnóstico não convocou a mulher para investigar uma possível contaminação. Ela só descobriu o fato depois que o marido morreu, quando já estava grávida de outro homem, no contexto de outro relacionamento. Além de falhar em relação à mulher, a precariedade dessa assistência também provocou a exposição ao risco de contaminação por HIV uma terceira pessoa que, inicialmente, nada tinha a ver com a história: o segundo companheiro de Fátima.

O que se deduz disso tudo é que há uma grande iniquidade de gênero por trás de um caso que, infelizmente, é menos raro do que se gostaria que fosse, pois pode ser o de muitas mulheres e no contexto de outras doenças sexualmente transmitidas. Para elas, como para Fátima, de um grande amor só acaba sobrando a dor de uma grande traição.

ASSISTÊNCIA À SAÚDE DA MULHER NA PERSPECTIVA DE GÊNERO

Qualquer forma de assistência de saúde subjaz a uma dada visão ou concepção de processo saúde-doença, detectáveis nas políticas de saúde vigentes. No Brasil, atualmente, uma visão aproximada da mais abrangente, por preocupar-se não só com a aparência, mas com a essência da problemática de saúde, pode ser verificada na concepção de saúde do Sistema Único de Saúde (SUS) cujos princípios são descritos a seguir[25].

EQUIDADE

Refere-se ao direito de todos os cidadãos e cidadãs, igualmente, ao benefício da assistência à saúde, sem que as diferenciações sociais possam constituir barreiras às diferentes formas de assistência, desde a mais simplificada às mais sofisticadas.

UNIVERSALIDADE

O SUS deve atender toda a população, seja ou não contribuinte da Previdência Social ou quaisquer outras formas de arrecadação de verba pública. O acesso ao sistema e a tudo que ele oferece deve ser encarado como direito do cidadão e um dever do Estado.

REGIONALIZAÇÃO E HIERARQUIZAÇÃO

É imprescindível que seja determinada uma área de abrangência de uma ou mais unidades de saúde que deverão, por sua vez, conhecer os perfis epidemiológicos da população para que sejam planejadas as intervenções sobre sua saúde, de acordo com a sua necessidade. A população residente numa mesma área (chamada de Distrito Sanitário) deve ter acesso a recursos de saúde de diferentes complexidades, desde unidades básicas de saúde até hospitais especializados, existentes ou não na região.

O que se quer dizer com isso é que, para o planejamento em saúde, torna-se necessário conhecer os processos de produção e reprodução social, antes de planejar as intervenções, pois a assistência e todas as demais ações a ela relacionadas (p. ex., formação de recursos humanos) devem estar, de maneira igual, calcadas na realidade. Torna-se imprescindível saber de que adoece e morre aquela determinada população, bem como suas formas de trabalhar e viver, considerados os determinantes básicos dos processos mórbidos.

INTEGRALIDADE

A fim de nortear a atenção à saúde dos grupos sociais, o Sistema Único de Saúde (SUS) pressupõe o "marco conceptual da saúde integral". Apesar de o SUS tender para a teoria da multicausalidade citada anteriormente, e portanto estar sujeito às críticas inerentes a ela, ele contém aspectos fundamentais cuja releitura, com base numa concepção mais avançada (incorporando princípios da teoria da determinação social do processo saúde-doença), pode orientar a intervenção para obter melhores níveis de saúde desses grupos sociais, conforme segue[26]:

- A integralidade do conceito de saúde integral compreende a saúde individual como uma inter e intra-articulação das dimensões biológica, psicológica e social, reconhecendo o peso diferenciado do social e atuando diretamente sobre a conformação do biológico, do psicológico e mesmo do espiritual.
- A incorporação do conceito de contextos deve ser vista como a articulação entre as diferentes dimensões da realidade, determinando os perfis de saúde-doença dos sujeitos sociais, quais sejam:
  ⇒ estrutural se refere ao nível da estrutura social, em que têm especial influência as políticas sociais que regulamentam a forma como a sociedade se organiza para a produção da vida social. No caso da América Latina, organizada sob o modo de produção capitalista periférico e dependente, o valor do sujeito social relaciona-se ao valor da produtividade do seu trabalho, portanto de força de trabalho. Há que se buscar a transcendência desse valor a fim de incorporar o direito de cidadania, visualizando o sujeito social como potencialmente transformador da sua vida e do seu país;
  ⇒ particular ou do grupo social ao qual pertence; nesse caso, especificamente relacionado à qualidade e aos modos de vida e saúde dos grupos sociais (constituídos por meio de classes sociais, gênero, raça/etnia, gerações) aos quais pertencem os sujeitos sociais e suas famílias;
  ⇒ singular ou individual refere-se aos modos específicos de adoecer e morrer das pessoas ou grupos menores e mais próximos (p. ex., famílias), diretamente relacionados ao seu potencial genético e à forma de vida e de trabalho[27].
- Os enfoques integradores no planejamento de programas de saúde integral devem estabelecer os grupos sociais prioritá-

rios para a atenção por meio da seleção criteriosa, levando-se em conta a qualidade de vida determinada pela forma de inserção social de tais grupos que lhes determinam especificidades em relação aos seus perfis de saúde-doença no que se refere a riscos e potencialidades em relação às probabilidades de adoecer e morrer.

- As famílias e os grupos da coletividade aos quais pertencem as mulheres detêm uma posição fundamental no que se refere aos riscos e às potencialidades explicitados anteriormente, pelo fato de serem *locus* privilegiados de socialização. Portanto, à semelhança dos sujeitos sociais individuais, devem merecer especial atenção no que concerne às ações de saúde.
- A incorporação do conceito de prevenção nos diferentes níveis (primário, secundário e terciário) deve ser para prevenir o agravamento da situação de saúde, seja qual for o estágio em que se inicia a intervenção.
- A integralidade da estruturação da atenção à saúde refere-se ao enfrentamento da problemática de saúde e do diagnóstico à implementação e à avaliação da intervenção baseado nas informações que comporão os perfis epidemiológicos mencionados anteriormente. A estruturação da intervenção em saúde, em linhas gerais, deve ser multiprofissional e multidisciplinar, ou seja, exercida por diferentes trabalhadores de saúde; participativa (com participação dos diferentes segmentos da coletividade); dinâmica no sentido de busca ativa dos sujeitos sociais na coletividade e da não esperança que acorram ao sistema de saúde; suficiente no que se refere a recursos humanos e materiais (adequados em quantidade e qualidade) para o enfrentamento da problemática detectada; regionalizada e hierarquizada (de acordo com os já citados princípios do SUS).
- A releitura dos desafios que são apresentados atualmente para o enfrentamento da problemática de saúde consiste na redução das desigualdades das condições de vida e saúde dos grupos sociais, na ênfase primordial na prevenção de problemas e no fortalecimento dos mecanismos para uma progressiva satisfação das necessidades sociais dos grupos.

- As estratégias para a consecução de tais desafios são: reforço da participação da coletividade na atenção à saúde, qualificação dos recursos humanos para a atenção integral à saúde, consecução dos recursos materiais suficientes para a intervenção em saúde, coordenação das políticas e ações inter e intrassetoriais para somar esforços, não desperdício de recursos e aplicação dos conceitos norteadores explicitados[26].

Os princípios do SUS vieram reforçar o Programa de Assistência Integral à Saúde da Mulher (PAISM), formulado e conquistado pelo movimento de mulheres no ano de 1983, tido como o primeiro a considerar a situação social das mulheres como determinante do seu processo saúde-doença e a propor uma atenção diferenciada dos programas anteriores, cujo foco estava na capacidade reprodutiva das mulheres e não nela como sujeito social. Na verdade, buscava superar a perspectiva materno-infantil hegemônica na atenção à saúde[28].

Dela para cá várias têm sido as tentativas de incremento ao programa e recentemente, em 2009, "o Ministério da Saúde, considerando a saúde da mulher como uma prioridade do governo, elaborou o documento Política Nacional de Atenção Integral à Saúde da Mulher – Princípios e Diretrizes", em parceria com diversos setores da sociedade, em especial com o movimento de mulheres, o movimento negro e o de trabalhadoras rurais, sociedades científicas, pesquisadores e estudiosos da área, organizações não governamentais, gestores do SUS e agências de cooperação internacional e considera todas as reivindicações incluídas nos Planos Nacionais de Políticas para as Mulheres da Secretaria Especial de Políticas para as Mulheres da Presidência da República. A Política Nacional de Atenção Integral à Saúde da Mulher reflete o compromisso com a implementação de ações de saúde que contribuam para a garantia dos direitos humanos das mulheres e reduzam a morbimortalidade por causas que podem ser prevenidas e evitadas. O documento incorpora, num enfoque de gênero, a integralidade e a promoção da saúde como princípios norteadores e busca consolidar os avanços no campo dos direitos sexuais e reprodutivos, com ênfase na melhoria da atenção obstétrica, no planejamento familiar, na atenção ao abortamento inseguro e no combate à violência doméstica e sexual. Agrega também a prevenção e o tratamento das doenças sexualmente transmissíveis e o apoio tecnológico e de insumos para mulheres vivendo com HIV/AIDS e para as portadoras de doenças crônicas não transmissíveis e de câncer ginecológico e do pulmão. Além disso, amplia as ações em seus planos de ação para grupos historicamente alijados das políticas públicas, nas suas especificidades e necessidades, entre elas as mulheres lésbicas, bissexuais, no climatério, do campo e da floresta, índias, negras quilombolas, que vivenciam a transexualidade, em situação de prisão, portadoras de deficiência, em situação de rua e ciganas. A Política Nacional de Atenção Integral à Saúde da Mulher considera a diversidade dos municípios, dos Estados e do Distrito Federal, que apresentam diferentes níveis de desenvolvimento e de organização dos seus sistemas locais de saúde e tipos de gestão. É, acima de tudo, uma proposta de construção conjunta e de respeito à autonomia dos diversos parceiros – entes fundamentais para a concretização das políticas – enfatizando a importância do empoderamento das usuárias do SUS e sua participação nas instâncias de controle social[29].

A busca da emancipação sob a perspectiva de gênero passa pela possibilidade de implementação dos princípios centrais da reforma sanitária e das diretrizes do SUS, que são, respectivamente, a universalidade com equidade e a integralidade, assim como a descentralização e a participação social. Mesmo sem perder de vista que problemas específicos merecem enfrentamentos específicos, em um sentido mais amplo, as políticas não devem ser voltadas unicamente para as mulheres, mas para a emancipação de gênero. A adoção da perspectiva de gênero viria contribuir para repensar e repolitizar o conceito de saúde, essencial para retomar, na sua amplitude e radicalidade, os princípios da reforma sanitária.

A PRÁTICA GENERIFICADA NA SAÚDE DA MULHER

As práticas sociais da área da saúde podem reiterar as condições de dominação ou agir para transformá-las. No caso da saúde da mulher, para que a intervenção em saúde seja efetivamente transformadora, é fundamental adotar os procedimentos expostos a seguir:

- partir do pressuposto de que na sociedade existe uma prática de desigualdade e não do suposto ideal de que a sociedade é igualitária. Daí decorre que as práticas sociais da saúde têm sido muito mais reiteradoras que transformadoras das condições sociais vigentes, por não levarem em conta essa dimensão;
- assumir a politicidade intrínseca da prática em saúde, abrindo mão da suposta noção de neutralidade científica. No caso das mulheres trabalhadoras da saúde, isso significa levar em conta ou mesmo assumir a luta das mulheres, e nela engajar-se, pela transformação da sua condição de subalternidade social, e não permanecer alheio a ela como se não fosse parte do contingente feminino, igualmente subordinado à condição de superioridade masculina;
- assumir que essa politicidade somente será transformadora se for garantida a participação das mulheres em todas as fases do processo de intervenção, para garantir efetivamente a obtenção dos benefícios diferenciados por sexo/gênero;
- possibilitar o estabelecimento de sistemas de comunicação direta com as mulheres que sejam capazes de identificar realidades que escapam àqueles que emitem a fala autorizada. Tal comunicação deve ser buscada pela identificação de grupos organizados na coletividade e não se reportar somente àquela estabelecida com a clientela que acorre às instituições de saúde;
- transformar efetivamente os conteúdos e métodos de qualificação da força de trabalho desde o ensino até os programas de capacitação/qualificação de pessoal, incluindo nestes reflexões sobre as especificidades do trabalho de cada categoria funcional, especialmente as predominantemente femininas, como no caso da enfermagem, do serviço social ou de algumas especialidades da medicina;
- produzir conhecimentos que abdiquem de sua conotação predominantemente biologicista, androcêntrica, branca e adulta,

em favor de estudos/pesquisas que levem em conta a diferenciação social como determinante dos fenômenos estudados;
- transformar o cotidiano da vida de cada trabalhadora de saúde a fim de construir uma sociedade mais justa e igualitária, em que ser mulher signifique viver com dignidade e justiça.

PONTOS A REVISAR

- A maneira como são vistos e interpretados os fenômenos sociais (entre eles o processo saúde-doença) depende da visão de mundo que é adotada.
- As teorias interpretativas do processo saúde-doença surgiram na história da humanidade concomitantemente às transformações ocorridas na forma de organização social.
- A teoria da unicausalidade explica a doença como resultante de uma causa diretamente a ela relacionada.
- A teoria da multicausalidade entende que a doença surge pela ação de múltiplos fatores, relacionados ao sujeito, ao meio ambiente e ao agente causador.
- A teoria da determinação social do processo saúde-doença entende que os perfis de saúde-doença dos grupos sociais decorrem da inserção desses grupos na sociedade.
- O processo saúde-doença determinado socialmente decorre da inserção do indivíduo ou grupo basicamente em uma dada classe social, num determinado gênero, numa geração e numa raça/etnia, além de outros aspectos.
- Gênero é uma construção histórica e refere-se ao sexo social. Por isso, é capaz de explicar os fenômenos sociais (entre eles, o processo saúde-doença) com base nos processos sociais de construção da feminilidade e da masculinidade.
- O processo saúde-doença das mulheres decorre da sua inserção em classes sociais e dos processos de desgaste característicos das mulheres numa dada sociedade e numa dada época.
- As mulheres ocupam uma posição social subalterna à dos homens na sociedade, e isso pode ser verificado por sua situação de iniquidade no trabalho e nos rendimentos, na escola-

rização, na propriedade e no acesso a bens e serviços, bem como no exercício de seus direitos.

- A assistência à saúde da mulher deve ser pautada nos princípios do Sistema Único de Saúde (SUS), considerando-se as especificidades propostas pelo PAISM; deve ter como objetivo assistir as mulheres no que tange à sua saúde e contribuir para a emancipação de gênero.
- A prática generificada em saúde pressupõe a incorporação de medidas para transformar a situação social das mulheres.

ATIVIDADES SUGERIDAS

- Entreviste mulheres para conhecer suas vivências na família, no trabalho e em outros espaços sociais. Procure saber delas quais são os pontos positivos e os negativos de suas vivências e tente vinculá-los ao seu processo saúde-doença. Você considera que há ligação entre esses aspectos? Por quê?
- Leia matérias ou reportagens em jornais e revistas sobre a violência contra as mulheres e procure relacioná-los com os processos de desgaste sofridos durante a vida das protagonistas desses casos.
- Faça uma visita a uma Unidade Básica de Saúde e procure saber as características das mulheres atendidas e quais são os casos de doença que mais aparecem. Tente explicá-los com base na situação social das mulheres.

PROPOSTAS PARA ESTUDO

- Explique a teoria da determinação social do processo saúde-doença e sua vinculação com o conceito de gênero.
- Interprete a seguinte frase de autoria de Simone de Beauvoir, socióloga francesa: "Não se nasce mulher, torna-se mulher".
- O que você entende por processos destrutivos da vida e da saúde das mulheres? Identifique pelo menos três deles no mundo atual, nas sociedades capitalistas.

- Quais são os princípios que regem o Sistema Único de Saúde e como eles se relacionam com a assistência à saúde das mulheres?
- Quais são as características de uma prática generificada de saúde?

Exercícios de pensamento crítico

1. Maria Rita tem 23 anos, é de uma cidade do interior e está na metade do último semestre de uma faculdade de serviço social, na capital. O curso é bastante puxado e as aulas são presenciais, com frequência controlada. Maria Rita ficou grávida do namorado, que a abandonou ao saber da gravidez e porque ela se recusou a fazer aborto, conforme ele havia sugerido. Está na sexta semana de gestação e, há uma semana, vem sentindo cólicas e apresentando discreto sangramento. Procurou um obstetra do convênio de saúde que, depois de examiná-la, medicou-a com antiespasmódico e recomendou repouso no leito, pelo menos até o fim do sangramento. Ao saber da gravidez e das intercorrências, sua mãe ficou muito preocupada e lhe garantiu todo apoio, desde que voltasse para casa, pois ela não pode deslocar-se para a capital para ficar com a filha. A mãe de Maria Rita tem outros dois filhos menores e é separada. Trabalha como secretária de uma grande empresa e é responsável pela manutenção da família, pois o ex-marido não paga regularmente a pensão alimentícia dos filhos, por ter outra família e estar subempregado. Como você explica o processo saúde-doença de Maria Rita à luz de gênero (incluindo não só a gravidez e os agravos, mas todas as condições de assistência e suas respectivas consequências)? Explique também a situação social da mãe de Maria Rita, segundo a mesma base conceitual.
2. Paula tem 23 anos, é casada com Daniel, de 31 anos, e está grávida de dois meses. Quando foi fazer os exames do pré-natal descobriu que é HIV positivo. Ficou muito surpresa e impressionada, pois ela e o marido namoram

desde que eram adolescentes e ele foi seu único parceiro sexual. Quando conversou com o marido a respeito, ele lhe disse que também é e já sabia disso há mais ou menos um ano. Acha que foi contaminado porque costumava sair com outras mulheres, mesmo depois de casado. Justifica não ter falado nada à esposa por medo de perdê-la e pelo fato de que não saberia viver sem ela. Como está fazendo uso do coquetel, achava que ela não iria ter problema. Explique a situação do processo saúde-doença de Paula e Daniel à luz de gênero, bem como a atitude e o comportamento de Daniel em relação à esposa.

3. Gerson tem 50 anos, não concluiu o ensino médio e é microempresário. Pesa 105 kg e mede 1,70 m. Não faz atividade física regular, limitando-se a jogar futebol no clube, de vez em quando. Durante a semana, todas as noites, bebe de três a quatro garrafas de cerveja, quantidade esta que é muito maior nos finais de semana, quando ele e a esposa costumam sair com um grupo de amigos. Gostam de festas e viajam bastante, a turismo. Ultimamente, vinha se queixando de palpitações, dores de cabeça, tontura, muita sede e vontade de urinar a toda hora. Por sugestão da esposa, foi procurar um clínico geral que também é seu amigo. Durante a consulta, falou desses problemas e o médico o encaminhou para exames laboratoriais de sangue e urina, além de pedir um rol completo de testes para averiguação da parte cardíaca. A consulta durou quase uma hora, e, no final, já na porta para ir embora, Gerson virou-se para o médico e disse: "Tem mais um probleminha: ando meio frouxo da parte sexual... você entende... não tem funcionado lá essas coisas. A Marina não tem reclamado, mas, do jeito que vai, vou acabar sendo trocado por dois de 25...". Descreva o processo saúde-doença de Gerson à luz de gênero, destacando quais as razões para ele se expressar dessa maneira a respeito da sexualidade.
4. Josefa tem 68 anos, é pensionista do INSS e vive com Tereza, sua filha de 45 anos, que é solteira e trabalha como

auxiliar de escritório. Josefa tem dificuldade de locomoção e sente muitas dores nas pernas quando caminha por causa das varizes. Enquanto a filha trabalha, fica em casa e faz todo o trabalho doméstico, apesar das dificuldades. Acha que é sua obrigação, pois, além de ser mãe, depende da filha para viver. Tereza, por sua vez, nas horas vagas, aproveita para divertir-se com as amigas, pois acha que leva uma vida muito estressante. Explique o processo saúde-doença de Josefa à luz de gênero e quais seriam as alternativas de assistência à saúde generificada possíveis para ela.

5. Carolina tem 13 anos, 1,75 m, 53 kg e quer ser modelo. Passa muito tempo na frente do espelho e só fala nisso, especialmente com as amigas. Recentemente, convenceu a mãe a levá-la a uma agência de publicidade para fazer um teste. Na agência, disseram-lhe que para ser modelo é necessário frequentar um curso específico, mas primeiro precisa emagrecer pelo menos 8 kg. A partir desse dia, resolveu alimentar-se somente com verduras e uma fruta por dia. Recusa-se a comer carne, tomar leite e derivados, assim como a ingerir qualquer tipo de alimento que contenha carboidrato. Está emagrecendo rapidamente, porém está muito pálida, tem apresentado tonturas e dores de cabeça. A mãe não sabe o que fazer, gostaria que a filha fosse modelo, mas sem que isso prejudicasse a sua saúde. Explique o processo saúde-doença de Carolina à luz de gênero.

Referências bibliográficas

1. Fonseca RMGS da, Egry EY, Bertolozzi MR. O materialismo histórico e dialético como teoria da cognição e método para a compreensão do processo saúde-doença. In: Egry EY, Cubas MR. O trabalho da enfermagem em saúde coletiva no cenário CIPESC – Guia para pesquisadores. Curitiba: Associação Brasileira de Enfermagem – Seção Paraná; 2006.
2. Fonseca RMGS, Egry EY. Epidemiologia social. In: Garcia TR, Egry EY (orgs.). Integralidade da atenção no SUS e sistematização da assistência de enfermagem. Porto Alegre: Artmed; 2010.

3. Breilh J, Granda E. Investigação da saúde na sociedade: guia pedagógico sobre um novo enfoque do método epidemiológico. São Paulo: Abrasco, Hucitec; 1990.
4. Minayo MCS. O desafio do conhecimento: pesquisa qualitativa em saúde. São Paulo: Hucitec; 2004.
5. Fonseca RMGS. Gênero como categoria para a compreensão e a intervenção no processo saúde-doença. PROENF – Programa de atualização em Enfermagem na saúde do adulto, v. 3. Porto Alegre: Artmed/Panamericana; 2008. p. 9-39.
6. Marchant J. Apresentação. In: Loi I. A mulher. São Paulo: Jabuti; 1988.
7. Castro MG. A dinâmica entre classe e gênero na América Latina: apontamentos para uma teoria regional sobre gênero. In: Instituto Brasileiro de Administração Municipal. Mulher e políticas públicas. Rio de Janeiro: Ibam, Unicef; 1991. p. 39-69.
8. Castro MG. Alquimia de categorias sociais na produção dos sujeitos políticos. Estudos Feministas 1992;(92):57-73.
9. Stolcke V. Estará o sexo para gênero assim como a raça está para etnia? In: I Conferencia da Associação Europeia de Antropólogos Sociais. Coimbra; 1990.
10. Fonseca RMGS. Da saúde pública à saúde coletiva, da saúde materna à saúde da mulher. In: Congreso Latinoamericano de Medicina Social, 7. Relatoría de la Oficina de Trabajo Género y Salud Colectiva. Buenos Aires: Asociación Latinoamericana de Medicina Social/ El Centro Internacional de Investigaciones para el Desarrollo; 1997. p. 9-11.
11. Instituto Brasileiro de Geografia e Estatística (IBGE). Pesquisa nacional por amostra de domicílios. Síntese dos Indicadores Sociais; 2010. Disponível em: http://www.ibge.gov.br/home/estatistica/populacao/trabalhoerendimento/pnad2010/sintesepnad2010.pdf.
12. Pereira H. Um olhar de gênero sobre a PNAD 2010. Programa Interagencial de Promoção da igualdade de Gênero, Raça e Etnia. Disponível em: http://www.generoracaetnia.org.br/pt/noticias/item/303-um-olhar-de-gênero-na-pnad/2009.html. Acesso em 27/09/2010.
13. Schteingart M. Pobreza y alternativas de equidad social. IDRC/ CDRI: CIID-Montevideo: Conferencias. Montevideo; 2000. Disponível em: http://www.idrc.ca/lacro/docs/conferencias/schteingart.html.
14. Waiselfisz JJ. Mapa da violência 2011. Os jovens do Brasil. Brasília: Instituto Sangari, Ministério da Justiça, 2011. Disponível em http://www.mapadaviolencia.org.br.
15. Gambini R. A falta de identidade que nos faz sofrer. Rev RADIS – Comunicação em saúde 2004;(21):10.

16. Organização Mundial da Saúde (OMS). Relatório mundial sobre violência e saúde. Brasília: OMS/OPAS; 2010.

17. Schraiber LB, D'Oliveira AFPL, França-Júnior I, Diniz S, Portella AP, Ludermir AB, et al. Prevalência da violência contra a mulher por parceiro íntimo em regiões do Brasil. Rev Saúde Pública 2007;41(5):797-807.

18. Suaréz M. Sexo/gênero na epidemiologia. Apresentado à Oficina de Trabalho "Gênero e Saúde: estado atual da produção do conhecimento epidemiológico, lacunas e desafios". In: III Congresso Brasileiro, II Congresso Ibero-Americano, I Congresso Latino-Americano de Epidemiologia. Salvador; 1995.

19. Guedes RN, Fonseca RMGS, Silva ATMC. Violência de gênero e o processo saúde-doença das mulheres. Escola Ana Nery Rev Enferm 2009;13(2):132-40.

20. Paiva MS Vivenciando a gravidez e experenciando a soropositividade para o HIV. [Tese de doutorado.] São Paulo: Escola de Enfermagem da Universidade de São Paulo; 2000.

21. Brasil. Ministério da Saúde. Secretaria de Atenção à Saúde. Departamento de Ações Programáticas Estratégicas. Política Nacional de Atenção Integral à Saúde da Mulher: princípios e diretrizes/Ministério da Saúde, Secretaria de Atenção à Saúde, Departamento de Ações Programáticas Estratégicas. Brasília: Editora do Ministério da Saúde; 2009.

22. Nações Unidas. Programa Conjunto das Nações Unidas sobre HIV/AIDS. Relatório global da epidemia no mundo (dados do Brasil). Brasília: Ministério da Saúde; 2010.

23. Brasil. Ministério da Saúde. Plano Integrado de enfrentamento da feminização da epidemia de AIDS e outras DST. Brasília: Ministério da Saúde; 2007.

24. Pessoa F. O livro do desassossego de Bernardo Soares (um guarda-livros da cidade de Lisboa). São Paulo: Ática; 1982.

25. Brasil. Lei n. 8.080, de 19 de setembro de 1990. Brasília: Congresso Nacional; 1990.

26. Organização Pan-Americana da Saúde (OPAS). O conceito de saúde integral na saúde de crianças e adolescentes. Washington; 1995.

27. Breilh J. Epidemiologia crítica. Rio de Janeiro: Fiocruz; 2006.

28. Brasil. Ministério da Saúde. Assistência integral à saúde da mulher: bases de ação programática. Brasília: Centro de Documentação, Ministério da Saúde; 1984.

29. Ministério da Saúde. Secretaria de Atenção à Saúde. Departamento de Ações Programáticas Estratégicas. Política Nacional de Atenção Integral à Saúde da Mulher: princípios e diretrizes. Ministério da Saúde, Secretaria de Atenção à Saúde, Departamento de Ações Programáticas Estratégicas. Brasília: Editora do Ministério da Saúde; 2009.

3

DIREITOS SEXUAIS E REPRODUTIVOS DA MULHER

MÁRCIA BARBIERI

"Todos os seres humanos nascem livres
e iguais em dignidade e direitos"
(Declaração Universal dos Direitos Humanos, art.1°)

PONTOS A APRENDER

1. Os conceitos de saúde, saúde reprodutiva e direitos reprodutivos.
2. A importância das Conferências Internacionais do Cairo, de Pequim e do Milênio, na conquista dos direitos sexuais e reprodutivos.
3. As principais recomendações internacionais para a garantia dos direitos sexuais e reprodutivos.
4. Os principais desafios referentes à saúde sexual e reprodutiva das mulheres no Brasil.

PALAVRAS-CHAVE

Direitos humanos, direitos reprodutivos, direitos sexuais, saúde, saúde da mulher, saúde sexual, saúde reprodutiva, planejamento familiar, sexualidade.

ESTRUTURA DOS TÓPICOS

Introdução. Direitos sexuais e reprodutivos: evolução dos conceitos. Direitos sexuais e reprodutivos das mulheres a partir da Conferência do Cairo. Conferência do Milênio. Desafios da saúde sexual e reprodutiva da mulher no Brasil. Pontos a revisar. Atividades sugeridas. Propostas para estudo. Exercícios de pensamento crítico. Referências bibliográficas.

INTRODUÇÃO

A partir da Declaração Universal dos Direitos Humanos, adotada em 1948, a comunidade internacional, por meio da Organização das Nações Unidas (ONU), vem firmando uma série de convenções internacionais nas quais são estabelecidos estatatutos comuns de cooperação mutual e mecanismos de controle que garantam um elenco de direitos considerados básicos à vida digna, os chamados direitos humanos.

Os direitos à vida, à alimentação, à saúde, à moradia, à educação, ao feto, aos direitos sexuais e aos direitos reprodutivos são considerados direitos humanos fundamentais. Respeitá-los é promover a vida em sociedade, sem discriminação de classe social, cultura, religião, raça, etnia e orientação sexual. Para que exista igualdade de direitos, é preciso respeito às diferenças. Para o pleno exercício da cidadania, é necessária a garantia do conjunto dos direitos humanos.

Nesse contexto, a constituição brasileira insere a saúde como um dos direitos fundamentais e consolida-se como um dever do Estado, que deve garantir o acesso aos serviços de saúde às mulheres, assegurando a equidade, a igualdade e a integralidade das ações, com base nas políticas públicas sociais e econômicas[1].

Os direitos reprodutivos, que abrangem certos direitos humanos já reconhecidos nacional e internacionalmente, são essenciais para que os indivíduos exerçam seus direitos à saúde. Incluem o direito de todos exercerem controle sobre seu próprio corpo e o de viverem relações sexuais consensuais, livres de violência e de coerção, e o direito a serviços integrais e de boa qualidade, que assegurem privacidade, informação completa, livre escolha, confidencialidade e respeito.

DIREITOS SEXUAIS E REPRODUTIVOS: EVOLUÇÃO DOS CONCEITOS

VISÃO MUNDIAL

A Organização Mundial da Saúde, em 1948, definiu o conceito clássico de saúde como um "estado de completo bem-estar físico, mental e social e não meramente a ausência de doença ou enfermidade", voltado para um modelo predominantemente biomédico.

No decorrer de alguns anos, como resultado de muitas discussões, o mesmo órgão reconheceu a importante ligação entre o indivíduo e seu meio ambiente, quando afirmou que saúde é um recurso para a vida diária e não o objetivo de viver, definindo-a como "a habilidade de identificar e realizar aspirações, satisfazer necessidades e de mudar ou interagir com o meio ambiente[2]".

Nessa perspectiva, o entendimento que se deve ter sobre o tema foi ampliado, uma vez que saúde não é somente uma responsabilidade do setor saúde, mas de todos os setores e todas as instituições que podem influenciar o bem-estar dos indivíduos e das comunidades. Assim como ocorreu com a definição de saúde, marcante evolução tem acontecido no cenário mundial, especialmente nas últimas duas décadas, no que se refere aos conceitos de saúde sexual e reprodutiva e saúde da mulher.

Ao longo do tempo, na tentativa de melhor definir e oferecer importantes contribuições, os profissionais de saúde com base em suas experiências da prática profissional e o movimento organizado de mulheres e cientistas sociais tiveram papel relevante na elaboração de conceitos.

Em 1994, durante a Conferência Internacional sobre População e Desenvolvimento (CIPD), realizada no Cairo, Egito, representantes de 179 países, entre eles o Brasil, participaram das negociações para elaboração de um plano de ação sobre população e desenvolvimento para os próximos vinte anos. Pela primeira vez, um acordo internacional sobre população outorgou um papel primordial à saúde e aos direitos sexuais reprodutivos, chamando a atenção da comunidade internacional ao chegar a um consenso sobre a definição de saúde reprodutiva e de direitos reprodutivos[3].

Em 1995, a IV Conferência Mundial sobre a Mulher, realizada em Pequim na China, considerada a maior conferência das Nações Unidas até então, reforçou o plano de ação traçado no Cairo e enfatizou ainda mais o enfoque de igualdade de gênero, reafirmando os avanços conquistados no campo dos direitos sexuais, reprodutivos e humanos[4].

Nesse sentido, surgiram as seguintes definições:

- saúde reprodutiva – é um estado de completo bem-estar físico, mental e social e não mera ausência de enfermidade ou doença, em todos os aspectos relacionados ao sistema reprodutivo e às suas funções e processos. Consequentemente, a saúde reprodutiva implica capacidade de desfrutar de uma vida sexual satisfatória e sem riscos, de procriar, bem como implica liberdade para escolher entre fazê-lo ou não, no período e na frequência desejados[3].

- direitos sexuais da mulher – os direitos humanos da mulher incluem o seu direito de ter o controle e decidir livremente e responsavelmente sobre problemas relacionados com sua sexualidade, incluindo a saúde sexual e reprodutiva, livre de coerção, discriminação e violência. Relações de igualdade entre homens e mulheres, no tocante a relações sexuais e reprodução humana, incluindo respeito total pela integridade do indivíduo, requerem respeito mútuo, consentimento e responsabilidade de ambos pelo comportamento sexual e suas consequências[3].

Cinco anos após a Conferência do Cairo, houve a tendência internacional que apontou para uma discussão maior sobre a saúde sexual e reprodutiva de homens e mulheres. Nesse contexto, a saúde sexual foi incluída como parte da definição de saúde reprodutiva, surgindo a expressão mais ampla "saúde sexual e reprodutiva". Dessa forma, o Family Care International, em colaboração com outros órgãos, definiu:

> Saúde sexual é parte da saúde reprodutiva que inclui: desenvolvimento sexual saudável, relacionamentos responsáveis e equitativos com prazer sexual, e a ausência de enfermidades, doença, deficiência, violência e outras práticas de risco relacionadas com a sexualidade[5].

Por sua vez, um grupo internacional formado por mulheres que atuam no campo da saúde, o Health, Empowerment, Rights and Accountability (Hera) – Saúde, Empoderamento, Direitos e Responsabilidade –, desenvolvendo trabalhos de escopo mundial para garantir a implementação dos acordos estabelecidos na CIPD e na IV Conferência Mundial sobre a Mulher, elaborou uma definição ainda mais ampla:

A saúde sexual é a habilidade de mulheres e homens para desfrutar e expressar sua sexualidade, sem riscos de doenças sexualmente transmissíveis, gestações não desejadas, coerção, violência e discriminação. A saúde sexual possibilita experimentar uma vida sexual informada, agradável e segura, baseada na autoestima, que implica uma abordagem positiva da sexualidade humana e o respeito mútuo nas relações sexuais. A saúde sexual valoriza a vida, as relações pessoais e a expressão da identidade própria da pessoa. Ela é enriquecedora, inclui o prazer e estimula a determinação pessoal, a comunicação e as relações[6].

A partir de todo movimento em prol dos direitos, da saúde reprodutiva e da sáude sexual, encontram-se os direitos reprodutivos, que constituem o direito de:

- todos os casais e indivíduos de decidirem livre e responsavelmente o número de filhos e o intervalo entre eles, e de disporem de informação, educação e dos meios para tal;
- alcançar o nível mais elevado de saúde sexual e reprodutiva;
- tomar decisões referentes à sexualidade e a reprodução livre de discriminação, coerções e violência[3].

Cabe ressaltar que os programas e as plataformas de ação propostos nessas conferências enfatizaram a necessidade de promover o efetivo envolvimento dos homens, adultos e adolescentes, estimulando-os à corresponsabilidade nas questões referentes à saúde sexual e reprodutiva.

Na Conferência do Cairo, a construção da equidade entre homens e mulheres foi colocada como um requisito essencial para a conquista de melhores condições de saúde e qualidade de vida.

VISÃO BRASILEIRA

Numa perspectiva histórica, a trajetória que legitimou no Brasil as terminologias de saúde da mulher e de seus direitos data da década de 1980, com os movimentos sociais brasileiros. Entretanto, na década de 1990, em decorrência da inserção e da participação do Brasil nos debates e nas conferências internacionais, essa terminologia foi sendo gradativamente substituída por "saúde reprodutiva". Vale ressaltar que, ao apresentar a evolução dos conceitos de saúde da mulher, saúde sexual e saúde reprodutiva, não se pode deixar de mencionar o Programa de Assistência Integral à Saúde da Mulher (PAISM), do Ministério da Saúde, criado em 1983.

A criação do PAISM representou um marco histórico, sendo importante lembrar que o conceito foi elaborado ao longo de muitos anos com base na experiência de vários programas verticais desenvolvidos por instituições no Brasil desde a década de 1960, como Controle do Câncer de Colo do Útero e de Mama, Planejamento Familiar, Prevenção da Gravidez de Alto-Risco, entre outros[2].

Como nos moldes internacionais, no Brasil, os cientistas sociais e o movimento de mulheres também tiveram importante papel no desenvolvimento e na elaboração de programas, especialmente do PAISM.

Ao analisar a história do PAISM, Osis[7] refere ter sido este o pioneiro, até mesmo no cenário mundial, ao propor atendimento da saúde reprodutiva das mulheres no âmbito da atenção integral e não mais por ações isoladas de planejamento familiar. Apesar de a expressão saúde reprodutiva não estar explícita no programa, a autora refere que, ao ter sua denominação como saúde integral, inclui plenamente a definição da saúde reprodutiva adotada pela OMS em 1988, ampliada e consolidada no Cairo em 1994, e em Pequim em 1995. Chama atenção o fato de que, ao ser discutido o conceito de saúde reprodutiva em âmbito internacional, este já se encontrava em andamento no Brasil.

A pretensão desse programa, considerado avançado, era oferecer à mulher em todo o seu ciclo vital, da adolescência à pós-menopausa, aspectos preventivos e curativos de sua saúde, no que se refere a câncer, atenção ginecológica, planejamento familiar, climatério, tratamento da infertilidade, atenção ao pré-natal, ao parto e ao pós-parto, diagnóstico e tratamento das doenças sexualmente transmissíveis (DSTs), bem como das doenças ocupacionais e mentais[8].

Vale lembrar que, conceitualmente, a proposta era merecedora de louvor, no entanto, houve um distanciamento entre seu conceito e a prática, provavelmente por fatores políticos, econômicos, sociais e culturais que interferiram na sua real implantação no país.

Independentemente desse aspecto, as discussões sobre saúde sexual e reprodutiva e sobre saúde da mulher sempre estiveram presentes no Brasil, tendo sido um desafio no decorrer dos anos operacionalizar as metas propostas nas conferências internacionais em realidade programática. Todavia, muitos programas e ações foram, ao longo dos últimos anos, especialmente na última década, implementados no país.

DIRETOS SEXUAIS E REPRODUTIVOS DAS MULHERES A PARTIR DA CONFERÊNCIA DO CAIRO

Durante os últimos cinquenta anos, a atenção dada às questões populacionais tem evoluído sensivelmente, e muitas mudanças têm sido incorporadas em políticas e ações programáticas nos diferentes países.

A Conferência do Cairo muito contribuiu para isso, conferindo um papel primordial à saúde e aos direitos sexuais e reprodutivos, abandonando a ênfase na necessidade de limitar o crescimento populacional como forma de combate a pobreza e desigualdades, tendo como foco o ser humano.

Sob a perspectiva de relações equitativas entre os gêneros e na óptica dos direitos humanos, o conceito elaborado sobre direitos sexuais e direitos reprodutivos aponta duas vertentes diversas e complementares[4]. De um lado, tem-se a dimensão individual desses direitos afirmando o direito à liberdade, privacidade, intimidade e autonomia, o que compreende a garantia do livre exercício da sexualidade e da reprodução humana, sem nenhum tipo de discriminação, coerção ou violência. Consagra-se, desse modo, a liberdade de mulheres e homens para decidirem quando e se desejam se reproduzir. De outro, o efetivo exercício dos direitos sexuais e dos direitos reprodutivos de forma consciente, responsável e satisfatória, demanda políticas públicas específicas que assegurem um conjunto de direitos indispensáveis para seu livre exercício.

Assim, as principais recomendações da Conferência assumidas pelos Estados participantes, no que se refere aos direitos sexuais e reprodutivos das mulheres, estabeleciam as garantias expostas a seguir.

IGUALDADE ENTRE OS SEXOS E FORTALECIMENTO DAS MULHERES

Os governos devem promover a equidade e a igualdade dos sexos e os direitos da mulher, eliminar todo o tipo de violência contra a mulher e garantir a ela o controle de sua própria fecundidade. A participação da mulher, em igualdade de condições na vida civil, cultural, econômica, política e social em nível nacional, regional e internacional e a erradicação de todas as formas de discriminação por razões do sexo são objetivos prioritários da comunidade internacional.

DIREITOS REPRODUTIVOS E SAÚDE REPRODUTIVA

Mediante o sistema de atenção primária à saúde, todos os países devem se esforçar para que a saúde reprodutiva esteja ao alcance de todas as pessoas em idade reprodutiva o quanto antes e o mais tardar até o ano de 2015. Entende-se por essa atenção primária aconselhamento, informação, educação, comunicação e serviços no que se refere ao planejamento familiar; à atenção pré-natal; aos partos sem riscos; à atenção pós-parto, com particular atenção a lactância materna; à atenção materno-infantil; à prevenção e ao tratamento adequado aos casos de infertilidade; à interrupção da gravidez; ao tratamento das infecções do aparelho reprodutor e das doenças sexualmente transmissíveis; à informação; à educação sobre a sexualidade humana, à a saúde reprodutiva, à paternidade responsável.

PLANEJAMENTO FAMILIAR

Os governos devem utilizar os meios de que dispõem para sustentar o princípio da liberdade de escolha no planejamento familiar; prevenir as gravidezes indesejadas; reduzir a incidência de gravidez de alto risco, a morbidade e a mortalidade; melhorar a qualidade dos serviços de planejamento familiar, colocando-os ao alcance de todas as pessoas que deles necessitem e que os desejem; por fim, permitir que os homens sejam mais participativos e assumam maior responsabilidade no planejamento familiar.

PREVENÇÃO DAS DSTs E DO VÍRUS DA IMUNODEFICIÊNCIA ADQUIRIDA (HIV)

Em todos os países, os programas de saúde reprodutiva devem intensificar seus esforços no sentido de prevenção, diagnóstico e tratamento das DSTs e de outras infecções do aparelho reprodutor. Todos os prestadores de cuidado à saúde devem receber informações especializadas sobre a prevenção e o diagnóstico das DSTs, inclusive sobre o HIV. Todo serviço de atenção à saúde reprodutiva deve promover o uso e fornecer preservativos de boa qualidade.

EXERCÍCIO DA SEXUALIDADE HUMANA E RELAÇÕES ENTRE OS SEXOS

Os governos devem dar apoio às atividades e aos serviços no âmbito da educação sexual integral aos jovens. Insistir na responsabilidade dos rapazes no que concerne à própria saúde sexual e à fecundidade, ajudando-os a exercer suas responsabilidades. Encorajar e apoiar, por meio de programas educativos, em nível nacional e comunitário, o debate ativo e aberto sobre a necessidade de proteger mulheres, jovens e crianças contra todo tipo de abuso sexual, a exploração, o tráfico para fins sexuais e a violência.

APOIO AOS ADOLESCENTES E ADULTOS JOVENS

Os países, com a ajuda da comunidade internacional, devem promover os direitos dos adolescentes à educação, à informação e ao atendimento em matéria de saúde reprodutiva, e reduzir consideravelmente o índice de gravidez na adolescência. Devem estabelecer também programas voltados à saúde sexual e reprodutiva dos adolescentes.

SAÚDE DA MULHER E MATERNIDADE SEM RISCO

Os países devem tentar reduzir significativamente a mortalidade materna para o ano de 2015. Uma redução para a metade dos níveis de 1990 até o ano 2000, e uma nova redução à metade para o ano de 2015. A redução da morbidade e da mortalidade materna deve chegar a níveis em que elas não constituam um problema de saúde pública.

Todos os países devem aumentar a prestação de serviços de atenção primária à mulher grávida, incluindo: educação sobre maternidade sem risco, cuidados pré-natais coordenados e eficazes, programas de nutrição materna, assistência adequada ao parto, evitando-se o excessivo recurso a cirurgias de cesariana e providenciando o atendimento obstétrico de emergência, e serviços de encaminhamentos nos casos de complicações. Todos os nascimentos devem contar com pessoas capacitadas para assisti-los, de preferência enfermeiros ou obstetrizes ou pelo menos parteiras capacitadas.

O aborto não deverá ser promovido como um método de planejamento familiar. A prevenção da gravidez indesejada deve se tornar uma prioridade. Quaisquer medidas ou mudanças relacionadas ao aborto, que sejam introduzidas no sistema de saúde, podem ser determinadas somente em nível nacional ou local, em conformidade com o processo legislativo nacional. Nos países em que o aborto não é ilegal, deve ser realizado em condições adequadas. Em todos os casos, as mulheres precisam ter acesso a serviços de qualidade para tratar as complicações decorrentes do aborto. Serviços de planejamento familiar devem ser disponibilizados, bem como educação e aconselhamento pós-aborto que auxiliem na prevenção de sua repetição.

PREVENÇÃO DO CÂNCER GINECOLÓGICO

Os governos devem estabelecer programa de qualidade e acompanhamento de detecção oportuna no câncer de colo do útero e infecção pelo papiloma vírus humano (HPV); integrar as atividades de detecção, diagnóstico e tratamento do câncer de colo do útero com outros serviços de saúde reprodutiva; além de estabelecer sistemas de referência para mulheres com câncer de colo de útero avançado, assegurando-lhes tratamento.

VIOLÊNCIA DOMÉSTICA E SEXUAL

Os governos devem organizar programas e serviços em que os provedores de saúde conheçam a frequência, as manifestações e os modos de detectar sinais de violência doméstica e sexual, além de serviços especiais com pessoal capacitado para assistir, aconselhar e orientar as vítimas de violência.

Em resumo, a Conferência do Cairo reconheceu o papel central da sexualidade e das relações entre homens e mulheres no tocante à saúde e aos direitos da mulher. Nessa oportunidade, a ONU recomendou ainda que fossem implantados serviços de saúde capazes de oferecer informações de boa qualidade sobre saúde, reprodução e sexualidade a todos.

CONFERÊNCIA DO MILÊNIO

Ainda no âmbito internacional, a Organização das Nações Unidas (ONU) promoveu em 2000 a Conferência do Milênio, da qual participaram 189 países, entre eles o Brasil. Esses países assinaram a Declaração do Milênio, que estabelecia um conjunto de oito objetivos para o desenvolvimento sustentável dos povos e a erradicação da pobreza e da fome, denominados Objetivos de Desenvolvimento do Milênio, os quais devem ser na sua maioria atingidos num período de 25 anos, entre 1990 e 2015. Dos oito objetivos traçados, quatro têm relação direta com a saúde sexual e a saúde reprodutiva da mulher, são eles: promoção da igualdade entre os sexos e a autonomia das mulheres; a melhoria da saúde materna; o combate ao HIV/AIDS e a redução da mortalidade.

DESAFIOS DA SAÚDE SEXUAL E REPRODUTIVA DA MULHER NO BRASIL

Durante muitos anos, o governo brasileiro, por meio de seus órgãos competentes, careceu de posição explícita diante das questões da saúde sexual e reprodutiva e da saúde da mulher. Nesse contexto, tornou-se um desafio operacionalizar as metas propostas nas conferências internacionais em realidade programática.

Em decorrência do compromisso assumido internacionalmente, muitos programas e ações foram, ao longo dos últimos anos, sendo implementados no país, especialmente após 1994, pois, com as recomendações das Conferências do Cairo e do Milênio e com a evolução dos conceitos de saúde reprodutiva, ganharam enfoque prioritário os indicadores de saúde relativos à morbidade, à mortalidade e ao bem-estar geral da população feminina.

Após pouco mais de uma década das discussões ocorridas no âmbito internacional, muitas foram as ações voltadas para a saúde da mulher no Brasil. A integralidade da atenção e a promoção da saúde tornaram-se eixos norteadores da política governamental, que buscou consolidar os avanços no campo dos direitos sexuais e reprodutivos.

Nesse sentido, as principais questões da saúde da mulher dos últimos anos, que ainda interferem na vivência plena dos direitos sexuais e reprodutivos, devem levar em conta a seguinte situação demográfica:

- as mulheres são a maioria da população brasileira, representando aproximadamente 51,34% da população total. Aquelas em idade reprodutiva (10 a 49 anos) representam 63% do total da população feminina, conformando um segmento importante para a elaboração das políticas de saúde. As usuárias do Sistema Único de Saúde (SUS) representam 70% da população feminina[9].
- houve diminuição progressiva da mortalidade em geral e uma queda abrupta da taxa de fecundidade, que passou de 5,8 filhos por mulher em 1970 para 2,3 em 2000; 2,2 em 2005 e 2,1 em 2011[9,10].

Considerando a magnitude da população feminina no Brasil, o compromisso assumido pelos governos e o esforço do governo federal na implantação de programas para a melhoria da saúde materno-infantil, as questões da saúde sexual e reprodutiva da mulher continuam a apresentar desafios. Dentre eles, incluem-se a mortalidade materna, a atenção ao pré-natal, ao parto e ao pós-parto, o abortamento, a anticoncepção, a prevenção das DSTs/AIDS e o câncer ginecológico, cujos principais indicadores são a seguir analisados com a apresentação das ações governamentais colocadas em prática a fim de melhorar a situação da atenção à mulher no país.

MORTALIDADE MATERNA

A mortalidade materna, morte de uma mulher durante a gestação ou até 42 dias após seu término, independentemente da duração ou da localização da gravidez[11], é um bom indicador para avaliar as condições de saúde da população. Com base na análise das condições em que e como morrem as mulheres, pode-se avaliar o grau de desenvolvimento de uma determinada sociedade.

Estudo realizado pela Organização Mundial da Saúde (OMS) estimou que, em 1990, aproximadamente 585 mil mulheres em todo o mundo morreram vítimas de complicações ligadas ao ciclo gravídico-puerperal. Apenas 5% delas viviam em países desenvolvidos[11].

Nas capitais brasileiras, para o ano de 2003, a razão de mortalidade materna (RMM) a partir de óbitos declarados foi de 51,7 óbitos maternos por 100 mil nascidos vivos. As principais causas apontadas foram as diretas: hipertensão arterial (pré-eclâmpsia e eclâmpsia), síndromes hemorrágicas, infecção e aborto, todas evitáveis. As razões de mortalidade materna elevada constituem indicadores de precárias condições socioeconômicas, baixo grau de informação e escolaridade, dinâmicas familiares com violência e, sobretudo, falta de acesso a serviços de saúde de boa qualidade[11]. Esse índice está muito distante do recomendado pela OMS como ideal, ao estabelecer como um dos objetivos do milênio, 22 mortes maternas a cada 100 mil bebês nascidos vivos.

Dentre as ações governamentais realizadas a fim de melhorar essa situação, destacam-se:

- inclusão de um campo na declaração de óbito que permite identificar as mulheres grávidas por ocasião do óbito e até um ano após o parto;
- melhoria da qualidade do registro de óbito;
- fortalecimento dos setores de informação e vigilância epidemiológica dos Estados e Municípios;
- implantação dos Comitês Estaduais de Morte Materna;
- notificação obrigatória de óbitos de mulheres em idade fértil;
- implantação do Pacto Nacional de Redução da Mortalidade Materna.

ATENÇÃO AO PRÉ-NATAL, AO PARTO E AO PÓS-PARTO

Segundo dados da Pesquisa Nacional sobre Demografia e Saúde, realizada em 1996[12], aproximadamente 13% das mulheres que tiveram filhos nos cinco anos que antecederam a pesquisa não haviam realizado nenhuma consulta pré-natal. Dessas, 9% eram residentes das regiões urbanas e 32%, da rural, o que demonstra que a assistência pré-natal representava um problema para a população rural.

Desde a implantação do Sistema de Informação Ambulatorial (AIH), registra-se um aumento significativo do número de consultas de pré-natal. Em 1995, foram registradas 1,2 consultas para cada parto realizado no Sistema Único de Saúde (SUS); em 2002, essa razão foi de 4,4[10].

A Pesquisa Nacional de Demografia e Saúde, realizada em 2006, revela contínuo crescimento no número de consultas de pré-natal para 5,4 por parto realizado no SUS em 2005[13].

Ressalta-se que apesar do aumento do número de consultas pré-natal, a qualidade da assistência ainda está a desejar, o que pode ser atestado pela alta incidência de sífilis congênita, pelo fato de a hipertensão arterial ser a causa mais frequente de morte maternal no Brasil, pela atenção ao puerpério não estar consolidada nos serviços de saúde e porque somente 15% das gestantes inscritas no Programa de Humanização do Pré-natal e Nascimento conseguem realizar o elenco mínimo e os procedimentos preconizados pelo programa.

Em relação à assistência ao parto no Brasil, ela não é homogênea, pois é realizada tanto em ambiente hospitalar quanto em zonas rurais, ribeirinhas, nas quais muitas vezes a única opção é o parto domiciliar realizado por parteiras tradicionais.

Outro aspecto que merece destaque é que até o momento, a atenção ao parto é marcada pela medicalização, pelas intervenções potencialmente iatrogênicas e pela prática abusiva da cesariana, cujo índice encontra-se muito acima daquele preconizado pela OMS, de 15%. Em 2005, os índices alcançavam 28% para o partos realizados no SUS e 80% para saúde suplementar[14]. Ainda persiste o isolamento da gestante de seus familiares, a falta de privacidade e o desrespeito à sua autonomia. De uma maneira geral, rotinas rígidas são adotadas sem avaliação crítica de cada caso e práticas adequadas para o acompanhamento da evolução do trabalho de parto não são realizadas, como o uso do partograma.

Quanto ao pós-parto, sabe-se que a grande maioria das mulheres retorna ao serviço de saúde no primeiro mês com atenção especialmente voltada para a avaliação e a vacinação do recém-nascido, e não para a consulta de puerpério ou para o cuidado de si mesma[14].

Para a melhor atenção ao pré-natal, ao parto e ao pós-parto, diversas ações governamentais devem ser valorizadas, dentre as quais se destacam:

- Portaria MS/GM n. 2.815, de 29 de maio de 1998, que inclui na Tabela do Sistema de Informações Hospitalares do SUS o procedimento "parto normal sem distocia realizado por enfermeiro obstetra".
- Portarias MS/GM n. 3.016, de 19 de junho de 1998, MS/GM n. 3.282, de 20 de agosto de 1998, e MS/GM n. 3.477, de 20 de agosto de 1998, que normatizam a implantação de programas estaduais de referência hospitalar para atendimento à gestação de alto risco.
- Portarias MS/GM n. 2.816, de 29 de maio de 1998, MS/GM n. 865, de 3 de julho de 1999, MS/GM n. 466, de 14 de junho de 2000, e MS/GM n. 426, de 4 de abril de 2001, que determinam o pagamento de um percentual máximo de cesarianas realizadas pelo SUS em relação ao número total de partos de cada hospital.
- Portarias MS/GM n. 2.883, de 4 de junho de 1998 e MS/GM n. 1.406, de 15 de dezembro de 1999, que instituem o Prêmio Galba Araújo a instituições que privilegiam o acolhimento à mulher e ao seu companheiro no momento do parto. Para essa avaliação, os critérios utilizados contemplam práticas assistenciais baseadas em evidências científicas e que respeitam a autonomia da mulher, compreendendo o parto como um momento único na sua vida.
- Portarias MS/GM n. 569, de 1º de junho de 2000, MS/GM n. 570, de 1º de junho de 2000, MS/GM n. 571, de 1º de junho de 2000 e MS/GM n. 572 de 1º de junho de 2000, que instituem o Programa de Humanização no Pré-Natal e Nascimento. Esse programa apresenta duas características marcantes: o olhar para a integralidade da assistência obstétrica e a afirmação dos direitos da mulher incorporados como diretrizes institucionais.
- Revisão de manuais técnicos de assistência obstétrica distribuídos aos profissionais de saúde e às unidades básicas e hospitalares.

- Distribuição do cartão da gestante e *kits* obstétricos para realização do pré-natal para as unidades básicas de saúde.
- Financiamento de 77 cursos de especialização em Enfermagem Obstétrica no país.
- Financiamento para construção e funcionamento de Centros de Parto Normal extra-hospitalares.
- Lei n. 11.108, de 7 de abril de 2005, que garante às parturientes o direito à presença de acompanhante durante o trabalho de parto, parto e pós-parto imediato no âmbito do SUS.
- Lei n. 11.634, de 27 de dezembro de 2007, que dispõe sobre o direito da gestante ao conhecimento e à vinculação à maternidade na qual receberá assistência no âmbito do SUS.
- Programa Rede Cegonha, Portaria 1.459, de 24 de junho de 2011, que visa a assegurar à mulher o direito ao planejamento reprodutivo e à atenção humanizada à gravidez, ao parto e ao puerpério, bem como à criança o direito ao nascimento seguro e ao crescimento e ao desenvolvimento saudáveis[15].

ABORTAMENTO

O atendimento às mulheres em processo de abortamento, no SUS, apresenta uma tendência de estabilização na última década, consequência possível do aumento de mulheres que utilizam métodos anticoncepcionais[14].

A situação de ilegalidade na qual o aborto é realizado no Brasil dificulta a existência de estatísticas confiáveis que subsidiem a implementação de políticas públicas mais precisas para diferentes realidades regionais e faixas etárias, nas quais a gravidez indesejada é mais prevalente[14].

Nesse contexto, o aborto realizado em condições de risco e inseguras é frequentemente acompanhado de complicações graves, como perfuração uterina, infecção e hemorragia, figurando entre as principais causas de morte materna e sendo um fator importante de discriminação e violência institucional contra as mulheres nos serviços de saúde, nos quais muito pouco se faz para evitar que o aborto se repita[14].

As principais ações governamentais, definidas com o intuito de melhorar essa situação, são: normatização do abortamento legal, maior divulgação e distribuição da pílula anticoncepcional de emergência, inclusão da aspiração manual intrauterina (AMIU) no âmbito do SUS, ampliação do número de serviços que realizam o procedimento de interrupção da gravidez nos casos previstos por lei e garantia de atenção humanizada e qualificada às mulheres.

ANTICONCEPÇÃO

Na Pesquisa Nacional sobre Demografia e Saúde (PNDS), realizada em 1996, observava-se a concentração no uso de dois métodos contraceptivos: a laqueadura tubária (38,5%) e o hormonal oral (23,1%). A pouca expressividade de outros métodos anticoncepcionais (hormonais injetáveis 1,2%; condom 4,4%; DIU 1,1%; esterilização masculina 2,6%) indicava o limitado acesso das mulheres às informações e aos meios para regular a fertilidade[12].

O uso de métodos anticoncepcionais no Brasil cresceu acentuadamente ao longo das últimas décadas, alcançando, em 2006, 80,6%. Diante dos programas e das ações implantadas durante os anos que se seguiram, observou-se, por meio dos dados da Pesquisa Nacional sobre Demografia e Saúde (PNDS), realizada em 2006, dez anos depois, mudança significativa em relação à anticoncepção. Tal mudança é expressa na redução da esterilização cirúrgica feminina (25,9%) e no aumento na utilização de outros métodos como pílula (27,4%), vasectomia (5,1), condom (13%), entre outros[13].

O estímulo à participação de homens e adolescentes nas ações de planejamento familiar anteriormente limitava-se a experiências isoladas de alguns serviços ou organizações não governamentais. A partir da PNDS de 2006, observa-se maior participação masculina por meio da aderência à vasectomia e ao condom.

Identificava-se também problemas na aquisição e na logística de distribuição dos métodos. Os Estados e Municípios não incluíam todos os métodos anticoncepcionais na lista básica de produtos a serem distribuídos[16].

A fim de reverter esse quadro, as ações governamentais adotadas foram as seguintes:

- Lei n. 9.263, de 12 de janeiro de 1996, que regulamenta o planejamento familiar no Brasil, estabelece penalidades e dá outras providências. A mesma lei determina que as instâncias gestoras do Sistema Único de Saúde, em todos os seus níveis, estão obrigadas a garantir a atenção integral à saúde que inclua assistência à concepção e à anticoncepção[17].

- Portaria MS/GM n. 48, de 11 de fevereiro de 1999, que estabelece normas de funcionamento e mecanismos de fiscalização para execução das ações de planejamento familiar do Sistema Único de Saúde.
- Aquisição, a partir do ano 2000, pelo Ministério da Saúde, de métodos anticoncepcionais com distribuição às secretarias de saúde, a fim de atender 30% da demanda potencial do SUS no primeiro ano (2000), 60% no segundo (2001) e 100% no terceiro (2002). Essa estratégia foi interrompida, pois se constatou, por auditoria realizada pelo Ministério da Saúde, dificuldade na distribuição do Estado para os Municípios, condições inadequadas de armazenamento e desconhecimento por parte das coordenações estaduais de saúde da mulher de ações de planejamento familiar[16].
- Nova aquisição de métodos anticoncepcionais, a partir de 2002 até agora, com distribuição descentralizada e trimestral para municípios que se enquadrem em critérios estabelecidos pelo Ministério da Saúde[16].
- Implementação da política de aquisição e distribuição de preservativos masculinos e femininos.
- Oferecimento de capacitação para médicos e enfermeiros que atuam na atenção básica.

Em 2005, o Ministério da Saúde lança a Política Nacional dos Direitos Sexuais e reprodutivos. Entre as diretrizes propostas, encontra-se no âmbito do Sistema Único de Saúde e no que se refere à anticoncepção:

- ampliação da oferta de métodos anticoncepcionais reversíveis;
- implementação de atividades educativas em saúde sexual e reprodutiva para usuários;
- capacitação dos profissionais da Atenção Básica em saúde sexual e reprodutiva;
- ampliação do acesso à esterilização cirúrgica voluntária, laqueadura e vasectomia.

Em 2007, foi lançado o Programa de Aceleração do Crescimento (PAC) que busca aliar o crescimento econômico com o desenvolvimento e a equidade social no qual a saúde constitui um dos campos de atuação fundamental[18]. Dessa iniciativa, origina-se o Programa Mais Saúde: Direito de Todos, que tem por finalidade, numa perspectiva abrangente, aprofundar e atualizar os grandes objetivos da criação do SUS. O programa contempla 73 medidas e 165 metas e, dentre as de promoção à saúde, encontra-se a expansão das ações do planejamento familiar[19].

PREVENÇÃO DE DSTs E DA AIDS

Não é possível conhecer a real magnitude das DSTs no Brasil, que são consideradas o principal fator facilitador da transmissão sexual do HIV. Durante a gestação, algumas dessas doenças podem ser transmitidas ao feto, causando-lhe importantes lesões e até mesmo o abortamento[11].

Vale recordar também que a epidemia do HIV cresceu consideravelmente na década de 1990, entre as mulheres, e a transmissão heterossexual passou a ser a principal via de transmissão. No entanto, observa-se grande redução na transmissão por transfusão a partir do controle da qualidade do sangue no país, bem como na transmissão vertical, mãe para filho (51,5% em 10 anos)[14].

A fim de melhorar esse quadro, destacam-se as seguintes ações adotadas pelo governo brasileiro:

- capacitação de profissionais de saúde, visando a disseminar diretrizes de prevenção;
- incremento das atividades de informação, educação e comunicação entre a população;
- disponibilização de antirretrovirais para os portadores de HIV;
- prevenção da transmissão vertical por meio de intervenções realizadas no pré-natal, no parto e nas primeiras semanas do recém-nascido;
- ampliação do acesso aos insumos de prevenção, como preservativos masculinos e femininos, agulhas e seringas descartáveis;
- produção de material educativo e informativo – vídeo, cartazes, folders e cartilhas.

CÂNCER GINECOLÓGICO

O câncer ginecológico, incluindo o de mama, é a principal causa de mortalidade por câncer entre as mulheres adultas. A maioria desses óbitos está entre as mulheres de baixo nível socioeconômico e que têm acesso limitado à atenção ginecológica e à educação com fins preventivos, a qual inclui informação sobre os fatores de risco, a identificação e o tratamento precoce tanto das lesões cervicais quanto dos processos mamários.

Especificamente no que se refere ao câncer de colo do útero, vale recordar que ele se associa com a infecção que se transmite sexualmente ocasionada pelo papiloma vírus humano (HPV). Essa associação pode estar relacionada com a idade do início da vida sexual e com o número de parceiros sexuais.

As ações realizadas no intuito de prevenir o câncer ginecológico são:

- implantação do Programa Viva Mulher, com o objetivo de reduzir a mortalidade por câncer de colo do útero;
- estabelecimento de medidas de prevenção do câncer como sensibilização e mobilização das mulheres, investimentos tecnológicos e em recursos humanos e organização da rede básica de saúde;
- ampliação na rede básica de saúde de postos de coleta de exames citopatológicos e de laboratórios de citopatologia;
- garantia de tratamento do câncer ginecológico às mulheres, com a ampliação do sistema de referência;
- criação de um sistema informatizado de coleta de dados para exames citopatológicos realizados no SUS – Siscolo.

Além dos programas e das ações aqui expostos, ressalta-se a elaboração, em 2004, pelo Ministério da Saúde, da Política Nacional de Atenção Integral à Saúde da Mulher (PAISM), em parceria com diversos setores da sociedade, a qual reflete o compromisso com a implementação de ações de saúde que contribuam para a garantia dos direitos humanos das mulheres e que reduzam a morbimortalidade por causas que podem ser prevenidas e evitadas. Enfatiza a melhoria da atenção obstétrica, o planejamento familiar, a atenção ao abortamento inseguro e às mulheres e adolescents em situação de violência doméstica e sexual[18].

PONTOS A REVISAR

Os direitos reprodutivos são direitos humanos.

- Os direitos reprodutivos incluem o direito de todos de exercerem controle sobre seu próprio corpo de forma livre e responsável.
- Os papéis de relacionamento entre homens e mulheres, no que diz respeito à sexualidade e à reprodução, devem incluir os princípios de igualdade, respeito à integridade e divisão de responsabilidade pelos comportamentos sexuais e suas consequências.
- A saúde reprodutiva implica que as pessoas possam ter uma vida sexual segura e satisfatória.
- O conceito de saúde reprodutiva se aplica tanto para homens quanto para mulheres, no entanto seu impacto é maior nas mulheres, o que significa priorizar políticas públicas de saúde a elas voltadas.

ATIVIDADES SUGERIDAS

- Visite uma unidade básica de saúde, procure conhecer como funcionam os programas voltados à saúde sexual e reprodutiva da mulher e estabeleça relação com as ações recomendadas nas Conferências Internacionais do Cairo e de Pequim, das quais o Brasil tornou-se signatário.
- Entreviste algumas mulheres que recentemente tiveram filhos e pergunte:
  a) Qual foi o número de consultas pré-natal realizadas?
  b) Como foi a assistência ao parto recebida?
  c) Realizou consulta pós-parto?
  d) Recebeu orientação sobre aleitamento materno?
  e) Recebeu orientação e meios para prevenir uma nova gravidez?

- Visite uma delegacia da mulher e verifique as principais ocorrências de violência.

Propostas para estudo

- Descreva os conceitos sobre direitos reprodutivos, sexuais e humanos.
- Explique a importância do exercício dos direitos sexuais e reprodutivos na adolescência.
- Descreva as principais ações programáticas implantadas pelo governo brasileiro para viabilizar os direitos sexuais e reprodutivos.

Exercícios de pensamento crítico

1. A política de assistência à saúde da mulher deve abranger a atenção em todo o ciclo de vida, resguardadas as especificidades das diferentes faixas etárias e dos distintos grupos populacionais. Tendo por base essas informações, como a mulher pode exercer o seu direito à saúde sexual e reprodutiva do período que vai da adolescência à perimenopausa?
2. A adolescente MCS, de 14 anos, chega à unidade básica de saúde com queixa de prurido vulvar, corrimento amarelado em pequena quantidade e dor à relação sexual. Na anamnese, refere menarca aos 10 anos e início das atividades sexuais aos 12, tendo até o momento quatro parceiros sexuais. No exame ginecológico, o enfermeiro constata, além do corrimento vaginal, inflamação da mucosa vaginal e lesões verrugosas na região vulvoperineal. Diante desse quadro e com base nos direitos sexuais e reprodutivos dos indivíduos/adolescentes, descreva quais as ações educativas e assistenciais que MCS deve receber dos profissionais de saúde da unidade básica de saúde.

Referências bibliográficas

1. Brasil. Constituição da República Federativa do Brasil, 1988. São Paulo: Saraiva; 1995.

2. Galvão L. Saúde sexual e reprodutiva, saúde da mulher e saúde materna: a evolução dos conceitos no mundo e no Brasil. In: Galvão L, Díaz J. Saúde sexual e reprodutiva no Brasil. São Paulo: Hucitec, Populacion Council; 1999. p. 165-79.
3. Family Care International (FCI). Acción para el siglo XXI salud y derechos reproductivos para todos. Conferencia Internacional sobre la Población y el Desarrollo. Nova York; 1994.
4. Ventura M (org.) Direitos sexuais e reprodutivos na perspectiva dos direitos humanos. Síntese para gestores, legisladores e operadores do direito. Rio de Janeiro: Advocaci; 2003.
5. Family Care International (FCI). Briefing Cards – Key terms for ICPD+5. 1999.
6. Health, Empowerment, Rights and Accountability (Hera);1999.
7. Osis MJD. PAISM: um marco na abordagem da saúde reprodutiva no Brasil. Cadernos de Saúde Pública 1998;14(1):25-32.
8. Brasil. Ministério da Saúde. Secretaria Nacional de Programas Especiais de Saúde. Divisão Nacional de Saúde Materno-Infantil. Atenção Integral à Saúde da Mulher. Brasília: Bases da ação programática; 1984.
9. Instituto Brasileiro de Geografia e Estatística (IBGE). Censo 2010. Diponível em: http://www.censo2010.ibge.gov.br/primeiros_dados_divulgados/index.php. Acesso em 29/04/2011.
10. Brasil. Ministério da Saúde. Secretaria de Atenção à Saúde. Departamento de Ações Programáticas Estratégicas. Política nacional de atenção integral à saúde da mulher. Princípios e diretrizes. Brasília: Ministério da Saúde; 2004.
11. Brasil. Ministério da Saúde. Secretaria de Atenção à Saúde. Departamento de Ações Programáticas Estratégicas. Manual dos comitês de mortalidade materna, 3. ed. Brasília: Ministério da Saúde; 2007.
12. Brasil. Ministério da Saúde. Instituto Nacional de Alimentação e Nutrição. Coordenação Saúde da Mulher, do Adolescente e da Criança – Cosam. Pesquisa nacional sobre demografia e saúde (1996). Rio de Janeiro; 1997.
13. Brasil. Ministério da Saúde. Secretaria de Ciência, Tecnologia e Insumos Estratégicos. Pesquisa Nacional de Demografia e Saúde da Criança e da Mulher – PNDS 2006. Dimensões do processo reprodutivo e da saúde da criança. Brasília: Ministério da Saúde; 2009.
14. Brasil. Ministério da Saúde. Secretaria de Atenção à Saúde. Departamento de Ações Programáticas Estratégicas. Relatório de Gestão 2003-2006: Política Nacional de Atenção Integral à saúde da Mulher. Brasília: Ministério da Saúde; 2007.
15. Brasil. Ministério da Saúde. Portaria n. 1.459, de 24 de junho de 2011. Institui no âmbito do Sistema Único de Saúde a Rede Cegonha. Disponível em: http://www.saude.rs.gov.br/

dados/1311947317497rede_cegonha_27_04.pdf. Acesso em 25/06/2011.

16. Brasil. Ministério da Saúde. Secretaria de Atenção à Saúde. Departamento de Ações Programáticas Estratégicas. Área Técnica de Saúde da Mulher. Direitos sexuais e reprodutivos: uma prioridade do governo. Brasília: Ministério da Saúde; 2005.

17. Brasil. Ministério da Saúde. Secretaria de Assistência à Saúde. Lei 9.263, de 12 de janeiro de 1996. Regula o § 7º do artigo 226 da Constituição Federal, que trata do planejamento familiar, estabelece penalidades e dá outras providências. Brasília: Diário official da União; 1997.

18. Brasil. Ministério da Saúde. Secretaria de Atenção à saúde. Departamento de Atenção Básica. Cadernos de Atenção Básica. Saúde sexual e reprodutiva. Brasília; 2010.

19. Brasil. Ministério da Saúde. Secretaria Executiva. Mais Saúde: direitos de todos (2008-2011). Brasília: Ministério da Saúde; 2008.

4

INFERTILIDADE: BASES PARA O CUIDADO DE ENFERMAGEM

Fabiana Villela Mamede
Maria José Clapis
Marislei Sanches Panobianco

Pontos a aprender

1. A infertilidade no contexto da saúde e dos direitos sexuais e reprodutivos.
2. Definição de infertilidade e apresentação de suas causas.
3. O impacto psicológico da infertilidade.
4. Desenvolvimento da competência (conhecimento, habilidade e atitude) para o cuidado ao casal infértil.

Palavras-chave

Saúde e direitos sexuais e reprodutivos, reprodução humana, fertilidade, infertilidade.

Estrutura dos tópicos

A infertilidade no contexto da saúde e dos direitos sexuais e reprodutivos. Reprodução humana: determinantes da fertilidade. Infertilidade: definição, dados epidemiológicos e causas. Necessidades do casal infértil: a competência para o cuidado de enfermagem. Pontos a revisar. Atividades sugeridas. Propostas para estudo. Exercício de pensamento crítico. Referências bibliográficas.

A INFERTILIDADE NO CONTEXTO DA SAÚDE E DOS DIREITOS SEXUAIS E REPRODUTIVOS

Os conceitos de saúde e direitos sexuais e reprodutivos passaram a ser mais conhecidos no final da década de 1980 e ganharam notoriedade mundial, na década de 1990, a partir de Conferências das Nações Unidas: a Conferência Internacional sobre População e Desenvolvimento (CIPD), realizada no Cairo, Egito, em 1994, e a Conferência Mundial sobre a Mulher, que aconteceu em Pequim, China, em 1995. Essas conferências foram fundamentais pela visibilidade que deram a esses conceitos e também porque a comunidade internacional passou a legitimar uma linguagem que incluiu a questão dos direitos relacionados à sexualidade e à reprodução – direitos sexuais e reprodutivos, tendo como base os direitos humanos, a urgente igualdade de gênero e a necessária promoção do bem-estar de homens e mulheres[1,2].

As políticas públicas de atenção à saúde da mulher no Brasil, até o surgimento do Programa de Assistência Integral à Saúde da Mulher (PAISM), traduziram-se na preocupação com o grupo materno-infantil, sendo que o foco central estava em intervir sobre os corpos das mulheres-mães, de maneira a assegurar que os corpos dos filhos fossem adequados às necessidades da reprodução social.

Nesse contexto, surgiu em 1983 o PAISM, representado como um marco histórico, anunciando uma nova e diferenciada abordagem à saúde da mulher, fundamentada no conceito de "atenção integral à saúde das mulheres", o que implicava o rompimento com a visão tradicional sobre o tema, ou seja, centrado no atendimento às mulheres nas questões relativas à reprodução[3].

O PAISM previa uma atenção integral à mulher, compreendendo a atenção clínico-ginecológica e educativa, voltada ao aperfeiçoamento do controle pré-natal, do parto e do puerpério; à abordagem dos problemas presentes desde a adolescência até a terceira idade; ao controle das DSTs e do câncer de colo do útero e mamário e à assistência para concepção e contracepção[3].

Apesar de não estar explícita no programa, a expressão saúde reprodutiva, ao ser denominada como saúde integral, inclui plenamente a definição da saúde reprodutiva adotada pela Organização Mundial da Saúde (OMS) em 1988, ampliada e consolidada nas conferências realizadas no Cairo, em 1994, e em Pequim, em 1995.

Mediante o sistema de atenção primária à saúde, conforme recomendações da OMS, todos os países devem se esforçar para que a saúde reprodutiva esteja ao alcance de todas as pessoas em idade reprodutiva o quanto antes e o mais tardar até o ano de 2015. Recomenda ainda que os governos devem utilizar os meios de que dispõem para sustentar o princípio da liberdade de escolha no planejamento familiar; prevenir as gravidezes indesejadas; reduzir a incidência de gravidez de alto risco, a morbidade e a mortalidade; melhorar a qualidade dos serviços de planejamento familiar, colocando-os ao alcance de todas as pessoas que deles necessitem e que os desejem; e por fim, permitir que os homens sejam mais participativos e assumam maior responsabilidade no planejamento familiar.

No cenário brasileiro recente, a Política Nacional de Atenção Integrada à Saúde da Mulher (PNAISM), lançada em 2004, veio consolidar esses direitos, que foram materializados em seus princípios norteadores (o enfoque de gênero; a integralidade e a promoção da saúde; o planejamento familiar; a atenção ao abortamento inseguro e o combate à violência doméstica e sexual; a prevenção e o tratamento de mulheres portadoras de DSTs e HIV/AIDS, de câncer ginecológico e de doenças crônicas não transmissíveis), bem como a grupos historicamente excluídos: índias; negras e lésbicas[4].

Os direitos sexuais e reprodutivos são direitos humanos já reconhecidos em leis nacionais e documentos internacionais. Os direitos reprodutivos são os direitos das pessoas de decidirem, de forma livre e responsável, se querem ou não ter filhos, quantos filhos desejam ter e em que momento de suas vidas; além do direito a informações, meios, métodos e técnicas para se ter ou não filhos[5].

Nos direitos sexuais estão engajados os direitos humanos que já estão reconhecidos em leis nacionais e internacionais de direitos humanos, em documentos e em declarações de consenso. Eles incluem um conjunto de direitos como de viver e expressar livremente a sexualidade sem violência, discriminação e imposições e com respeito pleno pelo corpo do parceiro; escolher o parceiro sexual; viver plenamente a sexualidade sem medo, vergonha, culpa e falsas crenças; viver a sexualidade independentemente do estado civil, da idade ou da condição física; escolher se quer o não ter relação sexual; expressar livremente sua orientação sexual; ter relação sexual independentemente da reprodução; ao sexo seguro; a serviços de saúde que garantam privacidade, sigilo e atendimento de qualidade e sem discriminação; à informação e à educação sexual e reprodutiva[6].

Nesse contexto, a assistência à infertilidade integra as ações de atenção integral à saúde de homens e mulheres. Portanto, o conjunto de informações e serviços de reprodução assistida constitui um meio essencial para a obtenção e realização dos direitos reprodutivos e de saúde reprodutiva. São, portanto, ações dirigidas para auxiliar homens e mulheres a ter filhos, ou seja, à destinação de recursos para a concepção[5].

O Ministério da Saúde está enfrentando o desafio para a obtenção e realização dos direitos reprodutivos e de saúde reprodutiva da população e agregando todos os esforços necessários para a implantação/implementação da assistência em planejamento familiar, no âmbito da atenção integral à saúde de homens e mulheres, trabalhando de forma integrada e em parceria com outros órgãos do Governo Federal, com Estados e municípios e com a sociedade civil organizada, visando à potencialização das ações desenvolvidas[4].

REPRODUÇÃO HUMANA: DETERMINANTES DA FERTILIDADE

A reprodução humana é uma problemática psicossociobiológica, ou seja, necessita de condições anatômicas, fisiológicas e sociopsicológicas harmônicas para adquirir uma condição adequada de fertilização[7].

Para muitos indivíduos, a reprodução humana parece ser uma função natural, sem intercorrências. No entanto, sabe-se que essa afirmação não é verdadeira, pois a infertilidade se tornou uma preocupação universal, assim como é a angústia provocada naqueles que a vivenciam, seja qual for a causa[8].

As condições adequadas para que a fertilização ocorra dependem[7]:

- da produção de espermatozoides, nos testículos, em quantidade suficiente e características apropriadas em termos de capacidade migratória e fecundante;
- do líquido seminal que contém os espermatozoides depositados nas proximidades do orifício externo do colo uterino;
- de uma estimulação hipotalâmico-hipofisária harmônica para produzir, no ovário, recrutamento de folículos e maturação

de um deles de forma a proporcionar um oócito em condições adequadas para a fecundação;

- de ótimas condições fisiológicas do colo do útero para assegurar a penetração, o armazenamento e a reativação dos espermatozoides na época da ovulação;
- de trompas anatômica e fisiologicamente normais para que ocorram o encontro do gameta, o transporte e a nutrição do ovo fecundado até a capacidade uterina para sua implantação;
- de boas condições do peritônio pélvico para que não seja obstáculo à postura ovular nem à captação do oócito pela trompa;
- de preparação do endométrio pelo estrógeno e progesterona para que o embrião nidifique e se alimente nas primeiras etapas de evolução;
- do útero com condições anatômicas e funcionais para assegurar o desenvolvimento posterior da gestação;
- da saúde física, psicológica e sexual do casal para que não ocorra outras possibilidades de anomalia no sistema.

Normalmente, a chance de ocorrência da concepção em um casal é de 25% no primeiro mês; 63% em seis meses e 80% em um ano de atividade sexual. A frequência do coito também tem impacto significante nessa incidência. Se um casal tem uma frequência de um coito por semana durante seis meses, a chance de engravidar é de 15%, e se a frequência for de quatro vezes por semana, a chance aumenta para 83%[9,10].

Assim, a fertilidade aparentemente tão determinada, depende de uma complexa relação de fatores, e uma única falha poderá determinar a infertilidade.

INFERTILIDADE: DEFINIÇÃO, DADOS EPIDEMIOLÓGICOS E CAUSAS

A infertilidade é definida pela OMS como a incapacidade de um casal conseguir a gravidez ou o parto de um bebê vivo, após um ano de relações sexuais regulares, sem o uso de métodos anticoncepcionais. Já a esterilidade é entendida como a incapacidade completa e permanente de procriar.

A infertilidade é primária se ambos os parceiros não apresentarem histórico anterior de gravidez. É secundária se já houve gravidez anterior em um ou ambos os parceiros[11,12].

A infertilidade é uma preocupação presente em todos os tempos, sendo que desde a época primitiva existiam "rituais de fecundidade". Na Idade Antiga eram realizados "rituais mágicos", em que se pedia aos deuses para que dessem filhos às mulheres. Na Idade Média, as mulheres que não conseguiam engravidar eram classificadas como problemáticas. No século XV, para combater a infertilidade, usavam-se invocações religiosas, feitiçarias e rituais[13].

A partir do século XVI, com a descoberta da anatomia e fisiologia, o estudo da infertilidade passa a ter um cunho científico, sendo que no século XX ocorrem avanços no conhecimento dos hormônios e consequentemente na tecnologia reprodutiva. No entanto, até hoje, a maioria das culturas ainda inclui uma série de rituais, preces ou cuidados especiais para ajudar a mulher a conceber com sucesso e acompanhá-la até um parto seguro.

Há evidências cada vez maiores de que o índice de infertilidade esteja aumentando nos Estados Unidos e em todo o mundo. Estima-se que uma a cada 12 mulheres apresente uma forma de infertilidade em consequência de vários fatores sociológicos e médicos. As causas prováveis incluem a maior incidência de doenças sexualmente transmissíveis e de endometriose[12,14,15].

O problema da fertilidade tem sido mais presente porque os casais têm postergado o momento de ter filhos, em consequência da industrialização, urbanização e realidade econômica vivenciada pela população[15]. Além disso, observa-se cada vez mais um número crescente de mulheres no mercado de trabalho e buscando realizações profissionais, quando se sabe que com o avançar da idade da mulher a fertilidade tende a decrescer.

A OMS chama a atenção para a possibilidade de ocorrência de a infertilidade aumentar com a idade, sendo que um em cada quatro casais com mais de 35 anos sofrerá desta incapacidade.

A segunda razão do aumento do índice de infertilidade relaciona-se à alta incidência de doença inflamatória pélvica, frequentemente associada às doenças de transmissão sexual, levando à sequela como a infertilidade[9].

A prevalência de infertilidade é muito discutida por existirem vários fatores, sendo eles sociais, culturais, políticos e geográficos, que envolvem condições de qualidade de vida e de costumes. Há estimativas de que 15 a 20% dos casais sejam inférteis[16].

É importante ressaltar que os dados de prevalência da infertilidade são apresentados para ambos os sexos. Em geral, o fator feminino representa 40 a 55% dos casos de infertilidade. A anovulação responde por 10 a 15% dos casos, enquanto os fatores pélvicos respondem por 30 a 40%. Sua incidência aumenta com o avanço da idade da mulher[12,17].

O fator masculino é representado por 30 a 40% dos casos, 10 a 15% são representados pela combinação dos fatores masculinos e femininos e 10 a 25% dos casos são de fatores não identificados[11,12,17].

As causas de infertilidade são muito complexas e não foram totalmente descobertas, embora se saiba que o fator feminino pode ser explicado por três causas principais: problemas na ovulação, problemas nas trompas de Falópio e causas cervicais, resultado da anormalidade do muco cervical ou interação inadequada de muco-sêmen. As causas do fator masculino são decorrentes de anormalidades da formação, do número ou da motilidade do espermatozoide, além da presença de varicocele, hipospadia ou outras anomalias congênitas do trajeto reprodutivo, ejaculação precoce e impotência[11].

As causas de infertilidade feminina podem ser explicadas por cinco fatores[12]:

- congênitos ou de desenvolvimento – quando a mulher tem estruturas do trato reprodutivo interno anormais;
- ovarianos – relacionados à anovulação, que pode ser primária ou secundária. A causa primária relaciona-se a um distúrbio do hormônio epifisário ou hipotalâmico ou a um distúrbio da glândula adrenal. A anovulação secundária pode ser causada pela doença ovariana;
- tubáricos/peritoniais – em decorrência de infecções, aderências, cicatrizações ou tumores, a mobilidade das trompas e de seus terminais fimbriados pode estar reduzida ou ausente. Outro fator importante são as aderências tubárias resultantes de infecções pélvicas;

- uterinos – as anomalias uterinas são mais comuns do que o imaginado. Podem ser anomalias do desenvolvimento do útero, os tumores endometriais e miometriais, a síndrome de Asherman (aderência ou tecido cicatricial uterino) e as endometrites.
- vaginais-cervicais – as infecções vaginais-cervicais aumentam a acidez do líquido vaginal e reduzem a alcalinidade do muco cervical, destruindo ou reduzindo o número de espermatozoides viáveis e móveis antes que eles entrem no canal cervical. Outros fatores alteram a acidez vaginal como a quantidade de muco e suas mudanças físicas, o dispositivo intrauterino (DIU), um tumor, o estresse emocional grave, a antibioticoterapia e o *diabetes mellitus*. Outro fator vaginal-cervical é a produção de anticorpos contra o espermetozoide por algumas mulheres, denominada isoimunização. Os espermatozoides são imobilizados no muco cervical ou tornam-se incapazes de migrar para o útero.

Os fatores masculinos de causa de infertilidade podem estar relacionados a distúrbios estruturais e hormonais (testículos retidos, hipospadia, varicocele e baixos níveis de testosterona), distúrbios nutricionais, endócrinos, psicológicos e as DSTs. A exposição aos riscos no local de trabalho, como a radiação e exposição do escroto a altas temperaturas, pode diminuir ou causar a produção anormal de espermatozoides[11,12].

Outros fatores relacionados à infertilidade, considerados importantes são aqueles de causas inaparentes, as quais se supõem serem oriundas de fatores psicológicos. A explicação para os fatores psicológicos se apoia na ocorrência de gestações inesperadas depois da primeira consulta para investigação da infertilidade, no decorrer do processo de investigação, ou mesmo quando este terminou sem que se tenha instituído qualquer tratamento[7].

NECESSIDADES DO CASAL INFÉRTIL: A COMPETÊNCIA PARA O CUIDADO DE ENFERMAGEM

Na sociedade atual, o desejo de ter filhos, tanto pelos homens quanto pelas mulheres, é representado como uma necessidade que deve ser concretizada na vida de ambos. Esses desdobramentos na vida do homem são mais valorizados, provavelmente, porque a problemática está vinculada à maneira preconceituosa sobre sua virilidade e potência sexual. Para a mulher, estão relacionados principalmente ao desempenho do papel materno, construído socialmente. Assim, quando a mulher recebe um diagnóstico de infertilidade, vê-se impossibilitada de desenvolver as aptidões e capacidades para as quais foi educada. Para ambos, homem e mulher, fica então frustrado o anseio de dar continuidade à própria existência[16].

Se essa necessidade não for satisfeita de forma natural para um casal que a deseja, poderá acarretar consequências ao autoconceito, à autoimagem e à autoestima de ambos. Pode afetar também as dimensões da vida do casal como: as pretensões profissionais ou mesmo socioeconômicas, revelando, portanto, que a infertilidade é uma questão que abala tanto a estrutura do relacionamento conjugal, como outras dimensões da vida, do homem e da mulher.

Atualmente, é indispensável que os especialistas em reprodução humana, além de serem conhecedores dos aspectos clínicos da infertilidade, devem entender e atender suas implicações psicológicas[7].

Embora a infertilidade seja vivenciada pelo casal com dificuldade e sofrimento, a forma de experimentá-la se faz de maneira diferente entre os gêneros e é sinalizada na forma como os papéis sociais se constroem. Nesse processo, há evidências de que a mulher é quem fica mais exposta às pressões da sociedade, criando um sentimento de culpa, o qual pode se estender para o casal[18].

As necessidades específicas do casal infértil precisam ser identificadas, sendo que o aconselhamento para casais inférteis deve ser direcionado para ajudá-los a resolver de forma positiva essa crise e a criar novas perspectivas e forças no relacionamento matrimonial. O casal infértil, que tanto deseja uma família, merece respeito e atenção. Deve ser visto como portador de um verdadeiro problema de saúde, que encerra questões emocionais e reflexas concomitantes.

Com o desenvolvimento de técnicas de fertilização em laboratório, a medicina trouxe uma nova esperança aos casais diagnosticados como inférteis e que desejam ter filhos. A enfermagem foi adentrando nesse campo, ainda obscuro na sua prática, mas com grande potencial de ascensão. A assistência de enfermagem em reprodução humana está focada no suporte biopsicossocial dos clientes que procuram tratamento para a infertilidade, atuando na educação em saúde do casal infértil.

Os enfermeiros, juntamente com outros membros da equipe, atuam como conselheiros e defensores do casal infértil, assegurando que ambos os parceiros entendam os riscos e os benefícios das várias modalidades de tratamento[10].

Para uma assistência de qualidade, o enfermeiro deverá ter conhecimento em biologia reprodutiva e em direitos reprodutivos, para que este suporte ocorra de forma efetiva, pois irá promover orientações antecipadas, em grupos ou individualmente, sobre os vários testes de investigação e dos testes diagnósticos que os casais irão realizar. Após este primeiro contato, o enfermeiro deverá realizar uma consulta de enfermagem, com ambos os parceiros, para investigação da infertilidade por meio de antecedentes pessoais e familiares e complementando com o exame físico de cada um.

A investigação da possibilidade de infertilidade e seu tratamento podem ser ameaçantes e desconfortáveis para o casal, mas como este acaba sendo um problema central para suas vidas, o casal infértil, num esforço para resolver o problema, procurará ativamente, como um projeto de vida, por tal investigação e tratamento. O enfermeiro mostrando-se "aberto" aos questionamentos, medos e temores que necessitam esclarecimentos, passa a ser uma pessoa importante para o sucesso do tratamento, funcionando como um elo entre os casais e o médico[19].

Nos últimos anos, houve um aumento considerável no número de casais inférteis que procuram as clínicas de reprodução assistida. Para muitos deles, as técnicas de reprodução assistida são a última oportunidade para concretizar o sonho do filho biológico.

A reprodução assistida, produto dos avanços tecnológicos na área da saúde reprodutiva, é definida como um conjunto de técnicas de tratamento médico paliativo, em condições de in/hipofertilidade humana, visando à fecundação[20]. Tais técnicas substituem a relação sexual na reprodução biológica, provocando mudanças nos moldes tradicionais de procriação. É importante ressaltar que o mercado de tecnologias reprodutivas fomenta uma verdadeira obsessão pelo projeto de maternidade/paternidade, além de reforçar a importância do parentesco biológico e a comercialização das relações pessoais.

O enfermeiro que trabalha nesse contexto de assistência precisa estar atento a esses problemas e pode assumir um importante papel na implementação de estratégias que venham auxiliar as pessoas inférteis a superarem os problemas decorrentes do diagnóstico e tratamento da infertilidade, bem como facilitar a interiorização de possibilidades de novos conceitos sobre o significado de ser homens e mulheres em na sociedade atual.

PONTOS A REVISAR

- O conjunto de informações e serviços de reprodução assistida constitui um meio essencial para a obtenção e realização dos direitos reprodutivos e de saúde reprodutiva.
- A reprodução humana necessita de condições anatômicas, fisiológicas e sociopsicológicas harmônicas para adquirir uma condição adequada de fertilização.
- As condições adequadas para que a fertilização ocorra dependem de múltiplos fatores, e uma única falha pode determinar a infertilidade.
- Infertilidade é definida como a inabilidade de conceber, após um ano de intercurso sexual regular sem contracepção, ou de levar a gestação até um nascimento, podendo ser classificada em primária ou secundária.
- O índice de infertilidade vem aumentando no mundo todo e suas causas prováveis incluem a maior incidência de DST, endometriose, doença inflamatória pélvica, além da idade avançada.
- Estima-se que de 15 a 20% dos casais sejam inférteis; o fator feminino representa um índice que varia de 40 a 50% dos casos, e o fator masculino, de 30 a 40%.
- As causas de infertilidade podem ser explicadas por cinco fatores: congênitos, ovarianos, tubáricos/peritoniais, uterinos e vaginais/cervicais.
- Os fatores masculinos de causa de infertilidade podem estar relacionados a distúrbios estruturais e hormonais, nutricionais, endócrinos e psicológicos e doenças sexualmente transmissíveis.
- São bases para o cuidado de enfermagem: conhecer aspectos clínicos e implicações psicológicas da infertilidade; identificar as necessidades específicas do casal; assegurar que ambos os parceiros entendam os riscos e os benefícios das várias modalidades do tratamento de infertilidade; ter conhecimentos em

biologia reprodutiva e direitos reprodutivos; realizar consulta de enfermagem para ambos os parceiros; implementar estratégias para auxiliar as pessoas inférteis a superarem os problemas decorrentes do diagnóstico e do tratamento da infertilidade.

ATIVIDADES SUGERIDAS

- Entreviste um casal que está em tratamento para infertilidade. Identifique as dificuldades vivenciadas por eles durante esse processo e simule uma proposta de intervenção de enfermagem com base nas competências esperadas para a atenção ao casal infértil.
- Visite um serviço de reprodução humana e entreviste um enfermeiro que atue nesse local. Identifique as ações desenvolvidas por esse profissional e suas impressões sobre os diferentes casos de infertilidade dos casais ali atendidos.

Propostas para estudo

- Quais são as condições adequadas para que a fertilização ocorra?
- Quais são as informações que devem ser obtidas de um casal para que se possa estimar a chance de ocorrência de concepção?
- Como se define infertilidade e por que ela tem sido mais frequente nos últimos tempos?
- Como os fatores feminino e masculino influenciam na prevalência da infertilidade e a que fatores eles podem estar relacionados?
- Como o enfermeiro pode contribuir para uma adequada assistência ao casal infértil?

Exercício de pensamento crítico

1. Um casal com vida sexual ativa, sem concepção, há mais de cinco anos, procura um serviço de reprodução humana com o objetivo de realizar uma inseminação artificial.

Quais devem ser as ações do enfermeiro desse serviço na implementação de estratégias para o cuidado ao casal?

Referências bibliográficas

1. Cook RJ, Dickens BM, Fathalla MF. Reproductive health and human rights: integrating medicine, ethics and law. Nova York: Oxford University Press; 2003.
2. Organização das Nações Unidas (ONU). IV Conferência mundial sobre a mulher: Pequim, China – 1995. Rio de Janeiro: Fiocruz; 1996.
3. Brasil. Ministério da Saúde. Secretaria de Atenção à Saúde. Departamento de Ações Programáticas Estratégicas. Área Técnica de Saúde da Mulher. Direitos Sexuais e Direitos Reprodutivos: uma prioridade do governo/Ministério da Saúde, Secretaria de Atenção à Saúde, Departamento de Ações Programáticas Estratégicas. Brasília: Ministério da Saúde; 2005.
4. Brasil. Ministério da Saúde. Política Nacional de Atenção Integrada à Saúde da Mulher: princípios e diretrizes. Brasília: Ministério da Saúde; 2004.
5. Shepard B. The "double discourse" on sexual and reproductive rights in Latin America: the chasm between public policy and private actions. Health and Human Rights 2000;4(2):110-43. Disponível em: http://www.jstor.org/stable/pdfplus/4065198.pdf?accept TC=true.
6. Glasier A, Gulmezoglu M, Schmid GP, Moreno CG, Van Look PFA. Sexual and reproductive health: a matter of life and death. Lancet 2006;368(9547):1595-607.
7. Di Paola GR, Procaccini JC. Enfoque do casal estéril. In: Ferrari AN. Esterilidade Conjugal. São Paulo: Roca; 1991.
8. Helman CG. Cultura, saúde e doença. 2. ed. Porto Alegre: Artes Médicas; 1994.
9. Garner C. Principles of infertility nursing. Boca Raton: CRC Press; 1991.
10. Sherwen LN, Scoloveno MA, Weingarten CT. Nursing care of the childebearing family. Norwalk: Appleton & Lange; 1991.
11. May KA, Mahlmeister LR. Maternal and neonatal nursing: family centered care. 3. ed. Philadelphia: Lippincott; 1994.
12. Lowdermilk DL, Perry SE, Bobak IM. O cuidado em enfermagem materna. 5. ed. Porto Alegre: Artmed; 2002.
14. Menning BE. O impacto psicossocial da infertilidade. Nursing clinics of North America 1982;17(1):175-85.
15. Sobrero AJ. Infertilidade involuntária, aspectos epidemiológicos. In: Ferrari AN. Esterilidade conjugal. São Paulo: Roca; 1991.

16. Oliveira JBA, Baruffi RLR, Franco Junior JG. Fertilização in vitro – Parte I. Femina 1992;20(8).
17. Petracco A, Badalotti M. Infertilidade: definições e epidemiologia. In: Badalotti M, Teloken C. Rio de Janeiro: Medsi; 1997.
18. Mamede FV, Clapis MJ. A infertilidade no contexto de vida dos casais. In: Bessa LF, Cunha M de A, Ferreira T de F (orgs.). Saúde da mulher: desafios a vencer. Rio Branco: Edufac; 2004.
19. Braverman AM. Infertility and reproductive medicine: clinics of North America, role of the nurse in infertility, v. 3. Philadelphia: W.B. Saundres; 1996.
20. Correa MV. Novas tecnologias reprodutivas: limites da biologia ou biologia sem limites? Rio de Janeiro: Eduerj; 2001.

5

CONSULTA DE ENFERMAGEM À MULHER

MARIA AUXILIADORA DE SOUZA GERK
SANDRA L. FÉLIX DE FREITAS
CRISTINA BRANDT NUNES

PONTOS A APRENDER

1. As etapas da consulta de enfermagem.
2. A correlação entre as etapas da consulta de enfermagem e a aplicação do processo de enfermagem.
3. As etapas da consulta de enfermagem à mulher.
4. Compreensão da importância da utilização de um instrumento de coleta de dados na consulta de enfermagem à mulher como essencial para a identificação dos diagnósticos de enfermagem.

PALAVRAS-CHAVE

Processo de enfermagem, diagnóstico de enfermagem, saúde da mulher.

ESTRUTURA DOS TÓPICOS

Saúde da mulher. Consulta de enfermagem à mulher. Histórico de enfermagem na consulta de enfermagem à mulher. Diagnósticos de enfermagem mais frequentes e intervenções de enfermagem, de acordo com a CIPE Versão 1.0. Propostas para estudo. Exercícios de pensamento crítico. Referências bibliográficas. Para saber mais.

SAÚDE DA MULHER

A assistência à saúde da mulher brasileira tem sido uma das prioridades dos programas de saúde do país. A preocupação com essa parcela da população teve seu impulso, principalmente, a partir da mobilização das próprias mulheres, por meio dos movimentos feministas, que passaram a reivindicar uma democratização das decisões governamentais, com ampliação das discussões e participação mais ativa nos processos decisórios pertinentes à saúde.

Ao longo dos anos, maior ênfase tem sido dada à mulher no período gravídico-puerperal, em detrimento à sua assistência na fase não reprodutiva. Reconhece-se a importância da atenção à saúde da mulher gestante, tendo em vista os altos índices de morbidade e mortalidade materna que continuam a configurar no panorama de saúde do país. No entanto, ao priorizar-se exclusivamente a mulher nesse período da vida, reproduz-se o processo milenar de submissão (dominação) feminina, atrelando sua valorização apenas à capacidade reprodutiva. Por esse motivo, neste capítulo o enfoque será direcionado para a assistência à mulher durante o ciclo vital, exceto o período gestacional ou gravídico-puerperal.

A mulher, ao longo da história, foi assumindo o mercado de trabalho sem desincumbir-se de suas funções no lar e no cuidado com os filhos, ou seja, passou a desenvolver uma jornada tripla e a apresentar problemas de saúde ocupacionais que antes eram predominantemente masculinos, o que tornou necessárias a revisão e a ampliação dos programas governamentais para além do ciclo gravídico-puerperal.

Para que a assistência à saúde da mulher seja eficiente, devem-se proporcionar condições que a conduzam a descobrir-se como um ser integral, merecedor de muitos cuidados, inclusive aqueles relacionados com a saúde. Acredita-se na consulta de enfermagem como um dos caminhos facilitadores para essa descoberta.

O profissional de enfermagem, para contribuir de forma efetiva na melhoria da qualidade de vida da mulher, necessita, antes de mais nada, compreendê-la como um ser total, maior que a soma de suas partes, auxiliando-a no desenvolvimento do exercício da cidadania, o que pode ser iniciado durante a consulta de enfermagem, dependendo de como esse processo é conduzido.

A consulta de enfermagem é uma atividade privativa do enfermeiro, na qual são utilizados componentes do método científico para identificar situações de saúde/doença, prescrever e implementar medidas de enfermagem que contribuam para a promoção, prevenção, proteção da saúde, recuperação e reabilitação do indivíduo, da família e da comunidade[1], além de permitir o exercício de sua autonomia.

Deve possibilitar a assistência à mulher de forma integral, além de ser uma excelente oportunidade para educá-la no desenvolvimento de um comportamento preventivo, ou seja, para buscar espontaneamente os serviços de saúde de forma periódica, mesmo na ausência de sinais e sintomas.

De acordo com a Lei do Exercício Profissional n. 7.498/86[2], em seu artigo 11°, inciso I, alínea i, ao enfermeiro incumbe privativamente a consulta de enfermagem e, conforme a Resolução COFEN n. 358/2009[3], em seu artigo 1°, parágrafo 2°, o processo de enfermagem, quando realizado em instituições prestadoras de serviços ambulatoriais de saúde, corresponde à consulta de enfermagem. Segundo essa mesma Resolução, o processo de enfermagem é composto pelo histórico e diagnóstico de enfermagem, pelo planejamento, pela implementação e pela avaliação.

Dessa forma, para ser caracterizada como consulta de enfermagem é imprescindível a aplicação do processo de enfermagem.

Durante a consulta de enfermagem, o enfermeiro aplica o processo de enfermagem que lhe permite determinar não só os diagnósticos e as intervenções de enfermagem, como também identificar as intercorrências que exigem assistência médica ou de outros profissionais. Tal fato se deve as próprias características do processo de enfermagem, que promovem o exercício do pensamento crítico[4].

CONSULTA DE ENFERMAGEM À MULHER

A assistência à saúde da mulher sempre esteve intimamente relacionada com seu ciclo reprodutivo. As consultas de enfermagem, desde que começaram a ser implantadas, foram direcionadas às gestantes.

Autores como Vargens e Hood[5] já expressavam sua preocupação com a mulher não grávida, afirmando que, muito embora os problemas obstétricos sejam graves no meio médico, o ciclo gravídico-puerperal ocupa um curto espaço de tempo na vida da mulher.

Desde que foi criado o Programa de Assistência Integral à Saúde da Mulher (PAISM), em 1984, pelo Ministério da Saúde, as informações disponibilizadas referentes aos dados do perfil dessa população relacionam-se principalmente ao ciclo gravídico-puerperal, o que dificulta um diagnóstico de saúde da mulher no que tange aos aspectos não reprodutivos[6].

Dessa forma, sente-se motivação em orientar as atividades assistenciais e de pesquisa à mulher, ao concordar que a restrição ao enfoque gravídico-puerperal não mais responde às necessidades dessa população.

HISTÓRICO DE ENFERMAGEM NA CONSULTA DE ENFERMAGEM À MULHER

Durante a consulta, o enfermeiro coletará dados a fim de compor o histórico de enfermagem que deve ser direcionado não só à doença, mas ao histórico de vida pessoal e de trabalho da mulher. Para conhecer a mulher, o enfermeiro realiza entrevista e exame físico geral e especial.

ENTREVISTA

A entrevista deve incluir, entre outros dados, a identificação (nome, idade, número do prontuário, estado civil/consensual, profissão, ocupação, data de nascimento, naturalidade, escolaridade), o motivo da consulta, os antecedentes pessoais (gerais, ginecológicos e obstétricos) e familiares, o uso de medicação (p. ex., Plasil® e antidepressivos facilitam as hiperprolactinemias; hormônios e corticoides alteram a flora vaginal), os problemas mamários, os problemas intestinais (parasitoses e/ou obstipação intestinal provocam dor pélvica, necessitando de diagnóstico diferencial com afecções ginecológicas), os problemas urinários, a religião e as crenças, a profissão e a ocupação atual, a renda familiar, o conhecimento sobre a prevenção primária e secundária do câncer de colo do útero, a anatomia e a fisiologia do aparelho reprodutor feminino, o exame clínico das mamas, as condições de moradia, os dados sobre sono e repouso, a sexualidade (orientação sexual, libido e prazer sexual), o uso de métodos contraceptivos e o estado nutricional.

EXAME FÍSICO GERAL

O exame físico geral, craniocaudal ou por sistemas, deve ser realizado sempre que o enfermeiro for coletar dados da paciente, por meio do histórico de enfermagem. Neste capítulo, será dada atenção somente ao exame físico especial, realizado durante a consulta de enfermagem.

EXAME FÍSICO ESPECIAL

Exame físico especial ou ginecológico diz respeito ao exame das mamas, do abdome e da genitália feminina. Será abordado mais detalhadamente o exame clínico das mamas e da genitália.

Exame clínico das mamas

- Objetivo: detecção precoce do câncer de mama. Deve-se aproveitar a oportunidade para orientar a cliente sobre o autoexame das mamas, que é realizado pela própria mulher seguindo-se as mesmas etapas, mensalmente após o período menstrual – entre o 5° e o 10° dia, após o 1° dia da menstruação. Para as mulheres que se encontram no período da pós-menopausa, aconselha-se realizá-lo em um dia fixo do mês e, para aquelas que estão amamentando, sempre após esvaziar a mama (após a amamentação). Quanto ao autoexame, maiores detalhes serão apresentados no Capítulo 6, "Câncer de mama e autoexame".
- Periodicidade: para a detecção precoce do câncer de mama, o Instituto Nacional do Câncer (Inca) recomenda a realização do exame clínico das mamas anualmente, para todas as mulheres a partir de 40 anos de idade. No entanto, enfatiza que, por tratar-se de um procedimento que faz parte da assistência integral à saúde da mulher, deve ser realizado em todas as consultas clínicas, independente da faixa etária[7].
- Etapas: o exame clínico das mamas deve obedecer às etapas descritas a seguir.

Inspeção estática

Essa inspeção deverá ser realizada com a mulher com os membros superiores ao longo do corpo, sentada, com o tronco desnudo e voltada para o enfermeiro e para a fonte de luz. Deve-se atentar para: número (amastia, polimastia, atelia, politelia), simetria (pode haver assimetria em casos de escoliose dorsolombar, inflamações ou tumores), volume (hipertrofias das mamas podem ser encontradas em inflamações, traumatismos e tumores), forma (cônica, esférica e pendular), consistência (túrgida e flácida), contorno (deve apresentar forma de arco; atentar-se para casos de protuberâncias, achatamento localizado, retração e depressão), modificações da pele (podem ser fisiológicas – rede de Haller e víbices – ou patológicas – pele em casca de laranja, pregueamento da pele) e modificações do mamilo (retração, ulcerações, descamação, desnivelamento e fissuras).

Inspeção dinâmica

A paciente deve estar sentada: o enfermeiro solicita à mulher que eleve os braços e, depois, coloque as mãos no quadril, imprimindo movimentos e contrações musculares para diante. A contração muscular favorece a visualização de alterações (nódulos mamários) imperceptíveis à inspeção estática.

Palpação

A palpação tem como objetivo avaliar o estado dos tecidos e dos linfonodos adjacentes à mama[8]. Deve estender-se desde a linha medioesternal até a linha axilar posterior e bem dentro da axila; desde a clavícula até a prega inframamária, palpando-se o prolongamento axilar (prolongamento de Spencer ou cauda mamária). Para facilitar a palpação, pode-se dividir a mama imaginariamente em quatro quadrantes, passando uma linha vertical e outra horizontal sobre o mamilo (para que nenhuma parte seja esquecida), ou realizá-la de forma circular, iniciando de fora para dentro (até a região areolar) ou vice-versa. A palpação pode também ser realizada em ziguezague no sentido horizontal ou vertical.

Se a mulher se queixar da presença de massa palpável, examine também a mama oposta a fim de garantir uma comparação objetiva do tecido normal e do anormal[8].

A palpação deve ser realizada em dois momentos:

- mulher sentada (pesquisa dos linfonodos) – palpação segundo a técnica de Bailey: com a mulher em frente ao enfermeiro, segura-se com a mão direita o braço direito da mulher, que deve ser mantido em posição horizontal e apoiado sobre o braço direito do enfermeiro, de modo a deixar livre o acesso à região axilar. Palpa-se a axila com a mão oposta, aprofundando-se tanto quanto possível à procura de linfonodos: número, volume, localização, sensibilidade, consistência e mobilidade. O mesmo procedimento é realizado com o braço esquerdo. A seguir, examinam-se as regiões supra e infraclaviculares e as regiões laterais do pescoço.
- mulher deitada – em decúbito dorsal com as mãos cruzadas atrás da nuca (se necessário, colocar uma toalha dobrada sob a região escapular do lado que está sendo realizado o exame).
-

Devem-se utilizar os métodos clássicos de palpação:

⇒ *Bloodgood* – usam-se as polpas digitais do indicador e do medio (como se estivesse tocando um piano) a fim de perceber tumores de menor diâmetro.
⇒ Velpeau – mão espalmada sobre a mama, comprimindo-a de encontro à parede torácica, para evidenciar a presença de nódulos de maior diâmetro.
⇒ Por causa do achatamento da mama sobre o gradil costal, nesta posição (deitada com as mãos atrás da nuca) evidenciam-se melhor os tumores de pequeno tamanho e localização mais profunda.

Expressão

A expressão deve ser suave. Com os dedos indicador e polegar faz-se a compressão e uma leve tração para cima da região, a partir da base (limite) da aréola. Caso ocorra saída de secreção, deve-se proceder à coleta de material para citologia. A presença de secreção pode significar processo inflamatório, uma lesão benigna ou maligna. Atentar-se para as características da secreção, que pode ser serosa, límpida ("água de rocha"), sanguinolenta ou branca (leite). As secreções sanguinolentas e "água de rocha", que drenam espontaneamente, de apenas uma mama e por mais de um duto lactífero, são as mais preocupantes.

- Pontos importantes no exame clínico: as mamas nem sempre são rigorosamente iguais, o AEM não substitui o exame ginecológico de rotina e a presença de um nódulo mamário não é obrigatoriamente indicadora de neoplasia maligna (câncer).
- Achados clínicos sugestivos de câncer de mama: nódulo geralmente unilateral; edema sem relação com o ciclo menstrual; dor em pontada na mama, localizada; à palpação, o tumor maligno é indolor; retração ou saliências na mama; pele em casca de laranja; modificação do contorno da mama; excessiva vascularização num ponto particular da mama; ulceração da mama; saída espontânea de secreção sanguinolenta ou límpida ("água de rocha").

Exame dos órgãos genitais

O exame da genitália é sempre constrangedor para a paciente, portanto deve-se procurar utilizar uma abordagem calma e adequada ao explicar os procedimentos que serão realizados. Ela precisa ser posicionada corretamente e seu corpo mantido coberto a fim de lhe manter confortável. É importante explicar cada parte do exame com antecedência para que a cliente possa colaborar com o processo[8].

- Objetivo: detecção de alterações tratáveis por meio das intervenções de enfermagem (incluindo encaminhamento a outros profissionais quando necessário) e coleta de material para realização da colpocitologia oncótica.
- Etapas: o exame dos órgãos genitais deve obedecer às etapas descritas a seguir.

Exame dos órgãos genitais externos

- Preparação da paciente: fazê-la urinar e orientar a vestir o avental com a abertura para a frente.

- Posição da paciente: ginecológica (para algumas mulheres, a posição litotômica é menos desconfortável por facilitar a abertura do assoalho pélvico e, consequentemente, a introdução do espéculo).
- Observação da vulva nos seguintes aspectos: condições de higiene, presença de lacerações e ulcerações (decorrentes de prurido ou corrimento), aumento das glândulas de Bartholin (ou vestibulares maiores) e das glândulas de Skene (ou parauretrais), aumento da secreção que flui através da vagina (observar características do corrimento), varizes vulvares, presença de vesículas (herpes genital), coloração e implantação dos pelos.

Exame dos órgãos genitais internos

Realiza-se esse procedimento por meio do exame especular e do toque vaginal. Durante esse exame, também pode ser coletado material para a colpocitologia oncótica, o exame colpocitológico, também denominado exame "preventivo" ou exame de Papanicolaou, cujas peculiaridades serão abordadas no Capítulo 7, "Prevenção e controle do câncer de colo do útero".

Toque vaginal simples digital e combinado

- Simples digital: realizado com os dedos indicador e médio de uma das mãos. Possibilita avaliar assoalho perineal e sua tonicidade, modificações da vagina e do colo do útero, além de suas características de normalidade.
- Combinado: é feito com duas mãos, uma vaginal e a outra abdominal. Possibilita avaliar todas as características da vagina e do colo do útero, assim como aquelas do trato genital superior (útero e anexos).

Exame especular

Realiza-se esse exame com instrumento denominado espéculo, com a finalidade de visualizar as partes acessíveis do aparelho genital (vagina e colo uterino). A sistemática de colocação do especulo consiste em colocá-lo obliquamente à vulva livrando o meato urinário e a fúrcula do contato com o aparelho, por serem muito sensíveis. Nesse momento, para facilitar a introdução do espéculo, pode-se solicitar à cliente que faça força para baixo como se fosse evacuar. As colheres (ou pás) do espéculo devem permanecer no canal vaginal no sentido anteroposterior.

É oportuno aproveitar esse momento para a mensuração do pH vaginal, realizada da seguinte forma: posiciona-se a fita colorimétrica no terço médio da parede vaginal à direita, aguarda-se 1 minuto e retira-se a fita para proceder a leitura do pH. Sabe-se que o pH vaginal é ligeiramente ácido (entre 3,5 a 4,5) e mensurações abaixo ou acima desses valores, associados a outros fatores, podem significar risco para vulvovaginites ou a infecção já instalada[9].

Na presença de corrimento vaginal, deve-se realizar o teste de Whiff (ou das aminas): coleta-se uma pequena quantidade do corrimento, depositando-o em uma lâmina e, logo após, adiciona-se 1 a 2 gotas do KOH (hidróxido de potássio) a 10%. Na ocorrência de odor fétido (odor de "peixe podre"), diz-se teste de Whiff positivo, que pode indicar vaginose bacteriana em decorrência da liberação, em meio básico, das aminas putrescina e cadaverina.

Caso o serviço disponha de microscópio, deve-se coletar o corrimento vaginal para a microscopia a fresco, em que se colhe um pouco do corrimento vaginal depositando-o em uma lâmina, adiciona-se 1 a 2 gotas de soro fisiológico, coloca-se a lamínula e leva-se a lâmina ao microscópio para identificação de hifas (micélios) e esporos no caso de presença de *Candida albicans*, de protozoários flagelados no caso de presença de *Trichomonas vaginalis* e de *clue cells* na presença de *Gardnerella vaginalis*.

Em caso de coleta de material para colpocitologia oncótica (exame de Papanicolaou), o exame especular deve preceder o toque vaginal.

Observa-se que o teste de Schiller pode ser realizado após a coleta do material para a colpocitologia. Esse teste consiste na aplicação de solução de lugol no colo do útero com a finalidade de identificar alterações celulares, mediante a fixação do iodo nas áreas ricas em glicogênio. O teste será considerado negativo (iodo positivo) se houver a fixação da solução tingindo o colo de coloração marrom (a tonalidade dependerá da concentração de glicogênio). Para sua realização, deve-se embeber uma gaze estéril em solução de lugol (à base de iodo) e introduzi-la por meio do espéculo, com o auxílio da pinça Cheron, para aplicação da solução sobre o colo uterino. Na ausência de glicogênio, o tecido permanecerá nacarado (branco), pois não ocorrerá fixação do iodo e o teste será Schiller positivo – iodo negativo. Isso geralmente ocorre na presença de alterações celulares (células displásicas ou carcinomatosas), sendo importante descrever no relatório do exame físico a área do colo uterino na qual o teste de Schiller mostrou-se positivo. Porém, cabe ressaltar que na presença de ectopias a fixação do iodo será menor (iodo claro) por tratar-se da exteriorização do tecido da endocérvice (pobre em glicogênio) na ectocérvice.

SUGESTÃO DE UM HISTÓRICO DE ENFERMAGEM PARA A CONSULTA DE ENFERMAGEM À MULHER

Para a consulta de enfermagem, vários modelos de históricos de enfermagem podem ser utilizados para a coleta de dados que subsidiarão condutas adequadas e específicas à mulher. O Quadro 5.1 apresenta o modelo de histórico de enfermagem adaptado de Gerk[10].

Quadro 5.1 Modelo de histórico de enfermagem adaptado de Gerk

Histórico de enfermagem fundamentado na teoria das necessidades humanas básicas de Wanda de Aguiar Horta

Data da consulta ___/___/___

I. ENTREVISTA

Identificação

Nome: ______________________________ Prontuário: __________

Data de nascimento:__/__/_____ Idade: ____ anos

Etnia:______________

Endereço: ______________________________________ nº ________

Bairro: ____________________________

Telefone: ______________ Celular: ______________ Município: ______________

Estado: ___________

Situação conjugal:
- ❑ com companheiro
- ❑ sem companheiro

Escolaridade:
- ❑ sem instrução
- ❑ fundamental incompleto
- ❑ fundamental completo
- ❑ médio incompleto
- ❑ médio completo

❑ universitário incompleto

❑ universitário completo

Naturalidade:____________________ Nacionalidade:________________

Já morou em outros estados ou países? ❑ Não ❑ Sim Quais?

____

Necessidades de saúde (1)

Motivo da consulta/queixas: ____

____

____

Necessidades psicoespirituais (2)

Religião? ❑ Não

❑ Sim. Qual?______________________________________

Frequenta? ❑ Não

❑ Sim. Quantas vezes por semana? ___________

Crenças: ____

Necessidades psicossociais (3)

A. Segurança emocional

Estado emocional ao chegar à consulta:

❑ calma

❑ agitada

❑ alegre

❑ triste

❑ ansiosa

Outros. Especificar:____

ECOMAPA E GENOGRAMA (GREGÁRIA, RECREAÇÃO E LAZER, ACEITAÇÃO E AMOR)

Legenda:

B. Recursos financeiros para o sustento da família e condições de moradia

Profissão: ______________________ Ocupação: ________________

Você está trabalhando? ❑ Não

❑ Sim Horário de trabalho: ________

Renda familiar (RF) mensal (salários mínimos):

❑ < 1

❑ de 1 a 3

❑ de 4 a 6

❑ de 7 a 9

❑ 10 ou mais

Considera a RF suficiente? ❑ Sim

❑ Não. Por quê? _________________

Isso a preocupa? ❑ Não

❑ Sim. Por quê? _______________________

Mora com ❑ cônjuge

❑ filho – nº __

❑ filha – nº __

❑ irmã – nº __

❑ irmão – nº __

❑ pai

❑ mãe

❑ sogro

❑ sogra

❑ outros. Especifique: _________________________

Mora em casa ❑ própria

❑ alugada

❑ cedida

❑ outros _________

A casa é de ❑ alvenaria

❑ madeira

❑ outros. Especifique: _____________

A casa possui ___ cômodos ❑ água de poço

❑ água encanada

❑ luz elétrica

❑ esgoto

❑ fossa

❑ banheiro dentro de casa

❑ banheiro com vaso sanitário

❑ chuveiro elétrico

C. Autoestima, autorrealização

O que você mais gosta em seu corpo?________________________________

O que você menos gosta em seu corpo?________________________________

O que você mais gosta em você como pessoa?____________________________

O que você menos gosta em você como pessoa?___________________________

Qual é o seu maior sonho (planos para o futuro)?__________________________

D. Conhecimento da cliente sobre exame preventivo e autoexame de mamas (AEM):

Você já fez exame preventivo (Papanicolaou)? ❑ Não

❑ Sim

Último exame preventivo em ________ (ano)

Você sabe qual é a finalidade desse exame? ____________________________

Você já realizou o exame preventivo do colo do útero anteriormente? ❑ Não ❑ Sim

Você sabe o que é e o lugar em que fica o útero e o colo do útero? ❑ Não ❑ Sim

Você sabe para que "serve" o útero? ❑ Não ❑ Sim

De quanto em quanto tempo você realiza o exame preventivo? __________________

Retornou para buscar o resultado?

❑ Sim. Qual foi o resultado? ____________________

❑ Não. Por quê? ____

____

Foi prescrito algum tratamento? ❑ Não ❑ Sim. Qual? ______________________

E para seu companheiro? ❑ Não ❑ Sim. Qual? ______________________

O tratamento prescrito foi realizado? ❑ Sim ❑ Não. Por quê? ____________________

Já fez uso de creme vaginal? ❑ Não ❑ Sim. Quem recomendou?______________

Você já teve algum problema nas mamas? ❑ Não ❑ Sim. Qual? __________________

Você sabe o que é autoexame de mamas? ❑ Não ❑ Sim. Descreva: ____________________________

____

____

____

Você realiza esse exame? ❑ Não ❑ Sim. Como? ______________________

____

____

De quanto em quanto tempo você realiza o AEM? __________________________

Em que período do mês você realiza o AEM?

❑ Antes do período menstrual

❑ Após o período menstrual

❑ Durante o período menstrual

❑ Outro ____

E. Sexualidade:

Coitarca aos ______ anos Tempo de vida sexual ativa: ______ anos

Você se considera:

❑ heterossexual

❑ homossexual

❑ bissexual

Nº de parceiros sexuais que já teve até hoje: _______ E nos últimos seis meses? _________

Nº de parceiros sexuais no momento? ____________

Sente vontade de ter relações sexuais?

❑ Sim

❑ Não. Por quê? ____

Você sente prazer nas relações sexuais (RS)?

❑ Não

❑ Sim

❑ Às vezes. Por quê? ____

Quantas vezes/semana você mantém RS?

❑ Nenhuma

❑ 1 a 2

❑ 3 ou +

Dispareunia (dor na RS) ❑ Não ❑ Sim

Sinusorragia ❑ Não ❑ Sim

Você costuma usar lubrificantes nas RS? ❑ Não ❑ Sim

Que tipo de sexo você pratica?

❑ Vaginal

❑ Anal

❑ Oral

❑ Recebe

❑ Doa

Você usa preservativo na RS?

❑ Sim

❑ Não. Por quê? ____

____

Alguma vez você já sofreu algum tipo de violência sexual?

❑ Sim

❑ Não

Você gostaria de conversar mais sobre isso? ____

____

Impressões do entrevistador: ____

____

Necessidades psicobiológicas (4)

A. Histórico ginecológico:

MENSTRUAÇÃO

Menarca aos _______ anos DUM: _____/_____/________

Ciclo menstrual ❑ regular ❑ irregular

Intervalo entre os ciclos: de _____ em _____ dias

Perda de sangue fora da menstruação? ❑ Sim ❑ Não

MÉTODOS ANTICONCEPCIONAIS

❑ Não. Por quê?____________________

❑ Sim. Qual?____________________

Quem indicou?____________________

Que métodos anticoncepcionais você conhece? ____________________

____

Quais métodos para evitar gravidez você já usou?____________________

____

Por quanto tempo?____________________

DST

Você já teve alguma DST? ❑ Não sabe informar ❑ Não ❑ Sim. Qual?____________________

Tratou? ❑ Não ❑ Sim. Como?____________________

O seu parceiro já teve alguma DST?

❑ Não se aplica

❑ Não

❑ Sim

❑ Não sabe

CORRIMENTO VAGINAL

No momento está apresentando corrimento vaginal?

❑ Sim

❑ Não

❑ Não sabe

Se sim – coloração? ❑ Amarelada ❑ Esverdeada ❑ Acinzentada ❑ Esbranquiçada

❑ Amarelo-esverdeada ❑ Borra de café

Quantidade: ❑ pequena ❑ média ❑ grande

Cheiro (odor): ❑ não ❑ fétido ❑ ácido ❑ fétido (tipo "peixe podre")

Aspecto ❑ com bolhas (bolhoso, espumoso)
❑ todo igual, liso (homogêneo)
❑ tipo leite talhado (grumoso)
❑ mucoide
❑ leitoso

Coceira na genitália (prurido vulvar)? ❑ Não ❑ Sim

B. Histórico obstétrico pregresso:

Gesta ____ Para ____ (________) Aborto ________

Fez pré-natal em todas as gestações? ❑ Não ❑ Sim

Nº de consultas: _________

Em caso de aborto: ❑ espontâneo ❑ provocado. Como? ______________________________
____

Há quanto tempo? ____________ Curetagem: ❑ não ❑ sim

Tipos de parto ❑ Parto normal: ❑ com episiotomia – nº_____
❑ sem episiotomia – nº_____
❑ domiciliar – (nº) _____
❑ hospitalar – (nº) _____
❑ Parto operatório: ❑ cesariana – (nº) _____
❑ fórcipe – (nº) ____

Filhos vivos: ❑ Sim ❑ Não. Causa da morte: ______________________________

Você amamentou seus filhos? ❑ Sim. Durante quanto tempo? ________________________
❑ Não. Por quê? ____

____

C. Hábitos de vida:

TABAGISMO, ETILISMO E OUTRAS DROGAS

Já fez ou faz uso de algum tipo de droga? ❑ Não ❑ Sim. Há quanto tempo? ___________

De que forma? ❑ Inalação ❑ Injetável ❑ Aspiração ❑ Fumo

Em sua opinião o uso de drogas a prejudica? ❑ Não ❑ Sim

Você fuma? ❑ Não
❑ Sim. Quantos cigarros por dia? ______________________

Você considera o cigarro prejudicial à saúde?❑ Não ❑ Sim. Por quê? ______________________________

Você ingere bebida alcoólica? ❑ Não ❑ Sim. Nº de doses/dia ______________________

Você possui algum outro vício? ❑ Não ❑ Sim Qual? ______________________________

SONO E REPOUSO

Quantas horas você dorme por dia? ________ horas

Alguma alteração no sono? ❑ Não ❑ Sim. Qual? ____________________

Atividades de lazer: ❑ Não ❑ Sim. Se sim, qual(is)? ____________________

____

D.Transfusão sanguínea? ❑ Não ❑ Sim. Quando? ____________________

E. Está fazendo algum tratamento? ❑ Não ❑ Sim. Qual? ____________________

____

F. Oxigenação:

Relata: ❑ padrão respiratório normal ❑ dispneia ao esforço

❑ ortopneia ❑ dispneia em repouso ❑ outros

Especificar: ____________________

G. Nutrição:

Peso há 1 ano: ______ kg

Peso atual: ______ kg Altura: ______ cm IMC: __________

Condição nutricional: ❑ baixo peso ❑ peso normal ❑ sobrepeso ❑ obesidade

Você tem horários para se alimentar? ❑ Não ❑ Sim

(Assinalar as refeições relatadas) Alimentos consumidos:

❑ Café da manhã

____

❑ Lanche da manhã

____

❑ Almoço

____

❑ Lanche da tarde

____

❑ Jantar

____

❑ Outras refeições

____

H. Hidratação:

Quantos copos de líquidos você costuma ingerir por dia?

❑ Menos de 4

❑ De 4 a 8

❑ Mais de 8

Observações: ____

I. Alergias: ❑ alimentar: ______________

❑ medicamentosa: ______________

Outras alergias: ____

J. Eliminação intestinal:

Sente dor ao evacuar? ❑ Não ❑ Sim

Frequência: ___/__ (d = dia, s = semana)

Aspecto das fezes: Cor: ______________

Com raias de sangue ❑ Não ❑ Sim

Esteatorreia ❑ Não ❑ Sim

Consistência: ❑ ressecadas (endurecidas) ❑ pastosas ❑ líquidas

❑ semipastosas ❑ líquidas com restos alimentares

Faz uso de laxantes? ❑ Não ❑ Sim. Com que frequência? ______________

Em quais situações faz uso? ____

K. Eliminação urinária:

Frequência: ❑ normal ❑ aumentada ❑ diminuída

Quantidade: ❑ pequena ❑ média ❑ grande

Coloração: ❑ amarelo palha ❑ amarelo citrino ❑ amarelo âmbar

❑ outra ______________

Aspecto: ❑ limpo ❑ turvo ❑ concentrado ❑ com sangue

Você já teve infecção urinária? ❑ Não ❑ Sim. Há quanto tempo? Há ________(Meses? Anos?)

Tratamento: ❑ Não ❑ Sim

Atualmente, há disúria na micção? ❑ Não ❑ Sim – Se sim: ❑ início da micção ❑ final da micção

Tem apresentado urgência para urinar? ❑ Não ❑ Sim

Tem apresentado incontinência urinária ao esforço? ❑ Não ❑ Sim

L. Histórico pessoal de patologias:

❑ Sarampo ❑ Rubéola ❑ Parotidite ❑ Varicela ❑ Cardiopatia

❑ Hepatite ❑ Diabetes ❑ Tuberculose

❑ Outras. Especificar: ____

Você já foi submetida a alguma cirurgia? ❑ Não ❑ Sim. Qual? ______________________________

Já fez tratamento psicológico ou psiquiátrico? ❑ Não ❑ Sim. Qual? ______________________________

Faz ou fez uso de medicação controlada? ❑ Não ❑ Sim. Qual? ______________________________

M. Histórico familiar de patologias:

Doenças	Parentesco	Doenças	Parentesco
❑ Diabetes	______________	❑ Hipertensão arterial	______________
❑ Cardiopatia	______________	❑ Neoplasia	______________
❑ Tuberculose	______________	❑ Epilepsia	______________
❑ Doença mental	______________	❑ Outras	______________

II. EXAME FÍSICO

PA ________ mmHg T_____ P______ R__________

Cabeça

Mucosa ocular:	❑ corada	❑ hipocorada (+) (++) (+++) (++++)
Mucosa oral: integridade:	❑ não ❑ sim	
Higiene:	❑ adequada ❑ inadequada	
Arcada dentária:	❑ completa ❑ incompleta ❑ cáries	
Prótese:	❑ superior ❑ inferior	
Higiene	❑ boa ❑ regular ❑ ruim	

Pescoço

Gânglios: ❑ não palpáveis ❑ palpáveis. Local: __________________

Pele ❑ seca ❑ enrugada ❑ sem alterações

Coloração: ❑ normocorada ❑ cianótica ❑ pálida

Turgor: ❑ reduzido ❑ sem alterações

Tórax

Ausculta cardíaca: ❑ sem alterações ❑ com alterações. Descreva: ______________________

____

Ausculta pulmonar: ❑ sem alterações ❑ com alterações. Descreva: ______________________

____

Abdome

Estrias:	❑ antigas ❑ recentes
Peristalse:	❑ presente ❑ ausente ❑ débil
Inspeção:	❑ plano ❑ globoso ❑ escavado ❑ em pêndulo
Palpação	
Tensão:	❑ tenso ❑ normotenso
Dor:	❑ indolor

❑ doloroso na região:
❑ do epigástrio
❑ do hipôcondrio (dir. ou esq.)
❑ umbilical
❑ dos flancos (dir. ou esq.)
❑ do hipogástrio
❑ da fossa ilíaca (dir. ou esq.)

Percussão: ❑ timpânico ❑ maciço

Cicatriz cirúrgica (tipo/local):______________________________

Visceromegalias: ______________________________

Outros: ______________________________

Membros inferiores

Telangiectasias: ❑ Não ❑ Sim

Varizes: ❑ Não ❑ Sim

Se sim, localização: ❑ MID ❑ MIE

Edema: ❑ Não ❑ Sim

Se sim: ❑ MID ❑ MIE (+) (++) (+++ ou mais)

Perfusão periférica: ❑ boa ❑ reduzida

Observações: ______________________________

Regiões inguinocrurais

Linfonodos: ❑ ausentes ❑ presentes

Localização: ❑ região inguinal direita
❑ região inguinal esquerda

Dor à palpação ❑ ausente ❑ presente

Localização ❑ região inguinal direita
❑ região inguinal esquerda

EXAME FÍSICO GINECOLÓGICO

Mamas: ❑ simétricas ❑ assimétricas

Inspeção: ❑ sem alterações ❑ com alterações

Descreva: ______________________________

❑ Estrias antigas ❑ Estrias recentes

Palpação: Nódulos: ❑ ausentes ❑ presentes:

Localização: ______________________________

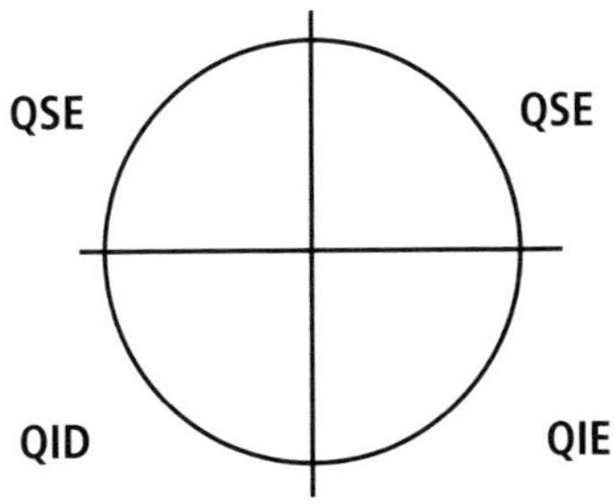

Mama esquerda

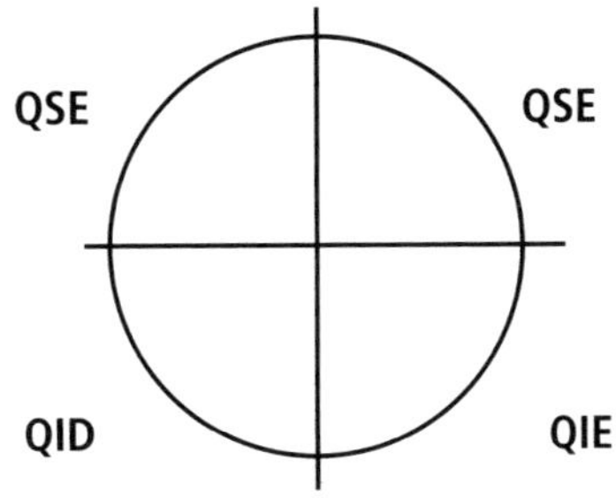

Mama direita

Características:

❑ superfície regular

❑ superfície irregular

❑ móvel

❑ fixo

Linfonodos:

❑ não palpáveis

❑ palpáveis – em região:

❑ axilar (dir.)/(esq.)

❑ supraclavicular (dir.)/(esq.)

❑ infraclavicular (dir.)/(esq.)

Expressão: Derrame papilar: ❑ ausente ❑ presente em: ❑ MD ❑ ME ❑ bilateral

Características (coloração, quantidade, saída por um ou mais dutos mamários)

____

EXAME GENITAL

Inspeção vulvar:

Formação anatômica: ❑ sem alterações ❑ com alterações

Descreva: ____

Pilificação: ❑ implantação normal dos pelos ❑ com alterações

Descreva: ____

Coloração: ❑ sem alterações ❑ com alterações

Descreva: ____

Higiene: ❑ boa ❑ regular ❑ ruim

Integridade: ❑ sem alterações ❑ lacerações ❑ ulcerações ❑ vesículas ❑ pústulas ❑ corrimentos

Descreva (quantidade, aspecto, localização): ______________________________

Varizes vulvares ❑ não ❑ sim

Observações____

EXAME ESPECULAR

Canal vaginal

Coloração: ❑ normocorado ❑ hiperemiado ❑ outro

Rugosidade: ❑ ausente ❑ presente ❑ reduzida

Elasticidade: ❑ ausente ❑ presente ❑ reduzida

Corrimento: ❑ ausente ❑ presente

Odor: ____

Aspecto: ❑ Bolhoso ❑ Grumoso ❑ Homogêneo

Coloração: ❑ amarelo ❑ esverdeado ❑ esbranquiçado ❑ acinzentado ❑ amarelo-esverdeado ❑ outra__________

Quantidade: ❑ pequena ❑ média ❑ grande

Teste de Whiff: ❑ positivo ❑ negativo

pH vaginal: _____

Microoscopia a fresco: ❑ hifas e esporos ❑ protozoário flagelado ❑ *clue cells*

Colo do útero

Coloração____

Orifício externo: ❑ puntiforme ❑ bilabiado ❑ em fenda ❑ forma de estrela

Presença de ectopia: ❑ não ❑ sim. Localização _______________

Teste de Schiller: ❑ negativo ❑ positivo. Localização _____________

Observações: ____

TOQUE VAGINAL SIMPLES

Assoalho pélvico

Capacidade de contensão: ❑ preservada ❑ reduzida

Distopia genital: ❑ ausente ❑ presente. Especificar: _______________________

Canal vaginal

Elasticidade: ❑ espástico ❑ elástico

Lubrificação: ❑ presente ❑ ausente

Observações: ____

Fundos de saco vaginais

Elasticidade: ❑ presente ❑ ausente

Refere dor? ❑ não ❑ sim

Se sim, responda:

Intensidade: ❑ pequena ❑ média ❑ grande

Localização:
❑ fundo de saco vaginal anterior
❑ fundo de saco vaginal posterior
❑ fundo de saco vaginal lateral direito
❑ fundo de saco vaginal lateral esquerdo
❑ à manipulação do colo uterino

Observações: ____

TOQUE VAGINAL COMBINADO

Útero: ❑ sem alterações ❑ com alterações. Especificar:____________________

Anexos: ❑ sem alterações ❑ com alterações. Especificar:____________________

Refere dor? ❑ não ❑ sim. Qual a intensidade? ❑ pequena ❑ média ❑ grande

Localização: ❑ região suprapúbica ❑ fossa ilíaca D ❑ fossa ilíaca E

DIAGNÓSTICOS DE ENFERMAGEM

INTERVENÇÕES DE ENFERMAGEM

Assinatura e carimbo do enfermeiro ____________________

DIAGNÓSTICOS DE ENFERMAGEM MAIS FREQUENTES E INTERVENÇÕES DE ENFERMAGEM[11], DE ACORDO COM A CIPE VERSÃO 1.0[12]

A seguir, serão apresentados os diagnósticos de enfermagem mais frequentemente identificados por Gerk[10] em consultas de enfermagem à mulher e as intervenções sugeridas por essa autora. A classificação diagnóstica utilizada na ocasião por Gerk[11] foi a da NANDA. Para este capítulo, adaptou-se a classificação para a correspondente à CIPE versão 1.0[12].

Apesar da CIPE não exigir o registro dos sinais e sintomas e das causas associadas ao diagnóstico, decidi-se por incluí-los para facilitar a compreensão do leitor sobre a correlação entre os diagnósticos e as intervenções estabelecidas.

1. Risco para infecção (início precoce da vida sexual, vida sexual ativa associada a não realização do exame de Papanicolaou ou a sua realização há mais de três anos; falta de conhecimento sobre a importância do retorno à instituição para avaliação do resultado do exame de Papanicolaou).

- Intervenções de enfermagem:

a. promover a prevenção de contaminação junto à cliente, conforme sugestão do Manual do Ministério da Saúde de Controle das Doenças Sexualmente Transmissíveis[13];
b. estimular medidas de segurança como a utilização de preservativos;
c. aconselhar a redução do número de parceiros sexuais;
d. explicar sobre hábitos de saúde (periodicidade e finalidade do exame de Papanicolaou);
e. requisitar exame de Papanicolaou;
f. realizar exame de Papanicolaou[14], mensuração do pH vaginal, teste de Whiff, microscopia a fresco[13] e teste de Schiller;
g. explicar à cliente as medidas de segurança necessárias para a garantia da qualidade do material coletado para exame de Papanicolaou – não estar menstruada, não ter mantido relações sexuais 48 horas antes da coleta do exame, não ter feito uso de cremes vaginais e não ter lavado o canal vaginal no dia do exame[14];

h. agendar consulta de enfermagem de retorno para a cliente a fim de avaliar o resultado do exame de Papanicolaou;
i. avaliar o resultado do exame de Papanicolaou e dos testes realizados;
j. agendar consulta médica para a cliente se necessário, ou seja, de acordo com o resultado do exame preventivo.

2. Padrão alimentar comprometido (pouca ingestão de vitaminas e proteínas).

- Intervenções de enfermagem:

a. verificar a renda familiar;
b. explicar à cliente sobre os hábitos alimentares adequados para a manutenção da saúde, de acordo com a sua realidade socioeconômica;
c. verificar os recursos disponíveis na comunidade (como a existência de árvores frutíferas na própria residência ou na vizinhança, granjas etc.);
d. ensinar o melhor aproveitamento dos alimentos (p. ex., uso da folha de beterraba).

3. Risco para integridade tissular comprometida (ausência de lubrificação do canal vaginal secundária à amamentação e ao envelhecimento).

- Intervenções de enfermagem:

a. explicar sobre a interferência da amamentação na lubrificação do canal vaginal;
b. orientar a cliente quanto ao uso de óleos lubrificantes durante a relação sexual;
c. informar sobre a desvantagem do uso de óleos lubrificantes à base de petróleo concomitante ao uso de preservativos durante as relações sexuais;
d. explicar à cliente sobre o climatério – o que é, quando e por que ocorre, e quais são seus sinais e sintomas;
e. encaminhar ao grupo de climatério, caso exista no serviço de saúde.

4. Risco para integridade tissular comprometida (traumatismo químico secundário a secreções: corrimento vaginal).

- Intervenções de enfermagem:

a. reforçar sobre a importância da manutenção dos hábitos de higiene íntima;
b. ensinar a higiene íntima correta – sempre no sentido antero-posterior;
c. motivar hábitos saudáveis de saúde – uso de roupa íntima de algodão, roupas arejadas no verão e evitar calças compridas de tecidos grossos e muito justas.

5. Infecção vaginal (tricomoníase: presença de corrimento vaginal amarelo esverdeado, bolhoso, com odor fétido, teste de Whiff positivo, pH vaginal acima de 4,5, visualização de protozoário flagelado à microscopia a fresco).

- Intervenções de enfermagem:

a. prescrever medicamento para a paciente e seu(s) parceiro(s) sexual(ais), conforme Manual de Controle de DST/AIDS do Ministério da Saúde[13];
b. explicar a causa do corrimento vaginal, meio de transmissão, agente etiológico, período de incubação, sinais e sintomas;
c. reforçar a necessidade do uso do preservativo (*condom*).

6. Infecção vaginal (candidíase: presença de corrimento esbranquiçado, grumoso, sem odor fétido, teste de Whiff negativo, pH vaginal menor que 3,0; visualização de hifas e esporos à microscopia a fresco).

- Intervenções de enfermagem:

a. prescrever medicamento para a paciente conforme Manual de Controle de DST/AIDS do Ministério da Saúde[1];
b. explicar a causa do corrimento vaginal, o meio de transmissão, o agente etiológico, o período de incubação, os sinais e os sintomas;
c. explicar que, apesar de não ser uma DST, por fazer parte da flora comensal, pode ser transmitida pelo sexo;

d. aconselhar redução da ingesta de massas e doces, para manutenção do pH vaginal normal (i. e., ligeiramente ácido e não extremamente ácido);
e. aconselhar o uso de roupa íntima de algodão e roupas arejadas no verão, e que se evite calças compridas de tecidos grossos e muito justas.

7. Infecção vaginal (vaginose bacteriana: presença de corrimento acinzentado, ligeiramente espumoso, com odor fétido, teste de Whiff positivo, pH vaginal acima de 4,5; visualização de *clue cells* à microscopia a fresco).

- Intervenções de enfermagem:

a. prescrever medicamento para a cliente conforme Manual de Controle de DST/AIDS do Ministério da Saúde[13];
b. explicar a causa do corrimento vaginal, o meio de transmissão, o agente etiológico, o período de incubação, os sinais e os sintomas;
c. explicar que, apesar de não ser uma DST, por fazer parte da flora comensal, pode ser transmitida pelo sexo.

8. Prazer comprometido (preocupação sobre o funcionamento sexual, relacionado à diminuição da lubrificação do canal vaginal secundária ao climatério e à perineoplastia, e evidenciado pelo relato do uso de lubrificantes nas relações sexuais).

- Intervenções de enfermagem:

a. aconselhar a cliente sobre a aplicação de óleo (lubrificante à base de água) no canal vaginal;
b. explicar a anatomia e fisiologia do aparelho reprodutor feminino e sobre resposta sexual humana;
c. explicar as alterações fisiológicas e emocionais decorrentes do ciclo menstrual e do climatério;
d. realizar visita domiciliar ao cônjuge;
e. promover a participação do cônjuge na busca da melhoria da qualidade do relacionamento sexual.

9. Prazer comprometido (preocupação sobre o funcionamento sexual, relacionado a estressores secundários a conflitos de relacionamento: parceiro pouco carinhoso, ausência de conversa com o parceiro sobre as carícias que prefere, parceiro que a acusa de traição caso ela o recuse, parceiro alcoolista e evidenciados por relatos de ausência/redução da libido e do prazer sexual).

- Intervenções de enfermagem:

a. motivar a cliente quanto à participação no grupo de sexualidade;
b. estimular a cliente a manter diálogo com o cônjuge;
c. realizar visita domiciliar ao cônjuge, objetivando motivar sua participação na resolução do problema;
d. promover, junto ao cônjuge, prevenção do estilo de vida alcoólico por meio da visita domiciliar;
e. encaminhar à cliente ao grupo de ajuda às esposas de alcoolistas;
f. agendar à cliente e a seu cônjuge ao serviço de psicologia.

Propostas para estudo

- Imagine a seguinte situação: você é enfermeira em uma unidade básica de saúde. Nessa unidade, fazem a coleta de raspado cérvico-vaginal para colpocitologia oncótica de vinte mulheres, todas as quartas-feiras. Pode-se afirmar que, ao realizarem o exame de Papanicolaou, a consulta de enfermagem é concretizada? Justifique sua resposta.
- De que forma a consulta de enfermagem pode contribuir para a assistência de enfermagem à mulher de forma integral?
- Quanto ao aspecto legal, que respaldo o enfermeiro possui para realização da consulta de enfermagem?

Exercícios de pensamento crítico

1. GMT, 45 anos, etnia branca, ensino fundamental incompleto, doméstica, com companheiro, compareceu à Unidade Básica de Saúde para realizar o exame de Papanicolaou. Durante a consulta de enfermagem, informou que iniciou

a vida sexual aos 16 anos, que tem vida sexual ativa há 20 anos e possui um parceiro sexual no momento. Relatou ainda G VIII P VI (5 partos normais e 1 cesariana) e A II (abortos espontâneos), que fez laqueadura tubária há 5 anos, anteriormente utilizava como método contraceptivo o "coito interrompido" e desconhece outros métodos ("ouviu falar" da camisinha, mas relata que o companheiro não utiliza). É tabagista há dez anos (dez cigarros/dia). Nunca realizou exame para colpocitologia oncótica. Desconhece a finalidade do exame (veio realizar porque a vizinha disse que era "bom para a saúde") e os materiais utilizados; não sabe o que é útero e sua finalidade. Desconhece o autoexame das mamas (AEM), não sabe a finalidade e a técnica. No exame especular colo hiperemiado, com ectopia +3/-3 periorificial, constou-se corrimento amarelo-esverdeado, bolhoso (espumoso), em regular quantidade, com odor fétido; pH vaginal 5,0, Teste de Whiff positivo, teste de Schiller positivo no local da ectopia. À microscopia a fresco são visualizados protozoários flagelados e *clue cells*.

a. Quais são os fatores de risco para o desenvolvimento de câncer de colo do útero que GMT apresenta?
b. Quais são os diagnósticos de enfermagem (NANDA ou CIPE) que você identificou na história de GMT? Enumere-os.
c. Para cada diagnóstico de enfermagem, estabeleça as intervenções, fundamentando-as cientificamente.

Referências bibliográficas

1. Conselho Federal de Enfermagem (COFen). Legislação e Resoluções. Resolução n. 159/1993. Disponível em: http://www.portalcofen.gov.br. Acesso em 21/03/2011.
2. Conselho Federal de Enfermagem (COFen). Legislação e Resoluções. Lei do Exercício Profissional n. 7.498/86. Disponível em: http://www.portalcofen.gov.br. Acesso em 21/03/2011.
3. Conselho Federal de Enfermagem (COFen). Legislação e Resoluções. Resolução n. 358/2009. Disponível em: http://www.portalcofen.gov.br. Acesso em 21/03/2011.
4. Le-Fevre R.A. Aplicação do processo e enfermagem: uma ferramenta para o pensamento crítico. Porto Alegre: Artmed; 2010, p. 30-71.

5. Vargens OMC, Hood MD. E a mulher não grávida? Rev Enferm UERJ 1993;1(2):96.
6. Rocha CR, Siqueira PRA de, Oliveira PRF, Vasconcelos MA, Spindola T. A enfermagem e a saúde da mulher: questões de gênero e sociopolíticas. Esc Anna Nery Rev de Enferm 2000;4(1):105-14.
7. Brasil. Ministério da Saúde. Instituto nacional do Câncer (Inca). Coordenação de Prevenção e Vigilância (Conprev). Controle do câncer de mama: documento de consenso; 2004. Disponível em: http://www.inca.gov.br. Acesso em 21/03/2011.
8. Nell E. Avaliação da saúde e exame físico. In: Potter PA. Fundamentos de enfermagem. Rio de Janeiro: Elsevier; 2009. p. 552-640.
9. Freitas SLF de. Ocorrência das vulvovaginites em gestantes de baixo risco. [Dissertação de mestrado] .Campo Grande: Universidade Federal de Mato Grosso do Sul, Centro de Ciências Biológicas e da Saúde; 2008.
10. Gerk MAS. Prática de enfermagem em assistência ginecológica. In: Barros SMO. Enfermagem obstétrica e ginecológica: guia para a prática assistencial. São Paulo: Roca; 2009. p. 386-423.
11. Gerk MAS, Barros SMO. Intervenções de enfermagem para os diagnósticos de enfermagem mais frequentes em dois serviços públicos de assistência à saúde da mulher. Acta Paul Enferm 2005;18(3):260-8.
12. CIPE versão 1. Classificação internacional para a prática de enfermagem/Comitê Internacional de Enfermeiros. São Paulo: Algol Editora; 2007.
13. Brasil. Ministério da Saúde. Secretaria de vigilância em Saúde. Programa Nacional de DST e Aids. Manual de Controle das Doenças Sexualmente Transmissíveis. Secretaria de Vigilância em Saúde, Programa Nacional de DST e AIDS. Brasília: Ministério da Saúde; 2006.
14. Brasil. Secretaria de Atenção à Saúde. Departamento de Atenção Básica. Controle dos cânceres do colo do útero e da mama. Brasília: Ministério da Saúde; 2006.

Para saber mais

Oliveira LJ de, Andrade CS, Spina LAR, Righetto Junior G. Exame físico geral e especial. In: Halbe WH. Tratado de ginecologia. 3. ed. São Paulo: Roca; 2000. p. 440-8.

6

CÂNCER DE MAMA E AUTOEXAME

ROSELENA BAZILLI BERGAMASCO
MARIA ALICE TSUNECHIRO

PONTOS A APRENDER

1. A importância do câncer de mama na saúde da mulher.
2. Os fatores associados ao risco aumentado para desenvolver o câncer de mama.
3. Os fatores associados ao risco diminuído de desenvolver o câncer de mama.
4. As etapas do procedimento de autoexame das mamas.
5. As repercussões do diagnóstico do câncer de mama para a mulher.

PALAVRAS-CHAVE

Neoplasia mamária, autoexame de mama, saúde da mulher, enfermagem.

ESTRUTURA DOS TÓPICOS

Introdução. Câncer de mama. Realizando a detecção do câncer de mama. A mulher e a experiência de ter câncer de mama. Pontos a revisar. Atividades sugeridas. Propostas para estudo. Exercícios de pensamento crítico. Referências bibliográficas.

INTRODUÇÃO

O câncer de mama como doença tem sua origem na Antiguidade, período em que foi inicialmente descrito pelos egípcios, há quase 3 mil anos (2.500 a 3.000 a.C.), e posteriormente relatado por gregos e romanos, com registros desde a Idade Média até os tempos modernos[1].

Estudos sobre o câncer de mama e seu tratamento identificaram quatro períodos na história da doença. O período inicial ou precoce (de 3.000 a.C. até o século II) é caracterizado como empírico, no qual o tratamento era desencorajador, pois havia, em alguns casos, piora do quadro após a intervenção cirúrgica. No período seguinte (do século II até meados do XVIII), o câncer foi considerado uma doença sistêmica, e a remoção do tumor mamário tinha o objetivo de promover alívio temporário, mas sem garantia de cura. O terceiro período (do século XVIII até o final do XIX) foi marcado por um crescente otimismo, que se baseava na tese de que o câncer principiava como uma doença local; caso fosse diagnosticado precocemente, havia a possibilidade de cura com tratamento local adequado. A partir de 1984, o problema passou a ser considerado muito mais complexo do que anteriormente e novos princípios de tratamento foram desenvolvidos[1].

Com cerca de 1 milhão de novos casos por ano, o câncer de mama representa a neoplasia maligna mais frequente entre as mulheres, e a maioria dos casos ocorre em países desenvolvidos. A incidência por câncer de mama feminina apresentou um crescimento contínuo na última década, o que pode ser resultado de mudanças sociodemográficas e de acessibilidade aos serviços de saúde.

Os dados epidemiológicos disponíveis atualmente permitem considerar o câncer de mama como um problema de saúde pública no Brasil. Fatores como o aumento da expectativa de vida, a industrialização, a urbanização e os avanços tecnológicos na área da saúde estão relacionados com o aumento do risco de desenvolvimento de câncer, além da mudança de hábitos de vida da população[2]. No Brasil, foram estimados, para 2012, 52.680 casos novos de câncer de mama feminino[3].

Embora o prognóstico seja favorável para mulheres com câncer de mama em estágios iniciais e os tratamentos em uso não garantam a cura, observa-se um aumento na sobrevida dessas mulheres.

Nesse sentido, estima-se que a sobrevida média geral cumulativa após cinco anos seja de 85% nos países desenvolvidos e em torno de 60% para os países em desenvolvimento[3].

Quanto à mortalidade, embora possa ser considerado que o câncer de mama apresenta um bom prognóstico quando diagnosticado e tratado em tempo hábil, as taxas continuam elevadas no Brasil, muito provavelmente porque a doença ainda é diagnosticada em estágios avançados. As informações disponíveis dos registros hospitalares do Instituto Nacional de Câncer (Inca), no período de 2000 a 2001, afirmam que 50% dos tumores de mama foram diagnosticados nos estágios III e IV[4].

Apesar de os resultados de alguns estudos sugerirem que a prevenção do tabagismo, do alcoolismo, da obesidade e do sedentarismo reduz o risco de câncer de mama, não existem medidas práticas específicas de prevenção primária desse tipo de câncer para a população. Os avanços tecnológicos têm sido direcionados à realização de um diagnóstico precoce e ao tratamento, especialmente no que se refere à melhora da sobrevida das pacientes[3].

Os métodos clínicos, autoexame de mama (AEM) e exame físico, os métodos instrumentais e a mamografia, principal e mais eficiente, são os recursos mais importantes utilizados para a detecção precoce do câncer de mama, mesmo nos países onde a doença é diagnosticada tardiamente.

O diagnóstico precoce do câncer de mama propiciou condutas mais conservadoras, alterando os métodos de tratamento, consagrados por estudos clínicos controlados.

O Sistema de Informação do Câncer de Mama (Sismama) é um subsistema de informação do Sistema de Informação Ambulatorial (SAI/SUS), instituído pelo Ministério da Saúde e desenvolvido pelo Inca, em parceria com o Departamento de Informática do Sistema Único de Saúde (Datasus), para apoiar o desenvolvimento de ações mais eficazes para o controle da doença, seja em prevenção, vigilância ou assistência, a partir de um mapeamento pioneiro da doença em todo o país[5].

As informações sobre a incidência do câncer de mama podem ser obtidas nas estimativas de casos novos de câncer, publicadas pelo Inca a cada dois anos.

CÂNCER DE MAMA

O câncer de mama apresenta-se como um tumor de consistência dura, de limites mal definidos, de tamanho que pode variar de 1 até vários centímetros de diâmetro, de acordo com o tempo de evolução.

Pode estar com a mobilidade preservada ou aderida à pele, ao gradil costal ou a ambos. A pele que recobre a mama pode estar íntegra, ulcerada pelo tumor ou apresentar-se como uma casca de laranja.

A MULHER EM SITUAÇÃO DE ALTO RISCO

Toda mulher com histórico familiar de câncer de mama em ascendentes ou parentes diretos (mãe ou irmã), na pré-menopausa, que teve diagnóstico prévio de hiperplasia atípica ou neoplasia lobular *in situ*, ou ainda câncer de mama prévio, é considerada em situação de alto risco[6].

Segundo o Ministério da Saúde, nessa situação recomenda-se fazer o autoexame mensal e o exame clínico semestral ou anual. O exame radiológico (mamografia) deve ser feito anualmente, a partir dos 35 anos de idade, independentemente do exame clínico ou o autoexame estarem normais[6].

FATORES ASSOCIADOS

Os principais fatores associados a um risco aumentado de desenvolver câncer de mama são:

- sexo feminino;
- menarca precoce (antes dos 11 anos);
- menopausa tardia (após os 55 anos);
- nuliparidade;
- primeira gestação a termo após os 30 anos;

- ciclos menstruais menores que 21 dias;
- mãe ou irmã com histórico de câncer de mama;
- na pré-menopausa, dieta rica em gordura animal, dieta pobre em fibras;
- obesidade (principalmente após a menopausa);
- radiações ionizantes;
- etilismo;
- padrão socioeconômico elevado;
- ausência de atividade sexual;
- residência em área urbana;
- cor branca.

Os principais fatores associados a um risco diminuído de desenvolver câncer de mama são:

- sexo masculino;
- menarca após os 14 anos;
- menopausa antes dos 45 anos;
- primeira gestação a termo e amamentação precoces (idade inferior a 30 anos);
- atividade física regular;
- hábitos alimentares saudáveis (baixo teor de gordura, sal e açúcar; aumento no teor de grãos integrais, tubérculos, vegetais e frutas).

A adoção de hábitos saudáveis de vida e de estratégias para a detecção precoce do câncer deve ser incentivada, pois o tumor maligno da mama, quando diagnosticado precocemente, é passível de cura na maioria dos casos.

SITUAÇÕES ESPECIAIS[6]

- Carcinoma ductal *in situ*: é aquele que não invadiu a membrana basal e, portanto, não tem capacidade de enviar êmbolos para o sistema vascular. Quase sempre descoberto em fase subclínica, por meio de mamografia, pela presença de microcalcificações. O seu tratamento atinge índice de curabilidade próximo de 100% e é baseado em quadrantectomia ou mastectomia, dependendo da extensão do próprio tumor.

- Sarcomas: originam-se do tecido conjuntivo que existe nos septos do tecido glandular. São raros e se disseminam pela corrente sanguínea. Podem crescer rapidamente e atingir grandes volumes locais sem ulcerações. Seu tratamento é cirúrgico, com a retirada total da mama.
- Carcinoma de Paget: lesão especial que se manifesta frequentemente como dermatite eczematoide unilateral da papila mamária; por isso, ela deve sempre merecer um certo grau de suspeição e requerer biópsia.
- Carcinoma inflamatório: forma especial de tumor caracterizada pelo comprometimento difuso da mama, que adquire características de inflamação. Clinicamente, a pele apresenta calor, rubor e edema, lembrando a casca de uma laranja. Trata-se de um tumor agressivo, fundamentalmente tratado pela quimioterapia.

REALIZANDO A DETECÇÃO DO CÂNCER DE MAMA

O desenvolvimento da atenção primária pelo profissional, realizada em Unidades Básicas de Saúde, deve compreender o exame clínico das mamas (ver descrição detalhada do procedimento no Capítulo 5). Durante a realização do procedimento, a mulher dever ser estimulada e ensinada a realizar o AEM e ser esclarecida da importância de adotar esse hábito como cuidado para a própria saúde.

As mulheres cujos exames clínicos resultem em anormalidades devem ser avaliadas por profissional médico treinado quanto à abordagem das patologias mamárias. Nessa etapa, o profissional avalia a necessidade de serem realizados exames complementares, como mamografia ou ultrassonografia, e outros procedimentos, como a punção aspirativa por agulha fina (PAAF) ou a punção por agulha grossa (*core biopsy*)[6].

AUTOEXAME DA MAMA (AEM)

Trata-se do exame realizado pela própria mulher com o objetivo de descobrir alterações. Cabe ao profissional de saúde ensinar e estimular as mulheres a fazerem o AEM. É recomendado, portanto, que, durante a realização do exame clínico das mamas, o profissional ensine à mulher as áreas normais de suas mamas que podem gerar alterações, quando ela for realizar o autoexame. O AEM não desvaloriza nem substitui o exame realizado por um profissional, mas é importante porque algumas mulheres conseguem detectar alterações suspeitas, o que torna as pessoas capazes de assumir responsabilidades pela sua própria saúde.

As normas e recomendações do Ministério da Saúde para o controle do câncer de mama recomendam que o SUS "desenvolva ações de educação para o ensinamento da palpação das mamas pela própria mulher como estratégia dos cuidados com o próprio corpo"[7].

Todas as mulheres devem fazer regularmente o autoexame de 7 a 10 dias após a menstruação, período em que as mamas ficam menos túrgidas, facilitando o eventual encontro de alterações. Para as mulheres que não menstruam, as menopausadas ou as submetidas à histerectomia, ou ainda aquelas que estão amamentando, deve-se orientar a escolha arbitrária de um dia do mês para a realização do autoexame. A alteração a ser procurada é, basicamente, o endurecimento nodular localizado. Os tempos do AEM estão descritos a seguir.

Inspeção em frente ao espelho (Figura 6.1)

a. Inicialmente, a mulher deve observar as mamas diante do espelho com os braços alinhados ao longo do corpo.
b. Em seguida, ela eleva os braços lateralmente e volta à posição original, observando alguma mudança ou alteração no contorno das mamas.
c. Observa alterações na mama em relação ao contorno, ao volume, à presença de retrações ou abaulamentos, à saída espontânea de secreção pela papila, à simetria e ao aspecto da papila.

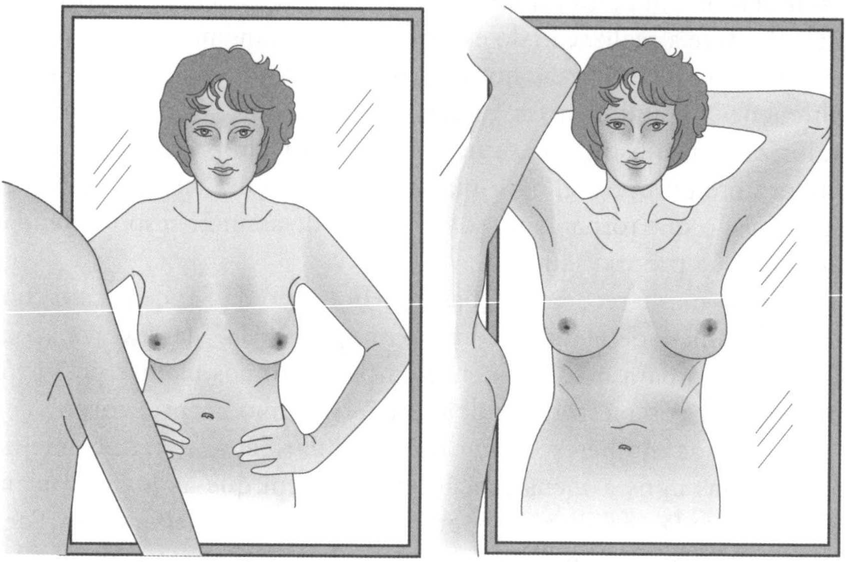

Figura 6.1 Inspeções estática e dinâmica em frente ao espelho.

Palpação das mamas (Figura 6.2)

a. Confortavelmente deitada, a mulher coloca uma das mãos sob a cabeça e, com a outra, palpa a mama oposta ao lado da mão que examina. Em seguida, repete o processo na mama contralateral.
b. É importante que toda a mama seja examinada e palpada. Com um pouco de pressão dos dedos, pode-se sentir o tecido abaixo da pele, o que facilita a detecção de massas palpáveis.
c. É fundamental descrever as características da massa palpável quanto a tamanho (em centímetros), a mobilidade (fixo ou não), a localização (quadrante da mama) e ao contorno (regular ou irregular).

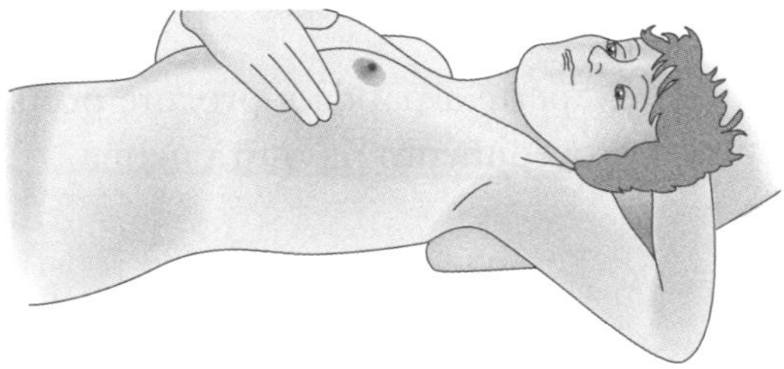

Figura 6.2 Palpação das mamas.

Movimentos (Figura 6.3)

a. Espiral: a mão realiza movimentos concêntricos, indo da periferia da mama até a papila.
b. Quadrante: a mão vai da base da mama em direção à papila e volta.
c. Vertical: a mão caminha para cima e volta para baixo, cobrindo toda a mama.

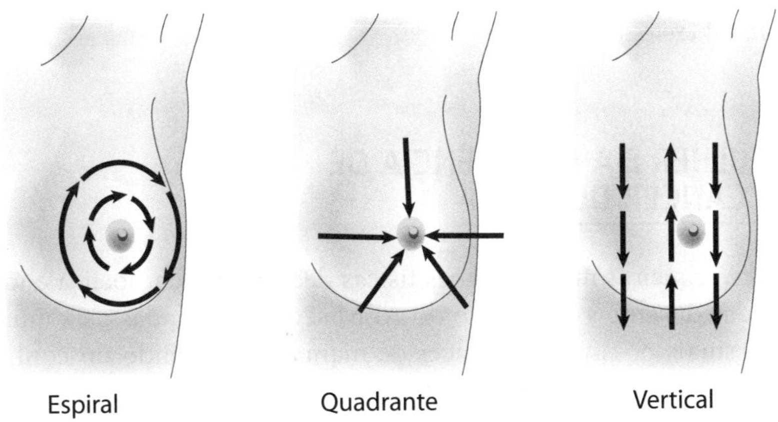

Figura 6.3 Movimentos da palpação.

Expressão (Figura 6.4)

a. Delicadamente, aperte a papila e procure por saída de secreção. Repita o procedimento na outra mama.

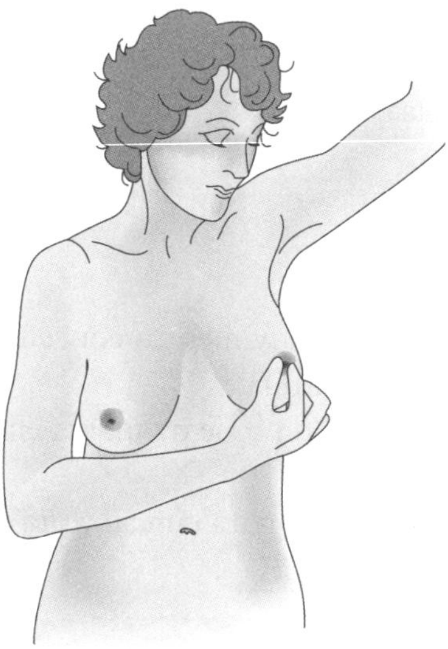

Figura 6.4 Expressão.

A MULHER E A EXPERIÊNCIA DE TER CÂNCER DE MAMA

As primeiras manifestações físicas decorrentes da doença e identificadas durante a realização do AEM são consideradas pela mulher como sinais possíveis de câncer de mama, dependendo do conhecimento prévio que tenha sobre a doença e do funcionamento do próprio corpo.

A percepção das primeiras evidências da doença e a constatação do câncer de mama são as etapas iniciais experienciadas pela mulher. A interpretação da experiência pela mulher é determinante de seus sentimentos, seus comportamentos e suas atitudes ante a doença e as interações sociais com a família e com as pessoas de seu convívio[2].

Durante o período de diagnóstico, as reações e os sentimentos da mulher podem variar de indiferença para um medo real. Para aquela que acredita ter potencialmente câncer ou sérios sintomas da doença, esse período pode tornar-se o que alguns autores chamam de *limbo*, ou seja, a mulher e as pessoas do seu convívio, principalmente os membros da família, parecem estar suspensos no tempo enquanto esperam o diagnóstico, que pode confirmar ou não seus temores[8].

O período de diagnóstico pode ser traumático, principalmente se é prolongado ou termina com a confirmação de uma doença que é ameaçadora à vida. A incerteza sobre o tempo ou a qualidade de vida no futuro requer da mulher um aprendizado, seja pela experiência ou por outra maneira, não somente sobre o que o diagnóstico significa para sua vida, mas sobre o que ela deve fazer para manter algum controle sobre si mesma[6].

O profissional de saúde deve incorporar na prática cotidiana ações voltadas para a educação em saúde, abordando o controle do câncer de mama por meio do encorajamento das mulheres na realização periódica do AEM. O enfermeiro é um dos profissionais destacadas para assumir essa responsabilidade; sua atitude positiva sobre a prática e o ensino do AEM constitui elemento facilitador na atividade de educação em saúde e de detecção precoce do câncer de mama, em diferentes ambientes ou situações[9].

PONTOS A REVISAR

- Riscos associados ao câncer de mama.
- O autoexame da mama como método de detecção precoce do câncer de mama.
- Realização periódica do autoexame da mama.
- Ensino do autoexame da mama.

ATIVIDADES SUGERIDAS

- Realize o autoexame em suas próprias mamas e discuta com a professora a experiência.

- Oriente mulheres do seu convívio familiar ou social a respeito do câncer de mama e do autoexame da mama, ensinando-as como e quando deve ser feito.

Propostas para estudo

- Explique a importância do câncer de mama na saúde da mulher.
- Apresente as estratégias para a detecção precoce do câncer mamário.
- Discuta sobre os riscos associados para desenvolver câncer de mama.
- Descreva os tempos do autoexame da mama.
- Discuta os aspectos relacionados ao diagnóstico do câncer mamário e à adesão das mulheres ao autoexame da mama.

Exercícios de pensamento crítico

1. Uma mulher comparece ao serviço de saúde com queixa de dor mamilar e saída de secreção serosa espontânea da papila. Ela nunca engravidou e tem uma irmã mais velha que faleceu de câncer mamário. Avalie o risco dessa mulher para desenvolver câncer de mama.
2. Considere a possibilidade de organizar ou participar de um programa de mobilização da comunidade para o controle do câncer de mama. Como seria organizado esse programa? Quais estratégias seriam utilizadas?

Referências bibliográficas

1. Donegan WL. Introducion to the history of breast cancer. In: Donegan WL, Spratt JS. Cancer of the breast. 3. ed. Philadelphia: Saunder Company; 1988. p. 1-15.
2. Bergamasco RB. O significado de descobrir-se com câncer de mama: como o diagnóstico é experienciado pela mulher. [Tese]. São Paulo: Escola de Enfermagem da Universidade de São Paulo; 1999.
3. Brasil. Ministério da Saúde. Secretaria de Atenção à Saúde. Instituto Nacional de Câncer (Inca). Coordenação de Prevenção e Vigilância. Estimativa 2012: incidência de câncer no Brasil, Rio de Janeiro: Inca; 2011.

4. Ferlay J, Shin HR, Bray F, Forman D, Mathers C, Parkin DM. Globocan 2008, Cancer incidence and mortality worldwide: Iarc cancer base n. 10. Lyon: International Agency for Research on Cancer; 2010. Disponível em: http://www.globocan.iarc.fr. Acesso em 14/06/2011.
5. Brasil. Ministério da Saúde. Instituto Nacional de Câncer (Inca). Divisão de Apoio à Rede de Atenção Oncológica. Rio de Janeiro: Inca; 2011. [citado 14 de jun. 2011] Disponível em: http://www2.inca.gov.br/wps/wcm/connect/cancermama/site/home/sismama/. Acesso em 14/06/2011.
6. Instituto Nacional de Câncer (Inca). Coordenação de Prevenção e Vigilância. Falando sobre câncer de mama. Rio de Janeiro: Inca; 2002.
7. Brasil. Ministério da Saúde. Secretaria de Atenção à Saúde. Instituto Nacional de Câncer (Inca). Coordenação de Prevenção e Vigilância. Controle do câncer de mama: documento de consenso. Rio de Janeiro: Inca; 2004.
8. Corbin JM, Strauss A. Unending work and care: managing chronic illness at home. San Francisco: Jossey-Bass; 1988.
9. Bergamasco RB, Tsunechiro MA. A enfermeira na prática e no ensino do autoexame da mama. Rev Paul Enf 1993;12(3):113-21.

7

PREVENÇÃO E CONTROLE DO CÂNCER DE COLO DO ÚTERO

Nádia Zanon Narchi
Rita de Cássia Silva Vieira Janicas
Rosa Aurea Quintella Fernandes
Luiza Maria Pereira Amaral

Pontos a aprender

1. A importância da prevenção do câncer de colo do útero na atenção à saúde da mulher.
2. A prevenção e o controle do câncer de colo do útero com a prevenção das doenças sexualmente transmissíveis.
3. O papel do enfermeiro nos programas de prevenção e controle do câncer de colo do útero.

Palavras-chave

Neoplasias de colo do útero, prevenção, controle, prevenção primária, saúde da mulher, enfermagem.

Estrutura dos tópicos

Câncer de colo do útero. Prevenção primária do câncer de colo do útero. Prevenção secundária do câncer de colo do útero. Pontos a revisar. Atividades sugeridas. Propostas para estudo. Exercícios de pensamento crítico. Referências bibliográficas. Para saber mais.

CÂNCER DE COLO DO ÚTERO

CONCEITO, EPIDEMIOLOGIA E FATORES ASSOCIADOS

O câncer de colo do útero há décadas vem sendo alvo de atenção da comunidade científica por ocupar lugar de destaque nas elevadas taxas de morbidade e mortalidade entre a população feminina, especialmente nos países em desenvolvimento, nos quais esse tipo de câncer relaciona-se com o perfil epidemiológico das mulheres, com a frequência dos fatores de risco e, sobretudo, com o grau de implementação de ações efetivas a curto e longo prazos em todos os níveis de atenção[1].

A história natural do câncer de colo do útero inicia-se a partir de uma lesão intraepitelial progressiva, que pode evoluir para um câncer invasivo em um prazo de 10 a 20 anos, entretanto é uma causa de morte evitável quando diagnosticado e tratado precocemente[2]. A Figura 7.1 apresenta os principais estágios da progressão das lesões[3].

Nesse período de evolução, a doença passa por fases pré-clínicas detectáveis e curáveis, o que lhe confere um dos mais altos potenciais de prevenção e de cura. Corresponde aproximadamente a 15% de todos os cânceres femininos, sendo o segundo tipo mais comum entre as mulheres[4,5]. Está associado a grupos femininos com maior vulnerabilidade social, nos quais ocorre maior dificuldade de acesso à prevenção, ao diagnóstico e ao tratamento precoce tanto da doença quanto de suas lesões precursoras.

Atualmente, estudos epidemiológicos têm relacionado o desenvolvimento do câncer de colo do útero ao comportamento sexual das mulheres e à transmissão de agentes infecciosos como o papilomavírus humano (HPV), considerado pela Organização Mundial da Saúde (OMS) como o principal fator de risco para a doença. Um estudo de revisão de literatura aponta que a incidência do HPV tem aumentado no Brasil[6].

A OMS vem abordando a infecção pelo HPV como doença sexualmente transmissível (DST) e reconhece mais de 100 tipos do vírus. Dentre eles, 20 podem infectar o trato genital e são classificados de baixo e de alto risco, conforme sua oncogenicidade (i. e., o poder que tem em produzir o câncer), sendo os tipos 16 e 18 os mais correlacionados com o câncer de colo do útero[6,7]. No Quadro 7.1 estão apresentados as classificações, os tipos de HPV e sua relação com as neoplasias.

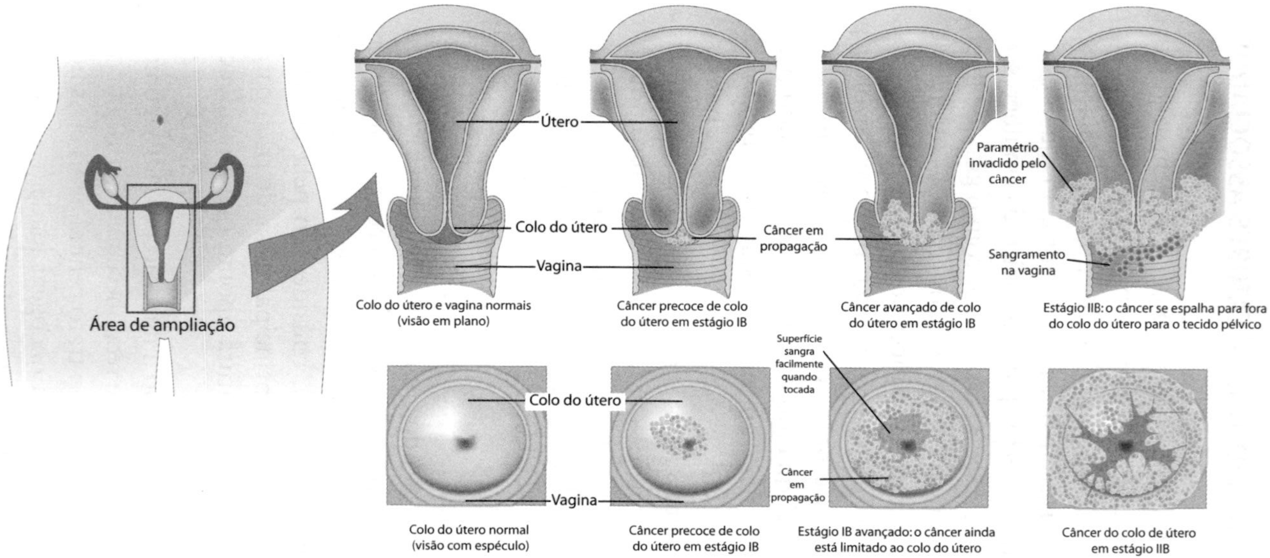

Figura 7.1 Representação da progressão do câncer de colo do útero. Adaptada de Medical Chart, 2011[3].

Quadro 7.1 Associação de subtipos de HPV e doenças neoplásicas e seus precursores.

Classificação	Tipos de HPV
Baixo risco: estão associados às infecções benignas como o condiloma acuminado ou plano e lesões intraepiteliais de baixo grau. Estão presentes na maioria das infecções clinicamente aparentes (verrugas genitais visíveis) e podem aparecer na vulva, no colo do útero, na vagina, no pênis, no escroto, na uretra e no ânus	6,11,42,43 e 44
Alto risco: possuem alta correlação com lesões intraepiteliais de baixo grau e carcinomas do colo do útero, da vulva, do ânus e do pênis (raro)	16,18,31,33,35,39,45,46, 51,52,56,58,59 e 68

Adaptado de Manual de Controle das Doenças Sexualmente Transmissíveis (DSTs), 2006[7].

Outros fatores, como tabagismo, multiplicidade de parceiros, início precoce da atividade sexual, más condições de higiene e alimentação, uso de contraceptivos orais, também têm sido associados ao surgimento da doença, cuja incidência predomina em mulheres pertencentes à faixa etária de 25 a 59 anos, em associação aos fatores de risco citados[1,4,8].

A mortalidade pelo câncer de colo do útero é evitável, e essa afirmação se apoia na evolução lenta da doença, o que favorece, por meio de recursos tecnológicos, o diagnóstico e o tratamento oportunos das lesões precursoras, curáveis em até 100% dos casos[9]. No entanto, apesar de o Brasil ter sido um dos primeiros países a realizar os exames de colpocitologia e colposcopia, esse tipo de câncer ainda continua sendo um sério problema de saúde pública por manter uma das mais elevadas taxas de óbito de mulheres acometidas por ele[10]. A Figura 7.2 apresenta a distribuição da taxa bruta da mortalidade brasileira por Estados, no período de 2004 a 2008, de acordo com os últimos registros do Inca[11], cuja estimativa para 2011 era de 18 casos para 100.000 mulheres ao ano[2].

No Brasil, as ações de controle do câncer ginecológico iniciaram-se de forma programática em 1983, época de implantação do Programa de Assistência Integral à Saúde da Mulher (PAISM), que representou uma ampliação do foco de assistência à mulher para além do ciclo gravídico-puerperal. No entanto, apesar das recomendações de implantação ou ampliação das atividades de diagnóstico do câncer

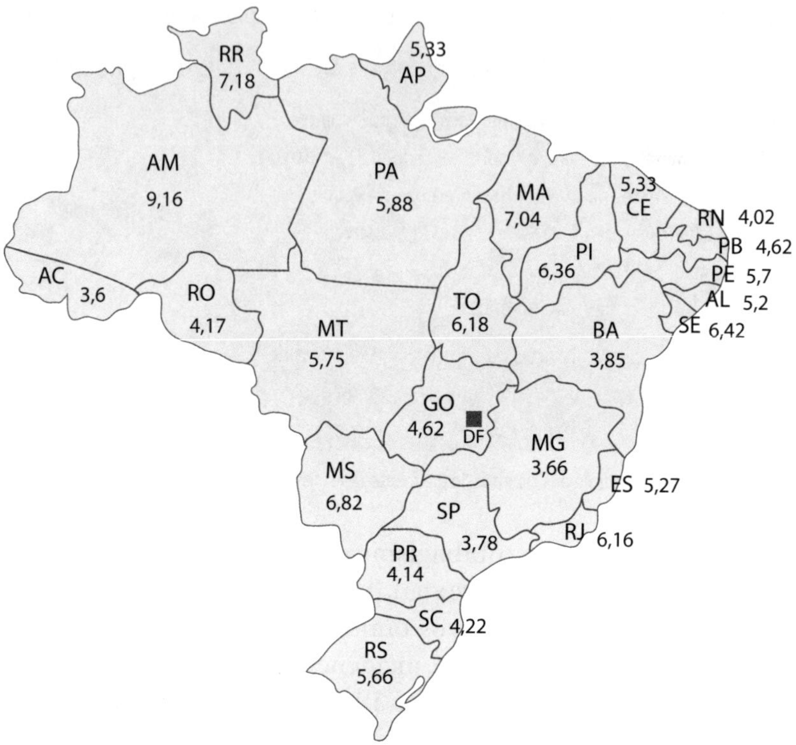

Figura 7. 2 Representação espacial das taxas brutas de mortalidade por câncer de colo do útero, por 100.000 mulheres, nas Unidades da Federação. Adaptada de Inca, 2008[11].

de colo do útero e de atividades educativas com vistas à prevenção da doença, por mais de uma década as ações de seu combate foram desenvolvidas no país de forma desarticulada, por iniciativa de apenas alguns Estados e Municípios[4,5]. Em 1996, o Ministério da Saúde, em parceria com o Instituto Nacional do Câncer (Inca), implantou o Programa Viva Mulher, em âmbito nacional, objetivando a detecção precoce e o controle do câncer de colo do útero[11,12]. Depois disso, foram definidos critérios para a periodicidade, o controle e o seguimento das mulheres pelo Programa Nacional de Combate ao Câncer do Colo do Útero (PNCC)[4,5], cujas maiores dificuldades, no momento, estão relacionadas à continuidade da prevenção e à garantia de tratamento e acompanhamento das mulheres que apresentam alterações citológicas.

PREVENÇÃO PRIMÁRIA DO CÂNCER DE COLO DO ÚTERO

FATORES DE RISCO EVITÁVEIS E ATUAÇÃO DO ENFERMEIRO

A prevenção primária do câncer de colo do útero refere-se à redução da exposição aos fatores de risco, como o início precoce da atividade sexual, a multiplicidade de parceiros, as doenças sexualmente transmissíveis, especialmente a infecção causada pelo HPV, e a multiparidade. Além disso, outros fatores têm sido relacionados ao câncer de colo do útero em estudos epidemiológicos ainda não conclusivos, dentre eles o uso de anticoncepcional oral; as situações de imunossupressão, como diabetes, lúpus, corticoterapia e AIDS; o tabagismo; além da alimentação pobre em folatos, vitaminas A e C e betacaroteno[4].

Atualmente, considera-se fundamental a relação entre o desenvolvimento do câncer de colo do útero e a transmissão sexual do HPV[4,8,13-15]. Nesse sentido, a prevenção primária tem como foco a prática de sexo seguro. No entanto, apesar da divulgação da importância do uso de preservativos para diminuição potencial do risco de transmissão do HPV, observa-se que seu uso depende de uma série de fatores, como o conhecimento a respeito da doença e suas formas de prevenção, a percepção de risco de infecção, as crenças e os valores culturais, as iniquidades de gênero e como elas se revelam, o grau de autonomia e o poder de negociação sexual nas relações afetivo-sexuais, o acesso ao serviço de saúde e a oferta de preservativos[16-19].

De modo contextual, a prevenção primária é realizada a partir da identificação da presença de fatores de risco com vistas a prevenir o surgimento da doença. Sabe-se que o câncer de colo do útero há muito vem sendo associado ao baixo nível socioeconômico, tanto pela exposição aos fatores de risco quanto, especialmente, pela desigualdade no acesso aos serviços de saúde. Essas barreiras são multidimensionais, inserindo-se em um contexto social amplo que abarca desde dificuldades geográficas, de informação, familiares, econômicas, culturais, religiosas e emocionais, até as relacionadas às políticas de saúde. Diante dessa constatação, acredita-se que a análise dos programas e a proposição de estratégias devam também corresponder à amplitude dos fatores intervenientes.

No âmbito da prevenção primária, a Estratégia de Saúde da Família (ESF) tem importante papel na identificação de grupos de mulheres com perfil de risco para desenvolver o câncer de colo do útero e, com base nas necessidades levantadas, implementar ações de intervenção no meio ambiente e em seus fatores de risco.

Diversas estratégias podem reduzir os fatores de risco para o câncer de colo do útero, dentre as quais se destacam: realização de grupos educativos que permitam a discussão de temas como sexualidade e gênero, vulnerabilidade e prevenção às DSTs, planejamento familiar, qualidade de vida e prevenção do câncer ginecológico, entre outros; mobilização das mulheres para o autocuidado e a busca de melhor qualidade de vida (p. ex., grupos de caminhada, cultivo de hortas caseiras); valorização da integralidade na assistência e no estímulo a uma participação ativa das mulheres, com atitudes assertivas em relação à saúde; identificação e minimização das dificuldades de acesso ao serviço de saúde (barreiras individuais e institucionais), entre outras.

Além das atividades comunitárias, que podem ser realizadas pela equipe de saúde da família, o enfermeiro também pode instituir grupos educativos de coleta ou de resultados da colpocitologia na Unidade Básica de Saúde (UBS) ou na Unidade de Saúde da Família (USF), abordando temáticas voltadas a sexualidade, higiene íntima, prevenção de DST, prevenção do câncer ginecológico e técnica de coleta do exame.

Esses grupos, além de disponibilizarem um espaço para a socialização do conhecimento, possibilitam a integração entre profissionais e pacientes e estimulam o autoconhecimento do corpo e da sexualidade, familiarizando a mulher ao ambiente e ao exame e minimizando sentimentos negativos como o medo, a vergonha, o nervosismo e o constrangimento, que por vezes as impedem de aderir ao programa[16-20]. Essa estratégia será possível à medida que o profissional estiver sensibilizado e capacitado para implementá-la, utilizando habilidades de aconselhamento e abordagem empática.

Nessa perspectiva, o acolhimento deve ocorrer em todas as fases da assistência, desde o primeiro contato com a mulher, que pode ser realizado tanto no domicílio pelo agente comunitário de saúde como no agendamento da consulta na UBS/USF, quando se verifica, com base no relato da usuária, se o aprazamento da colpocitologia deve ser realizado na rotina, com brevidade ou com urgência.

O enfermeiro deve ainda avaliar a presença de fatores de risco na consulta de enfermagem à mulher com vistas a realizar as intervenções necessárias e o acompanhamento mais frequente. Por fim, recomenda-se que, na consulta de retorno para recebimento do laudo da colpocitologia, seja realizado procedimento de aconselhamento sobre DSTs e AIDS, antes de discutir o resultado e a conduta.

PREVENÇÃO SECUNDÁRIA DO CÂNCER DE COLO DO ÚTERO

RASTREAMENTO, CAPTAÇÃO E VULNERABILIDADE

A prevenção secundária do câncer de colo do útero é realizada pelo exame citopatológico para detecção do câncer *in situ* ou das lesões precursoras, tratáveis e curáveis em até 100% dos casos. Esse exame tem sido utilizado em programas de rastreamento do câncer de colo do útero em todo o mundo (*screening*) para interromper o ciclo evolutivo da doença, detectando-a em fase pré-invasiva, tratável e curável. Os países que desenvolveram o programa tanto com identificação efetiva da população de risco, com qualidade na coleta e na interpretação dos resultados, quanto com tratamento e acompanhamento adequados dos casos de alto risco lograram redução significativa na incidência e na mortalidade por essa patologia[4]. Segundo a Organização Mundial da Saúde (OMS), para que um programa de rastreamento do câncer de colo do útero cause impacto epidemiológico, é necessário realizar uma cobertura superior a 80%, o que representaria um impacto de 50% na redução da mortalidade por essa doença[4]. Entretanto, nos países em desenvolvimento, como o Brasil, a cobertura desse teste ainda não alcançou níveis suficientes e coerentes com as necessidades da população feminina sob maior risco de contrair a doença.

Dois estudos que abordam a cobertura do exame preventivo em dois Municípios de São Paulo são exemplos da ineficiência desse programa. Em um deles, a cobertura da população feminina na faixa etária de 10 a 59 anos foi 12,8% e no outro 14,9% para a idade de 25 a 59 anos[21,22].

No Brasil, as ações de intervenção e controle do câncer de colo do útero têm sido norteadas pela distribuição das lesões cervicais segundo as faixas etárias de mulheres mais acometidas pela doença e pela periodicidade dos exames citopatológicos, seguindo a lógica epidemiológica do risco e da relação custo/benefício que norteiam as intervenções em saúde pública[15]. Porém, por vários anos, essa cobertura esteve descontextualizada no país, de forma a disponibilizar a citopatologia apenas durante o pré-natal, não atingindo a população de mulheres da faixa etária de maior risco, subutilizando os equipamentos de saúde e tornando o programa ineficiente.

Vários estudos que investigaram os motivos que dificultam a captação das mulheres para a prevenção do câncer ginecológico ressaltam a amplitude do problema, que perpassa por diversas esferas, assumindo aspecto multidimensional. O modelo contextual, proposto por Pinho e França Junior[15], analisa o acesso e a utilização dos serviços preventivos em três planos: individual, organizacional/programático e social, dispostos em uma estrutura dinâmica e relacional. Esse modelo propõe que a realização da colpocitolgia seja produto da interação desses três planos, dos quais emergem os elementos necessários para definir uma situação de vulnerabilidade individual, programática/organizacional e social do câncer de colo do útero.

Nesse modelo, o plano individual, representado por características relacionadas à realização do exame, definirá a vulnerabilidade individual da mulher à doença. A vulnerabilidade é representada por um conjunto de fatores cognitivos relacionados à real falta de conhecimento sobre a doença e o exame, o que contribui para a redução de práticas sexuais seguras e de prevenção secundária.

Há que se ressaltar que essa vulnerabilidade individual pode ser criada e percebida pelas mulheres ou a elas imposta, no momento em que se enfatiza o risco da não realização da colpocitologia, em vez da ênfase ao benefício da ação, gerando ou reforçando um sentimento de medo em relação ao câncer, que pode provocar tanto um efeito propulsor, que induz a mulher para a realização do exame, quanto um efeito mais restritivo ao exame pelo medo de sentir dor ou de receber um resultado positivo.

No plano organizacional ou programático, inserem-se as características relacionadas à disponibilidade de serviços de saúde em relação à demanda e à sua acessibilidade geográfica, à organização e às necessidades da população usuária, e ao planejamento das ações efetivas na prevenção e na promoção à saúde, sob a forma de programas organizados de rastreamento do câncer de colo do útero que primem pelo respeito à autonomia individual e pela abordagem integral do sujeito mulher.

Nesse plano, observa-se que dificuldades apresentadas na estrutura do serviço, como a insuficiência na oferta de serviços, geram demanda reprimida, desigualdades no acesso ao serviço, longas esperas no agendamento e atraso nos resultados e no tratamento, além de descontinuidade no acompanhamento, o que compromete a assistência, a relação entre profissionais e pacientes e a credibilidade do serviço.

Outro aspecto destacado nesse modelo refere-se à interface entre os planos individual e organizacional/programático, chamada de subplano de interação. Esse subplano é evidenciado pela qualidade técnica e humana do cuidado, pelo nível de satisfação do usuário e pelo grau de resolutividade ao problema demandado.

Um dos fatores que contribuem para a baixa adesão das mulheres ao programa é a falta de humanização na assistência[19,23]. A violência institucional sofrida pelas mulheres durante a consulta ginecológica pode ser traduzida pela humilhação, pelo constrangimento e pela forma fria e despersonalizada com que são atendidas sem serem esclarecidas quanto ao resultado do exame ou por realizarem tratamentos por vários anos sem sequer terem noção dos seus objetivos. Isso submete a mulher a uma assistência medicalizada e indigna, na qual se perde a oportunidade de investir em prevenção primária.

Isoladamente ou em interação, os planos individual e organizacional/programático são consistentemente influenciados por outros elementos permissivos ou restritivos do plano social, que é relacionado ao nível de desenvolvimento socioeconômico do país; à existência de políticas públicas efetivas em saúde e à distribuição de recursos financeiros destinados a essa área; à condição e à posição social das mulheres; às desigualdades nas relações sociais e de gênero, raça, classe social, geração, entre outros, e seus impactos na saúde; aos valores culturais e às normas sociais sobre o corpo; à sexualidade; à reprodução. Nessa perspectiva, a diminuição da vulnerabilidade social depende da sensibilização dos serviços de saúde para as questões de gênero refletidas na iniquidade de acesso e utilização dos serviços de saúde e na qualidade da assistência prestada. Assim, deve-se reconhecer e respeitar a bagagem cultural religiosa e moral das mulheres, e propor um espaço de reflexão e discussão sobre suas crenças, seus valores e suas atitudes em relação à saúde e ao autocuidado.

COLPOCITOLOGIA

Conceito, sensibilidade, especificidade e periodicidade

Dentre os métodos que podem ser utilizados na prevenção secundária ou na detecção precoce do câncer de colo do útero, a colpocitologia (exame citopatológico ou Papanicolaou) é a mais empregada e consiste na análise laboratorial de esfregaço que contenha células escamosas provenientes da ectocérvice, células colunares da endocérvice e células metaplásicas escamosas da zona de transformação, área que faz transição entre os dois epitélios do colo uterino, na qual se encontra a junção escamo-colunar (JEC), local mais suscetível a fatores oncogênicos que podem transformar essas células em neoplasia.

De baixo custo, indolor e fácil de ser realizada, a colpocitologia realiza diagnósticos que sempre necessitam ser confirmados pelo exame histopatológico. No entanto, sua sensibilidade é muito alta, num índice que varia de 80[12] a 97%[24], o que indica que pequenas porcentagens de mulheres apresentarão resultados de exames complementares contrários à citopatologia positiva. Além disso, a colpocitologia tem especificidade alta, em torno de 82%[24], índice que traduz confiabilidade aos resultados negativos. As baixas taxas de exames falso-negativos, em torno de 2,4%[24], confirmam a validade da colpocitologia como método confiável de rastreamento do câncer de colo do útero, especialmente quando a coleta e a análise são feitas de forma acurada, segundo os critérios estabelecidos pelo PNCC, e quando atingem todas as mulheres, de acordo com a periodicidade também preconizada pelo PNCC e com os fatores de risco da doença[4,5].

Quanto à periodicidade da colpocitologia, o PNCC recomenda que seja de três anos após a obtenção de dois resultados negativos com intervalo de um ano[4,5,25,26]. No entanto, considera-se que essa periodicidade deve ser adequada a cada mulher e aos fatores de risco identificados por meio de anamnese criteriosa, que leve em conta também as necessidades da mulher.

Cuidados na coleta

A coleta da colpocitologia é realizada por meio da introdução de espéculo vaginal não lubrificado para que não haja interferência na qualidade do material. Caso haja necessidade de lubrificação, como em mulheres na pós-menopausa, recomenda-se somente o uso de soro fisiológico.

O conteúdo do esfregaço deve ser o mais representativo possível das células cervicais, havendo assim a necessidade de orientar previamente a mulher para que ela não esteja em período menstrual, não tenha relações sexuais, não utilize cremes e nem faça duchas vaginais nas 48 horas que antecedem o exame.

A fim de obter esfregaço citológico de boa qualidade (i. e., com elementos celulares que compõem o colo uterino), recomenda-se a coleta na junção escamo-colunar (JEC) da ectocérvice com a utilização da espátula de Ayre, seguida da coleta de material da endocérvice com a utilização da escova cervical (Figura 7.3). O ideal é que sejam usadas duas lâminas, uma para o material coletado na ectocérvice e outra para o coletado na endocérvice, para evitar dessecamento provocado pelo tempo decorrido entre uma raspagem e outra.

Como normalmente o colo do útero repousa em contato com o fundo vaginal e suas paredes, ficando imerso no conteúdo vaginal, considera-se desnecessária a coleta do fórnice posterior da vagina[28], local indicado apenas para as mulheres histerectomizadas[4] que procuram o exame.

No caso de gestantes, a coleta deve ser realizada de maneira cuidadosa a fim de se evitarem sangramentos que possam assustá-las ou levá-las a crer em ameaças de abortamento. Uma vez que é comum na gravidez a eversão fisiológica da JEC, a realização exclusiva da coleta ectocervical fornece material satisfatório para a análise laboratorial[4].

Além dos corretos preenchimento da requisição e identificação da lâmina, alguns cuidados são exigidos na confecção adequada de esfregaços para a colpocitologia. Dentre eles, destaca-se a limpeza

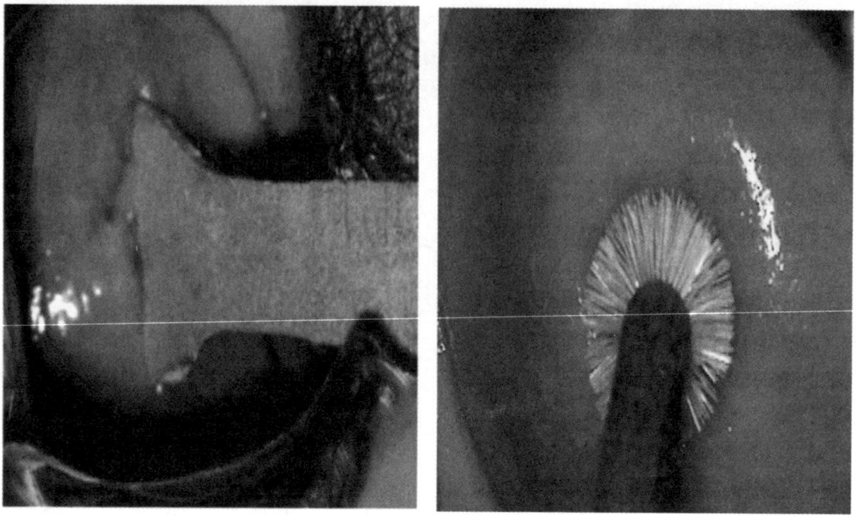

Figura 7.3 Coleta da colpocitologia[27].

prévia das lâminas, normalmente com álcool a 70%, a disposição do material coletado sem sobreposição de amostras (i. e., o esfregaço deve ser suficientemente espesso para que não seja transparente), e a fixação deve ser feita o mais rápido possível, para evitar dessecamento do material. Para tanto, pode ser utilizado *spray* fixador, mantido a 20-30 cm da lâmina, ou o álcool a 95% em frascos especiais para lâminas de citologia (tubetes com arestas).

Caso haja sangramento no momento da coleta, com presença de sangue no esfregaço, recomenda-se adicionar algumas gotas de solução de ácido acético a 2% à solução fixadora, a fim de melhorar a qualidade da lâmina para a leitura[4].

É importante ressaltar que o Ministério da Saúde preconiza, além das condutas mencionadas, a intervenção imediata do enfermeiro no caso de síndromes como: úlceras, corrimentos uretrais e vaginais, dor pélvica e lesões clínicas por HPV (Figura 7.4), que podem ser identificadas durante a coleta da citologia (CO). Essa intervenção, denominada "abordagem sindrômica"[7,29], permite iniciar a terapêutica medicamentosa sem precisar aguardar exames confirmatórios. Sua aplicação parece racional para países ou regiões com poucos recursos, sem pessoal treinado e laboratório equipado. Seu sucesso exige monitoração e avaliação constante dos protocolos, bem como supervisão e treinamento do pessoal envolvido.

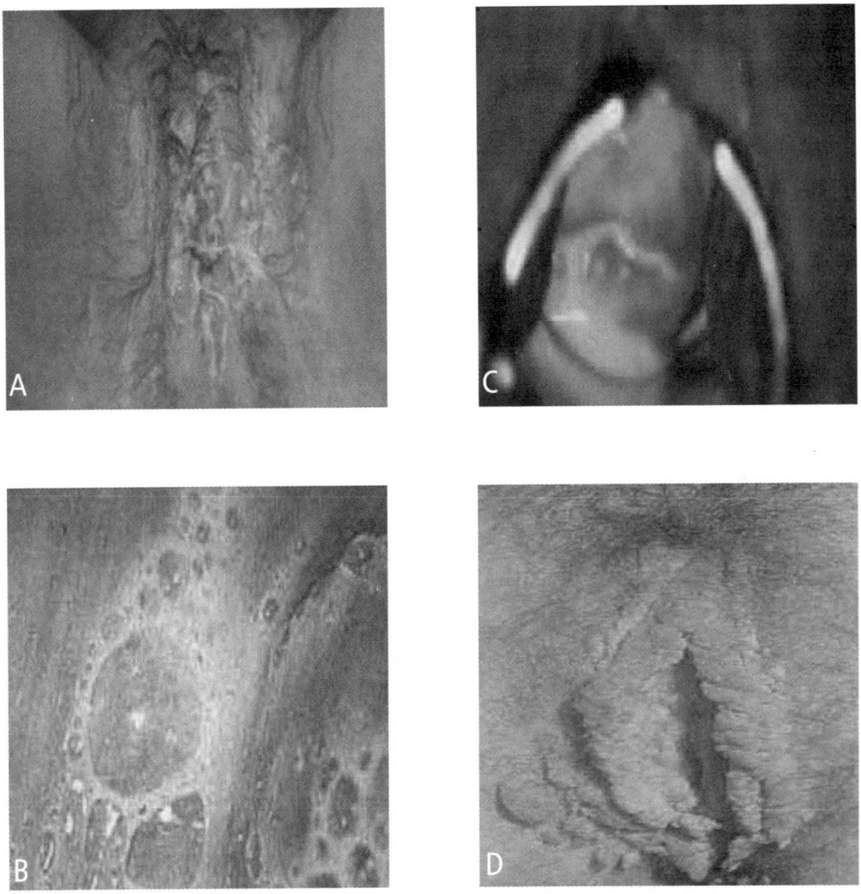

Figura 7.4 Síndromes resultantes de achados durante a coleta de colpocitologia: (A) lesão ulcerada por herpes, (B e C) corrimentos vaginais e (D) lesão clínica por HPV. Fonte: Imagens de doenças sexualmente transmissíveis (DSTs), 2011[30].

Interpretação do laudo citopatológico e conduta

Desde 1998, época de implantação no Brasil do PNCC, os laboratórios vêm adotando nova terminologia para os laudos citopatológicos, diferentemente daquela proposta na Classificação de Papanicolaou, em classes de I a V, considerada obsoleta por não contemplar aspectos da atualidade tecnológica e por não fornecer conceitos estruturais e morfológicos indispensáveis para condutas terapêuticas adequadas[31,32].

Atualmente, a Nomenclatura Brasileira para os Laudos Citopatológicos[31], determinada pelo Ministério da Saúde e pela Sociedade Brasileira de Citopatologia, em 2002, vem sendo pouco a pouco implantada e utilizada nas redes pública e privada de saúde. Ela é similar ao Sistema de Bethesda, de 2001, utilizado pelo Instituto Nacional de Câncer dos Estados Unidos, e que possibilita a descrição da citologia no que se refere a diagnósticos não ambíguos, contemplando aspectos relacionados ao tipo da amostra, a sua avaliação e a sua adequabilidade, ao diagnóstico celular descritivo e à microbiologia. Além disso, apresenta conceitos estruturais e morfológicos que facilitam a relação entre a citologia e a conduta.

A fim de melhor compreender alguns termos utilizados na citologia descritiva dessa nomenclatura, assim como de outras ainda utilizadas por diversos laboratórios, apresentam-se seus significados[4,25,31], extremamente úteis quando do encaminhamento e da orientação das mulheres que realizam a colpocitologia, seguidos das condutas preconizadas pelo PNCC[4,5] e por outros autores. É conveniente frisar que o resultado da colpocitologia sempre requer interpretação baseada tanto em informes da mulher, de natureza pessoal, clínica ou epidemiológica, quanto no exame físico geral e específico, realizado no momento da coleta.

Resultados insatisfatórios

Esses resultados ocorrem por motivos relacionados à técnica imprópria, por inadequação da amostra, da lâmina ou por outras razões.

A conduta preconizada é de que o exame deve ser repetido imediatamente ou o mais rápido possível, pesquisando-se a causa da falha e corrigindo-a.

Resultado normal ou dentro dos limites de normalidade

Os achados que correspondem ao aspecto citológico normal (i. e., dentro dos limites de normalidade), são os seguintes:

- células basais, parabasais, intermediárias e superficiais (sequência de maturação fisiológica das mucosas vaginal e ectocervical) do epitélio escamoso não queratinizado ou células epiteliais escamosas;

- epitélio cilíndrico simples, encontrado na JEC e formado por células glandulares cervicais de três tipos – células ciliadas, células caliciformes e células de reserva ou germinativas (a presença de células cilíndricas diferenciadas – ciliadas e caliciformes – define adequação da coleta, ou seja, foi coletado material da JEC);
- elementos não epiteliais – hemácias, leucócitos, histiócitos, muco, espermatozoides e flora microbiota.

A conduta preconizada é: orientação para retorno em três anos caso a mulher já tenha exames negativos em dois anos consecutivos. Essa periodicidade, fixada pelo PNCC[4,5], baseia-se no histórico natural da doença, que varia de 10 a 20 anos, e no fato de que não existem diferenças estatísticas significativas entre percentuais de probabilidade de uma mulher desenvolver câncer cervical invasivo quando colhe exames anuais ou trienais[33]. Como já foi frisado, considera-se que o exame deve ser anual se a mulher for de alto risco, mesmo quando não se encontram alterações citológicas[33]. Além disso, a conduta deve ser ajustada à necessidade de cada mulher.

Alterações celulares benignas, padrão inflamatório ou com alterações reativas, reparativas ou degenerativas

Trata-se de alterações em que ocorre estado de alerta do epitélio cervical a uma possível ou real injúria ou em que já há regeneração de erosões epiteliais. São elas:

- alterações em células escamosas, geralmente decorrentes de processos inflamatórios (pH ácido, atrito do intercurso sexual, contato com agentes infecciosos). Dentre essas alterações, destacam-se a metaplasia escamosa, processo fisiológico em células da zona de transformação (JEC); as escamas córneas, que são células escamosas superficiais anucleadas presentes em prolapso uterino, leucoplasia e epitélio branco; além das pérolas córneas, desprovidas de significado oncológico;
- alterações em células cilíndricas ou colunares, decorrentes de cervicites e traduzidas em metaplasias epidermoides, alterações citoplasmáticas e nucleares.

A conduta preconizada refere-se à orientação para retorno conforme esquema anteriormente descrito, com a ressalva de que há necessidade de tratamento dos processos inflamatórios inespecíficos ou dos processos infecciosos, de acordo com a etiologia dos microrganismos identificados, conforme protocolos do Ministério da Saúde[7].

Lesões em epitélio escamoso

As lesões em epitélio escamoso podem ser de seis tipos:

- atipias escamosas de significado indeterminado (antes denominadas ASCUS) – alterações celulares insuficientes para definir diagnóstico de neoplasia;
- efeito citopático compatível com HPV – lesão escamosa intraepitelial ocasionada pela presença do vírus, evidenciada pela presença de células com coilocitose (grande espaço vazio em torno do núcleo), disqueratose (distúrbio no metabolismo celular) e/ou discariose (núcleo de morfologia anormal). É importante ressaltar que a citopatologia não determina o tipo de HPV, podendo-se utilizar a captura híbrida para esse fim;
- displasia leve ou neoplasia intraepitelial cervical grau I (NIC I), atualmente denominada lesão escamosa intraepitelial de baixo grau (LIBV), ou seja, com baixo poder de malignização. Na lesão de baixo grau, as alterações de diferenciação celular se limitam a um terço do epitélio de revestimento do colo do útero, ocorrendo os mesmos efeitos citopáticos compatíveis com o HPV;
- displasia moderada ou neoplasia intraepitelial cervical grau II (NIC II), atualmente denominada lesão escamosa intraepitelial de alto grau (LIAG), ou seja, com alto poder de malignização. Nesse caso, as alterações de diferenciação celular podem atingir de três quartos do epitélio de revestimento do colo a toda a espessura epitelial;
- displasia acentuada ou carcinoma escamoso *in situ* ou neoplasia intraepitelial cervical grau III (NIC III), também caracterizada como LIAG por mostrar células escamosas com grande variação de formas e alterações que chegam a atingir toda a espessura epitelial do colo do útero;

- carcinoma escamoso invasor de três tipos – bem diferenciado (queratinizante), moderadamente diferenciado (não queratinizante de grandes células) ou pouco diferenciado (não queratinizante de células pequenas). Nesse caso, a diferenciação citopatológica necessita de comprovação histológica, que irá determinar o grau de invasão e diferenciação das células tumorais.

As condutas preconizadas em relação às lesões em epitélio escamoso são:

a. Para atipias de significado indeterminado (ASCUS), efeito citopático compatível com HPV e lesões intraepiteliais de baixo grau (NIC I), o PNCC[4,5] recomenda seguimento semestral com tratamento dos processos inflamatórios e infecciosos associados. Nesse caso, é importante que a mulher e seu parceiro sejam realmente tratados e submetidos a exames para controle de tratamento, a fim de impedir que a mulher permaneça apenas sob controle colpocitológico periódico[24]. Esse tratamento relaciona-se também ao grupo de risco em que a mulher se insere e à sua fase de vida. Por exemplo, na pós-menopausa existe possibilidade de as atipias celulares relacionarem-se a processos de atrofia decorrentes do hipoestrogenismo. A periodicidade do acompanhamento é mostrada na Figura 7.5, acrescentando-se que, dependendo do resultado da colposcopia, pode haver acompanhamento semestral ou conduta específica ao achado histológico.

No caso de efeito citopático compatível com HPV, ainda é importante ressaltar que, geralmente, as infecções por HPV não persistem, podendo regredir espontaneamente. No entanto, grande parte das mulheres expostas a esse vírus desenvolve infecção persistente que pode evoluir para uma lesão neoplásica[27,34,35]. Por esse motivo, recomenda-se a realização semestral da colpocitologia e o acompanhamento/tratamento das lesões internas e externas, quando visíveis. Alguns autores recomendam também o encaminhamento imediato para a colposcopia, levando em conta que a porcentagem de neoplasia atribuída à infecção por HPV ultrapassa 90%[27,34] e que a infecção subclínica, na qual não existe lesão visível, corresponde a aproximadamente 80% dos casos de infecção[34]. Além da colposcopia, a genitoscopia também deve ser indicada, pois as lesões de HPV induzidas apresentam-se mais frequentemente na vulva. Existe consenso também quanto à necessidade de encaminhamento para exame urológico dos parceiros sexuais de mulheres com HPV ou neoplasia de colo uterino[34]. Como nas lesões de baixo grau (NIC I) ocorrem os mesmos efeitos citopáticos compatíveis com o HPV, o seguimento recomendado para ambos os achados é semestral, seguindo o mesmo cronograma de acompanhamento das atipias de significado indeterminado em células escamosas[24], conforme apresentado na Figura 7.5.

b. Para lesões intraepiteliais de alto grau (NIC II e NIC III), deve-se orientar o paciente para a realização de colposcopia e biópsia e encaminhá-lo para esses procedimentos. Se houver discordância entre os diagnósticos citológico e histológico, repetem-se os exames, a fim de confirmar a lesão. No caso de confirmação da presença de neoplasia, a mulher deve ser submetida à conização

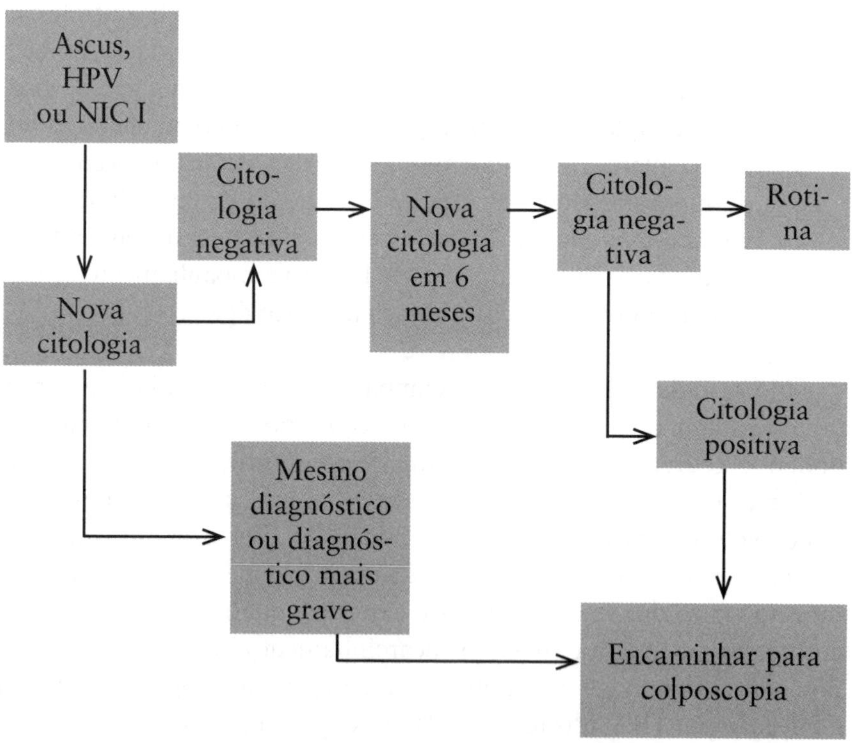

Figura 7.5 Conduta frente a atipias de significado indeterminado em células escamosas, efeito citopático compatível com HPV e lesão intraepitelial de baixo grau ou NIC I[31].

com controle ginecológico periódico, de preferência semestral, que inclua a colpocitologia. A partir da colposcopia, a indicação de cirurgia e a periodicidade de acompanhamento vão depender da concordância citocolposcópica da lesão.

c. Para carcinoma epidermoide invasor, deve-se orientar colposcopia e biópsia de preferência e encaminhar esses procedimentos para hospital especializado no tratamento do câncer.

Lesões em epitélio glandular ou colunar

As lesões em epitélio glandular ou colunar podem ser de dois tipos:

- atipia glandular de significado indeterminado (antes denominada AGUS), traduzida em alterações celulares insuficientes para definir diagnóstico de adenocarcinoma (cervicites, pólipos etc.);
- adenocarcinoma – presença de células indicativas de neoplasia endocervical (i. e., das células glandulares do colo do útero).

As condutas preconizadas em relação às lesões em epitélio glandular ou colunar são:

a. Para atipias de significado indeterminado (AGUS), por tratar-se de uma categoria associada a um maior risco de neoplasia cervical ou até endometrial, deve-se encaminhar para colposcopia imediata com investigação endometrial e anexial por meio de ultrassonografia transvaginal e curetagem uterina fracionada ou histeroscopia, quando possível[31].
b. Para adenocarcinoma *in situ*, deve-se orientar colposcopia e biópsia de preferência e encaminhar esses procedimentos para hospital especializado no tratamento do câncer. Mesmo após colposcopia sem evidência de lesão, o PNCC recomenda a realização de conização, associada à investigação do epitélio endometrial, com curetagem uterina fracionada ou histeroscopia e biópsia[31].

Outros achados do laudo citopatológico

1. Presença de células endometriais: em mulheres fora do ciclo menstrual. Pode estar associada com alterações hormonais e

patologia endometrial ou uterina, constituindo achado passível de ser investigado por meio de outros exames.

2. Elementos não epiteliais:

- polimorfonucleares neutrófilos – presentes nos processos inflamatórios (esfregaços purulentos);
- histiócitos – presentes no período menstrual ou, no máximo, até o 12° dia do ciclo; frequentes também na pós-menopausa (nessa fase, a histiocitose pode se relacionar com patologia orgânica do endométrio) e nas usuárias de dispositivo intrauterino (DIU);
- plasmócitos e linfócitos – indicam processo inflamatório crônico cervical ou endometrial;
- hemácias – normais no período menstrual ou no sangramento intermenstrual; fora dessa fase indicam traumatismo na coleta, erosão ou ulceração;
- muco – sem significado oncológico ou funcional;
- espermatozoides – podem levar a falsos diagnósticos de leucorreia;
- flora bacteriana do tipo lactobacilar (bacilos de Döderlein) – lactobacilos que utilizam o glicogênio celular em ácido lático, guardião da cavidade vaginal contra infecções; às vezes, determinam citólise (normal quando discreta). A exacerbação dessa flora pode determinar citólise elevada, baixo pH e consequentes condições ambientais propícias ao desenvolvimento de leveduras;
- bactérias, fungos, protozoários e efeitos citopáticos decorrentes de viroses (microbiologia alterada) – achados que indicam condições vaginais alteradas associadas a leucorreias, desconforto e sintomatologia local.

Papel do enfermeiro

Quando se tratar de mulher com alterações na citopatologia, os profissionais de saúde devem sempre adotar condutas eficazes. Nesse contexto, destaca-se a importância da participação do enfermeiro na notificação, na orientação e no acompanhamento de todas as mulheres cujos resultados citopatológicos requeiram outras intervenções diagnósticas e/ou clínicas. Assim, é fundamental que esse profissional organize um sistema de registro, controle e acompanhamento, especialmente das mulheres que apresentam colpocitologia evidenciando alterações citológicas.

Assim, ao organizar e colocar em prática um programa de prevenção secundária do câncer de colo do útero, o enfermeiro deve:

- identificar a população de risco;
- sistematizar a adequada convocação e reconvocação de mulheres a intervalos preestabelecidos;
- dispor de recursos adequados para coleta, relatórios, tratamento e seguimento das mulheres com exames alterados;
- informar e orientar a mulher para que compreenda o significado do rastreamento (exame, alteração evidenciada, seguimento e/ou tratamento, acompanhamento etc.);
- avaliar continuamente o processo e os resultados no intuito de obter sucesso no rastreamento dos casos com alterações citológicas[33].

Além disso, o serviço deve contar com um sistema de referência e contrarreferência adequadamente organizado, a fim de possibilitar às mulheres atendimento coerente com os achados do exame e com os protocolos estabelecidos pelo PNCC[4,5].

É fundamental também que haja integração entre os profissionais de saúde, de forma que as mulheres sintam-se seguras diante das orientações recebidas e amparadas pelo acompanhamento periódico. Nesse sentido, o Ministério da Saúde recomenda que sejam criados mecanismos por meio dos quais as mulheres, motivadas a cuidar de sua saúde, encontrem uma rede de serviços quantitativa e qualitativamente capaz de suprir a detecção do câncer de colo do útero ou de suas lesões precursoras com o exame citopatológico associado à colposcopia e à biópsia[4]. Dessa maneira, a estratégia de captação de pacientes para consultas médicas ou de enfermagem, com realização da colpocitologia, deve ser organizada de modo a garantir não só o atendimento, como também a entrega do resultado e o adequado seguimento em todo o processo.

Além de todos esses aspectos, é importante ainda que o enfermeiro invista em atividades educativas que destaquem os aspectos preventivos do câncer de colo do útero, especialmente os relacionados à transmissão sexual do HPV. Nessa perspectiva, as práticas de educação em saúde devem visar, sobretudo, à sensibilização, à conscientização e à formação de agentes multiplicadores de informações sobre a importância da colpocitologia na prevenção secundária do câncer, pois quanto mais precocemente a lesão for detectada, maior a chance de a mulher evitar a neoplasia ou de tratá-la em fase inicial[24].

Diante do exposto, verifica-se a importância do trabalho do enfermeiro na assistência à mulher com vistas a prevenir o câncer de colo do útero. Nesse contexto, as ações recomendadas são:

- promover educação em saúde, a fim de que haja controle dos fatores de risco, especialmente das DSTs;
- realizar consultas de enfermagem de forma a diminuir a demanda, melhorar a qualidade da assistência e garantir que as mulheres sejam examinadas em intervalos regulares;
- instituir registros que facilitem o estabelecimento da periodicidade de repetição do exame e a notificação das mulheres que requeiram repetição ou outros exames;
- assegurar ação imediata diante da detecção de alterações no exame, de forma a garantir tratamento e seguimento adequados a curto, médio e longo prazos, tanto no serviço primário quanto no secundário e no terciário;
- reduzir o índice de perda tanto das mulheres com colpocitologias alteradas quanto de mulheres que realizam a colpocitologia, mas não retornam para o resultado;
- fornecer à mulher todos os detalhes sobre os resultados do exame para que não haja temores, garantindo assim a sua autoconfiança.

Quanto ao último item, recomenda-se:

⇒ criar rotina de verificação das faltas e mecanismos de busca ativa das mulheres que não retornam para os resultados;

⇒ no caso de resultados alterados, pode-se enviar correspondência, convocar por telefone, realizar visitas domiciliares ou ativar qualquer outro mecanismo de busca.

A fim de superar os índices de 20 a 40%, relatados na literatura[4,24,36] de mulheres que não retornam para buscar os resultados da colpocitologia, o enfermeiro precisa promover acolhimento baseado inicialmente no respeito e na valorização da mulher e, depois, na resolutividade dos problemas. Acredita-se que, assim, as mulheres asseguradas de receber tratamento e encaminhamento eficientes, de forma digna e respeitosa, retornem efetivamente ao serviço para buscar o resultado do exame. Nessa perspectiva, o atendimento proposto deve minimizar a barreira encontrada pelas mulheres quando procuram acessar os serviços básicos de saúde, nos quais muitas vezes não existem profissionais disponíveis para garantir a assistência.

PONTOS A REVISAR

- Relação entre vulnerabilidade para DSTs e câncer de colo do útero.
- Relação entre evolução do câncer de colo do útero e sua prevenção.
- Fatores de risco evitáveis do câncer de colo do útero.
- Estratégias individuais e coletivas de prevenção primária do câncer de colo do útero.
- Importância do sexo seguro na prevenção primária do câncer de colo do útero.
- Importância do rastreamento do câncer de colo do útero pela colpocitologia.
- Estratégias de incremento de adesão das mulheres à prevenção secundária do câncer de colo do útero pela colpocitologia.
- Periodicidade da colpocitologia e cuidados na coleta.
- Interpretação do laudo da colpocitologia, das condutas clínicas e de enfermagem e abordagem sindrômica.
- Barreiras de acesso aos serviços de saúde encontradas pelas mulheres com maior vulnerabilidade.
- Papel do enfermeiro nos programas de prevenção e controle do câncer de colo do útero.

ATIVIDADES SUGERIDAS

- Entreviste mulheres de diversas inserções socioculturais e verifique o que elas conhecem sobre a prevenção do câncer de colo do útero. Questione-as acerca de tabus e preconceitos quanto à colpocitologia. Pense sobre as possibilidades de superação dos entraves no intuito de ampliar a adesão das mulheres aos programas de prevenção. Verifique também como essas mulheres se sentem em relação à forma como são recebidas e orientadas pelo sistema de saúde quanto à prevenção e ao controle do câncer de colo do útero. Finalmente, identifique se alguma delas, depois da coleta da colpocitologia, deixou de ir buscar o resultado e quais os motivos que as levaram a fazer isso.

- Organize uma atividade educativa grupal com mulheres a fim de discutir a relação entre as DSTs e o câncer de colo do útero. Tente identificar as facilidades e as dificuldades encontradas nos projetos educativos que abordam a questão da sexualidade. Pense sobre as possibilidades de superação das dificuldades encontradas nessa abordagem.
- Nas Unidades Básicas de Saúde de sua região, verifique de que forma os programas de prevenção e controle do câncer de colo do útero estão sendo colocados em prática. Tente identificar o papel do enfermeiro nesses programas. Verifique quais são as dificuldades relatadas pelos enfermeiros para a execução desses programas. Pense sobre as possibilidades de superação dessas dificuldades.

Propostas para estudo

- Explique como deve ocorrer a prevenção e o controle do câncer de colo do útero no contexto de atenção básica à saúde.
- Discuta a prevenção e o controle do câncer de colo do útero levando em conta a realidade de vida das mulheres e a forma como é realizada a atenção básica no Brasil.
- Discuta as possibilidades de inserção efetiva do enfermeiro nos programas de prevenção e controle do câncer de colo do útero.
- Discuta as formas adequadas de acolhimento à mulher a fim de que haja maior adesão aos programas de prevenção e controle do câncer de colo do útero.

Exercícios de pensamento crítico

1. O exame colpocitológico de uma jovem de 23 anos, com vida sexual ativa há 5 anos e com mais de cinco parceiros sexuais, mostrou a presença de NIC II ou lesão de alto grau. Com base nesses dados, discorra sobre a conduta clínica e de enfermagem, justificando-as.
2. Responda: como deve ser feita a notificação e o acompanhamento dos casos confirmados de câncer de colo do útero pelas Unidades Básicas de Saúde? Qual deve ser o papel do enfermeiro nesse contexto de atenção básica?
3. Identifique os diagnósticos de enfermagem e aponte os resultados esperados e o plano de intervenções para o seguinte caso: mulher, 18 anos, vida sexual ativa, três parceiros nos últimos seis meses, uso eventual de preservativo masculino e de coito interrompido como métodos contraceptivos, queixa de dispareunia e de sinusorragia, lesão ectópica extensa no colo do útero e colpocitologia mostrando efeito citopático compatível com HPV.
4. Você é convidado a desenvolver um trabalho de mobilização das mulheres para a colpocitologia na unidade básica de saúde que acaba de assumir. Como organizaria esse programa? Quem participaria dele? Quais estratégias utilizaria para a captação das mulheres? Quais recursos da rede de saúde utilizaria nesse programa? Quais temas consideraria importante incluir no desenvolvimento do programa?

Referências bibliográficas

1. Brasil. Ministério da Saúde. Secretaria de Vigilância em Saúde. Programa Nacional de DST e AIDS. Rastreio de câncer cérvico-uterino em mulheres que têm ou tiveram DST. Disponível em: http://www.aids.gov.br/assistencia/manualdst. Acesso em 22/10/2003.
2. Brasil. Ministério da Saúde. Secretaria de Assistência à Saúde. Instituto Nacional de Câncer. Coordenação de Prevenção e Vigilância. Estimativa 2010: incidência de câncer no Brasil. 2009. Disponível em: http://www.inca.gov.br/estimativa/2010/estimativa20091201.pdf. Acesso em 11/2011.
3. Nucleus Medical Media Inc. Progressão do câncer de colo do útero. Medical Illustration, Human Anatomy Drawing. Disponível em:

http://google.nucleusinc.com/generateexhibit.php?ID=27521&ExhibitKeywordsRaw=&TL=&A=1090. Acesso em 01/11/2011.

4. Brasil. Ministério da Saúde. Secretaria Nacional de Assistência à Saúde. Instituto Nacional do Câncer. Coordenação de Prevenção e Vigilância (Conprev). Falando sobre câncer do colo do útero. Rio de Janeiro: Ministério da Saúde, Inca; 2002.
5. Brasil. Mistério da Saúde. Secretaria executiva. Controle do câncer do colo uterino: Programa Nacional de Controle do Câncer do Colo Uterino. Brasília: Ministério da Saúde; 2001.
6. Ayres ARG, Silva GA. Prevalência de infecção do colo do útero pelo HPV no Brasil: revisão sistemática. Rev Saúde Pública 2010;44(5).
7. Brasil. Ministério da Saúde. Secretaria de Vigilância em Saúde. Programa Nacional de DST/AIDS. Manual de controle das doenças sexualmente transmissíveis, 4 ed. Brasília: Ministério da Saúde; 2006.
8. Anjos S de JSB dos, Vasconcelos CTM, Franco ES, Almeida PC de, Pinheiros AKB. Fatores de risco para câncer de colo do útero segundo resultados de IVA, citologia e cervicografia. Rev Esc Enferm USP 2010;44(4).
9. Brasil. Ministério da Saúde. Instituto Nacional do Câncer. Programa Nacional de Controle do Câncer do Colo do Útero e de Mama – Viva Mulher. Disponível em: http://www.inca.gov.br/prevencao/programas/pncccum. Acesso em 30/09/2004.
10. Gamarra CJ, Valente JG, Silva GA e. Magnitude da mortalidade por câncer do colo do útero na Região Nordeste do Brasil e fatores socioeconômicos. Rev Panam Salud Publica 2010;28(2).
11. Brasil. Ministério da Saúde. Instituto Nacional de Câncer (Inca). Atlas de mortalidade por câncer. Disponível em: http://www.mortalidade.inca.gov.br/Mortalidade/prepararModelo05.action. Acesso em 01/11/2011.
12. Brasil. Ministério da Saúde. Prevenção do câncer do colo do útero: manual técnico. Brasília: Ministério da Saúde; 2002.
13. Merighi MAB, Hoga LAK, Paça NS. Detecção precoce do câncer cérvico-uterino em uma unidade básica de saúde: uma estratégia de ensino. Rev. Mundo da Saúde 1997;21:300-6.
14. Osis MJMD. PAISM: um marco na abordagem da saúde reprodutiva no Brasil. Cad. Saúde Pública 1998;14(supl. 1):25-32.
15. Pinho AA, França Junior I. Prevenção do câncer de colo do útero: um modelo teórico para analisar o acesso e a utilização do teste de Papanicolaou. Rev Bras Saúde Mater-Infant 2003;3(1):95-112.
16. Alvarez, S.L. Aspectos socioculturales de la sexualidad como factores obstaculizantes de la prevención secundaria del cáncer cérvico uterino Cad Saúde Pública 1998;14(supl 1):33-40.
17. Brenna SMF, Hardy E, Zeferino LC, Namura I. Conhecimento, atitude e prática do exame de Papanicolaou em mulheres com câncer de colo uterino. Cad Saúde Pública 2001;17(4):909-14.

18. Oliveira MM de, Pinto IC. Percepção das usuárias sobre as ações de prevenção do câncer do colo do útero na Estratégia Saúde da Família em uma distrital de saúde do município de Ribeirão Preto, São Paulo. Rev Bras Saude Mater-Infant 2007;7(1).

19. Pinho A de A, França Junior I, Schraiber LB, D'Oliveira AFPL. Cobertura e motivos para a realização ou não do teste de Papanicolaou no município de São Paulo. Cad Saúde Pública 2003;19(supl 2):303-13.

20. Oliveira MM de, Pinto IC, Coimbra VCC. Potencialidades no atendimento integral: a prevenção do câncer do colo do útero na concepção de usuárias da estratégia saúde da família. Rev Latino-Am Enferm 2007;15(3).

21. Amaral LMP. Avaliação do sistema de rastreamento e controle dos casos sugestivos de HPV de mulheres da rede básica de um município de São Paulo. [Dissertação]. Universidade Guarulhos; 2010.

22. Soares MBO, Silva SR da. Análise de um programa municipal de prevenção do câncer cérvico-uterino. Rev Bras Enferm 2010;63(2).

23. Linard AG, Silva FAD, Silva RM. Mulheres submetidas a tratamento para o câncer de colo uterino: percepções de como enfrentam a realidade. Rev Bras Cancerol 2002;48(4):493-8.

24. Brasil. Ministério da Saúde. Instituto Nacional do Câncer. Ações de enfermagem para o controle do câncer: uma proposta de integração ensino-serviço, 2. ed. Rio de Janeiro: Inca; 2002.

25. Brasil. Ministério da Saúde. Instituto Nacional de Câncer (Inca). Diretrizes brasileiras para o rastreamento do câncer do colo do útero. Brasília; 2011.

26. Instituto Nacional de Câncer (Inca). Normas e recomendações: periodicidade de realização do exame preventivo do câncer do colo do útero. Rev Bras de Cancerologia 2002;48(1):13-5.

27. Berek JS, Adashi EY, Hillard PA. Novak – Tratado de ginecologia, 12. ed. Rio de Janeiro: Guanabara Koogan; 1998. p. 321-41.

28. Roberto Neto A, Focchi JCLRJ, Baracat EC. Avaliação dos métodos empregados no Programa Nacional de Combate ao Câncer do Colo Uterino do Ministério da Saúde. Rev Bras Ginec Obst 2001;23(4):209-15.

29. Nadal SR, Carvalho JJM. Abordagem sindrômica das doenças sexualmente transmitidas. Rev Bras Coloproct 2004;24(1):70-2.

30. Imagens de doenças sexualmente transmissíveis (DSTs), 2011 Disponível em: http://www.dst.com.br. Acesso em 01/11/2011.

31. Brasil. Ministério da Saúde. Secretaria de Atenção à Saúde. Instituto Nacional do Câncer. Coordenação de Prevenção e Vigilância (Conprev). Nomenclatura brasileira para laudos citopatológicos cervicais e condutas clínicas preconizadas. Rio de Janeiro: Ministério da Saúde, Inca; 2003.

32. Halbe HW. Tratado de ginecologia, 3. ed. São Paulo: Roca; 2000.

33. Motta EV da, Fonseca AM da, Bagnoli VR, Ramos L de O, Pinotti JA. Colpocitologia em ambulatório de ginecologia preventiva. Rev Ass.Med Brasil 2001;47(4):302-10; 2001.

34. Carvalho JJM. Manual prático do HPV. São Paulo: Instituto Garnet; 2004.

35. Palo G, Chanen W, Dexeus S. Patologia e tratamento do trato genital inferior. Rio de Janeiro: Medsi; 2002.

36. Fonseca AM da, Bagnoli VR, Motta EV da, Ramos L de O, Pinotti JA. Atendimento médico em ambulatório de ginecologia preventiva. Rev Ginecol Obstet 2000;11(3):149-55.

Para saber mais

Instituto Nacional de Câncer (Inca). Disponível em: http://www.inca.gov.br.

Portal da Saúde - Sistema Único de Saúde (SUS). Disponível em: http://www.saude.gov.br.

Departamento de DST, AIDS e hepatites virais. Portal sobre AIDS, DST e hepatites virais. Disponível em: http://www.aids.gov.br.

8

SAÚDE DA MULHER E HIV/AIDS: ASPECTOS PREVENTIVOS

Neide de Souza Praça

Pontos a aprender

1. A relação entre saúde da mulher, saúde reprodutiva e transmissão do HIV.
2. Análise da trajetória da mulher na epidemia de AIDS.
3. A situação epidemiológica da epidemia de AIDS com enfoque na mulher.
4. Os fatores envolvidos na disseminação do HIV, pelas vias sexual e sanguínea, na mulher.
5. Compreensão das decisões e dos sentimentos da mulher, no período reprodutivo, diante da transmissão vertical do HIV.
6. As ações propostas para o enfermeiro para a atenção à mulher ante a epidemia de AIDS.
7. A política do gestor de saúde para a redução da transmissão do HIV na mulher.

Palavras-chave

Saúde da mulher, AIDS, gênero, violência sexual, percepção de risco, doenças sexualmente transmissíveis (DSTs), prevenção, enfermagem, transmissão vertical, planejamento familiar.

Estrutura dos tópicos

Introdução. Saúde da Mulher. Fatores que contribuem para a disseminação do HIV na mulher. Estratégias para a enfermagem. Pontos a revisar. Atividades sugeridas. Propostas para estudo. Exercícios de pensamento crítico. Referências bibliográficas. Para saber mais.

INTRODUÇÃO

Ao longo de mais de três décadas, os dados epidemiológicos sobre a AIDS mostram que o envolvimento da mulher na cadeia de transmissão do HIV tende à estabilização. No Brasil, com o passar dos anos, a legislação com enfoque na epidemia de AIDS tornou-se mais presente, ainda que a mulher tenha recebido atenção somente a partir da segunda metade da década de 1990. Nesse aspecto, o foco de atenção recaiu sobre a transmissão vertical do HIV, o que determinou a redução no número de crianças infectadas por essa via desde 1998[1].

A par dessa situação, as medidas preventivas da transmissão do HIV pela via heterossexual têm obtido sucesso em algumas áreas do país em detrimento de outras; condição que mostra o desequilíbrio quando se avalia o aspecto global do país frente à epidemia.

No período compreendido entre 1980 e junho de 2010, os dados epidemiológicos mostram que as faixas etárias entre 20 e 39 anos indicam redução no número de casos de AIDS notificados a partir de 2003, com pico máximo no ano anterior. Por outro lado, o segmento de mulheres com 40 anos ou mais demonstra constante crescimento[2].

Deve-se destacar que em dez anos (1998-2008), a incidência de casos de AIDS em menores de cinco anos apresentou redução de 49%[3].

Para discorrer sobre a prevenção da transmissão do vírus da AIDS na mulher, é necessária uma breve abordagem sobre os aspectos envolvidos nessa epidemia que contribuem para a permanência da mulher na cadeia de transmissão do vírus. Porém, para melhor compreensão da abordagem proposta, é importante apresentar a definição do termo saúde da mulher, conforme segue.

SAÚDE DA MULHER

Os estudiosos ainda não chegaram a um consenso sobre a definição mais adequada para o termo saúde da mulher.

Segundo uma definição canadense, a saúde da mulher "envolve os aspectos emocionais, sociais e seu bem-estar físico, e é determinada pelo contexto político, cultural e econômico da vida das mulheres, assim como biológico(...)"[4].

Uma definição de maior amplitude, elaborada em 1991[4], aponta que a saúde da mulher

> inclui uma gama de aspectos relativos a enfermidades, doenças, bem-estar, assim como as atividades de prevenção, diagnóstico, cuidado e cura. Saúde é, nesse sentido, um modo de bem-estar total, que não é determinado somente por fatores biológicos e reprodutivos, mas também por efeitos do trabalho, da nutrição, do estresse, da guerra, da migração, entre outros.

Estudar a área da saúde da mulher implica considerar a saúde reprodutiva como constituinte dessa área, e a saúde materna inserida no campo da saúde reprodutiva.

No amplo conjunto de opções de trabalhos, que buscam trazer maior clareza aos termos empregados no campo da biomedicina, destaca-se a definição de 1990 como a mais completa para o termo saúde materna, na qual se verifica que esta "abrange resultados positivos e negativos – físico, social ou mental, de uma mulher, de causas relacionadas com a maternidade ou seu manejo"[4].

A saúde reprodutiva refere-se à capacidade de a mulher desfrutar de uma vida sexual satisfatória e sem riscos, de procriar e de ter liberdade para escolher entre conceber, ou não, no período e na frequência desejados. A saúde sexual, por sua vez, é parte da saúde reprodutiva e

> inclui: desenvolvimento sexual saudável; relacionamentos responsáveis e equitativos com prazer sexual; e a ausência de enfermidades, doenças, deficiências, violências e outras práticas de risco relacionadas com a sexualidade"[4]. Ambas, saúde reprodutiva e saúde sexual, também sofrem influência de fatores ambientais e de padrões de estilo de vida, pois muitas doenças são consequências do estilo de vida adotado pelo indivíduo, mas também de relações emocionais[5].

Como se pode depreender dessa leitura, o estudo da AIDS, tendo como enfoque a saúde da mulher e a transmissão do HIV, deve ser realizado com base nos aspectos que constituem a saúde reprodutiva da mulher em seu contexto.

PROGRAMA DE ASSISTÊNCIA INTEGRAL À SAÚDE DA MULHER (PAISM)

No Brasil, o PAISM surgiu em 1983, oferecendo uma nova abordagem para a atenção à saúde da mulher, pois se propunha a abranger todas as fases do curso da vida, incluindo a cobertura às adolescentes e às mulheres na pós-menopausa. Essa proposta ampliava a atenção prestada à mulher, que passaria a ser vista não somente em sua dimensão reprodutiva, mas também na integralidade de seu corpo. Com a implantação nacional do Programa, a mulher seria considerada, também, como um indivíduo inserido em um contexto socioeconômico e cultural.

Essa proposta ganhou *status* de inovadora porque considerava que a mulher deveria ser assistida em sua integralidade, deixando de ser vista como um corpo compartimentalizado. À mulher deveriam ser oferecidos controles de patologias de maior prevalência, ações educativas e atividades voltadas ao planejamento familiar e à detecção de DST e do câncer ginecológico.

O PAISM enfatizava a necessidade de acesso da população à atenção preventiva e curativa, bem como à obtenção de informações sobre o corpo e a saúde. Esse conhecimento deveria trazer empoderamento à mulher. Quanto ao homem, este seria visto com integralidade assistencial e deveria ser incluído nas ações de saúde reprodutiva. Ainda que o PAISM não tenha sido totalmente implantado, seus princípios atualmente encontram-se preconizados para todos os indivíduos atendidos pelo Sistema Único de Saúde (SUS). Vale acrescentar que a dificuldade para a total implantação do PAISM no território nacional resultou de múltiplos fatores, entre eles os de natureza política, econômica, social e cultural.

Como se verifica, a preocupação com a construção de um modelo de assistência integral à mulher fez-se presente no país ao longo do tempo, porém sua implantação sofreu reveses, de modo que a implantação plena ainda não ocorreu. Nesse contexto, surgiu a AIDS que, a princípio desconsiderada, concorreu para envolver a mulher como elo de transmissão do vírus, seu agente.

HISTÓRICO DA TRAJETÓRIA DA MULHER NA EPIDEMIA DE AIDS

Em 1983, nos Estados Unidos, verificou-se que parceiros heterossexuais de pessoas com AIDS apresentavam os mesmos sintomas dos doentes até então identificados com a síndrome. No mesmo ano, crianças, filhas de mulheres com vida sexual promíscua ou usuárias de drogas injetáveis, eram atendidas com as mesmas manifestações identificadas nos adultos. Surgia assim um novo dado sobre a abrangência da AIDS: as crianças poderiam ser afetadas pela via materna. A doença deixou, dessa forma, de ser conhecida como exclusiva do gênero masculino e passou a ser identificada também em mulheres e crianças. As mulheres foram, então, caracterizadas segundo dois "grupos de risco": com vida sexual promíscua e usuárias de drogas injetáveis.

O aumento dos casos verificados nos Estados Unidos foi acompanhado pela notificação de indivíduos com AIDS também na Europa. Muitos dos casos do continente europeu ocorriam entre imigrantes da África Central e entre europeus que haviam viajado para o leste africano. Esse fato serviu de alerta para a investigação do continente africano, onde se descobriu haver uma epidemia, provavelmente desde a década de 1970. Na África, verificou-se também que a doença atingia, na mesma proporção, homens e mulheres, espalhando-se pela população via relacionamento heterossexual.

A partir de meados da década de 1980, a epidemia disseminava-se por muitos países. Em alguns deles, especialmente no Ocidente, ocorreram mudanças no perfil dos indivíduos infectados pelo HIV. A concentração da doença, até então com predominância entre homo/bissexuais masculinos e hemofílicos, passou a ser verificada, de forma mais ampla, entre os usuários de drogas injetáveis e os indivíduos heterossexuais.

O painel epidemiológico da AIDS, no início da década de 1990, fez com que a Organização Pan-Americana de Saúde (OPS) alertasse para o valor numérico de homens bissexuais que mantinham relacionamento estável com mulheres e de heterossexuais usuários de drogas. Esses dados, verificados em alguns países da América Latina e do Caribe, associavam a transmissão heterossexual ao crescente número de mulheres infectadas pelo HIV[6].

Cabe acrescentar que essa preocupação gerou a elaboração do Projeto do Milênio das Nações Unidas, idealizado no início da década de 2000, que define metas e objetivos que deverão ser alcançados pelos países até 2015.

Os objetivos traçados visam à erradicação da pobreza, da fome e do analfabetismo, a promoção da igualdade entre os sexos, a erradicação de doenças e o fomento de bases para o desenvolvimento sustentável. Dentre as oito metas estabelecidas, duas relacionam-se fortemente entre si e correspondem diretamente aos aspectos voltados à saúde da mulher. São elas: meta 5 – melhorar a saúde materna; meta 6 – combater o HIV/AIDS, a malária e outras doenças. A meta 5 se pauta na promoção integral da saúde reprodutiva, enquanto a 6 prioriza a redução da disseminação do HIV, em nível global.

Para o alcance de tais metas, cada país deve promover discussões e traçar estratégias de modo a garantir os direitos de saúde reprodutiva e obter sucesso na luta contra AIDS. Os esforços mundiais para cumprir as metas estabelecidas, em especial a de número 6, devem deter a disseminação do HIV/AIDS, de modo a inverter sua tendência de expansão, observada há três décadas.

A infecção de mulheres em idade reprodutiva as envolve na transmissão vertical e, dessa forma, a disseminação da doença torna vulneráveis também as crianças.

A partir dessa constatação, nota-se um crescente interesse pela avaliação e pelo controle da situação da mulher como elo na cadeia de transmissão do HIV em nível global, o que caracteriza uma nova abordagem ao considerar todas as mulheres com vida sexual ativa como sob risco da infecção pelo vírus, e não somente aquelas com comportamento sexual promíscuo ou usuárias de drogas injetáveis.

No Brasil, o primeiro caso de transmissão heterossexual ocorreu em 1983, e o primeiro caso de transmissão vertical foi registrado em 1985, no Estado de São Paulo.

No país, a progressiva expansão da AIDS associou-se à não valorização do quadro epidemiológico da epidemia. Porém, em meados da década de 1990, operou-se uma mudança no modo de se encarar a AIDS, pois se passou a afirmar que a infecção pelo HIV deveria ser vista não apenas restrita aos indivíduos, membros de grupos específicos definidos na trajetória inicial da epidemia, mas considerando-se toda a sociedade, sem distinção de gênero ou de raça.

Os serviços de saúde do país demoraram para identificar as mulheres, em especial aquelas com parceiro exclusivo e não usuárias de drogas injetáveis, como elo na cadeia de transmissão do HIV. Tal fato justifica-se pela identificação tardia de patologias específicas femininas associadas à alteração imunitária relacionada ao vírus, bem como pela forte associação inicial da doença às usuárias de drogas e às promíscuas sexualmente, o que excluía as demais mulheres, principalmente as casadas ou com relacionamento monogâmico. Esse fato colocou a mulher fora das ações preventivas adotadas no início da epidemia, também no Brasil, e contribuiu para o crescimento da infecção pelo HIV nesse segmento da população.

A constatação de que toda a sociedade está envolvida no risco de transmissão do HIV contribuiu para o aumento da preocupação sobre as relações heterossexuais, principalmente quanto às práticas sexuais de casais em união estável.

DADOS EPIDEMIOLÓGICOS

As mais recentes estimativas sobre pessoas vivendo com o HIV, divulgadas pelo Programa das Nações Unidas para AIDS (Unaids), indicam que, no mundo, existem 33,3 milhões de indivíduos com HIV/AIDS. Esse valor demonstra que o número de novas infecções/ano tem tido redução de 19% em comparação ao ano de 1999, período em que o valor estimado foi máximo.

Entre 2001 e 2009, em 33 países, a incidência de HIV/AIDS diminuiu 25%; por outro lado, em 5 países do Leste Europeu e da Ásia Central, essa incidência aumentou na mesma proporção. A região com maior número de casos estimados (11,3 milhões) continua sendo a África Subsaariana, com aproximadamente 40% do total de mulheres adultas infectadas que vivem nessa região, e onde as mulheres com 15 a 24 anos têm risco de soropositividade oito vezes maior em comparação aos homens[7].

Por outro lado, em nível global, o percentual de mulheres com 15 anos ou mais com HIV/AIDS está estabilizado[7].

No Brasil, do total de casos de AIDS notificados até meados de 2010 – 592.898 –, 385.818 são indivíduos do sexo masculino, 207.080 são mulheres e 12.824 têm menos de 13 anos de idade, em um total de 13.061 casos notificados de transmissão vertical[2].

No país, entre as mulheres, a faixa etária com maior representatividade é a que corresponde ao período reprodutivo, porém nota-se aumento significativo na fase pós-menopausa e nas mulheres jovens. Na faixa etária entre 13 e 19 anos, para ambos os sexos, o número de casos de AIDS é maior entre as mulheres, o que ocorre desde 1998, com razão de sexo, em 2008, de 0,8:1[1].

FATORES QUE CONTRIBUEM PARA A DISSEMINAÇÃO DO HIV NA MULHER

A disseminação do HIV na mulher deve ser avaliada conforme fatores biológicos e socioculturais. Para este texto, optou-se pela ênfase aos aspectos pertinentes ao contexto de vida da população, os quais ainda carecem de maior reconhecimento pelos profissionais e gestores de saúde, pelos pesquisadores, pela mídia e pela população. No entanto, dada a importância da relação entre AIDS e DST, o fator biológico também será enfocado.

Diante dessa opção, serão apresentadas as vias de transmissão do HIV em que a mulher pode estar envolvida, ou seja, sexual, sanguínea e vertical.

TRANSMISSÃO PELA VIA SEXUAL

A condição da mulher diante da AIDS, no Brasil, sofre grande influência de fatores culturais. Entre as variáveis presentes, encontram-se as medidas de prevenção por meio de sexo mais seguro. Negociar o uso do preservativo com o parceiro é um sério obstáculo à contenção da transmissão do HIV no país.

Constata-se por estudos que, atualmente, a maioria das mulheres infectadas pelo HIV é casada, teve contato sexual com poucos homens, não tem o hábito de usar preservativo e não questiona seus parceiros sobre seus comportamentos fora da relação. Trata-se de mulheres que estão na fase reprodutiva da vida e que se infectaram, principalmente, por acreditar na fidelidade do parceiro.

A infecção de mulheres pela categoria de exposição sexual envolve fatores socioculturais representados, dentre outros, pelas desigualdades de gênero, pela raça e etnia, pela violência sexual e doméstica, pela reduzida percepção de risco de infecção, pela prostituição, pela pouca clareza de campanhas divulgadas pela mídia, entre outros aspectos. Vale discorrer sucintamente sobre cada um desses fatores.

Desigualdades de gênero

As questões que envolvem as desigualdades de gênero são resultantes da interação entre o fator biológico e o comportamento sociocultural e sexual. A definição de padrões norteadores de comportamentos do indivíduo de uma sociedade reside no seu contexto. É no ambiente sociocultural que estão definidas as maneiras de seus membros pensarem, vestirem-se, agirem e perceberem o mundo. No entanto, ainda que sejam padrões estabelecidos, nem todos os comportamentos são adotados pelo indivíduo, que pode rejeitá-los, incorrendo, assim, em desvios de comportamento.

A definição de normas e de comportamentos dos indivíduos, estabelecida em seu ambiente sociocultural e na sociedade brasileira em especial, dá ao homem o poder para decidir o momento, a forma e o parceiro com que deseja manter relações sexuais, pois a ele é dada prioridade para obter prazer. Da mulher, espera-se que seja submissa, cuidadora da família e da casa e que aceite o comportamento do homem no mundo público. A possibilidade de maior liberdade dada ao homem pela sociedade favorece a disseminação do HIV, pois ele pode relacionar-se com um número maior de parceiras, não usar preservativos, infectar-se e trazer o vírus da AIDS para seu mundo privado.

Some-se a essa condição a dependência econômica da mulher em relação ao homem, que pode sujeitá-la a aceitar submissamente suas imposições quanto a práticas sexuais de preferência e quanto à negociação entre o casal para a adoção de medidas de sexo mais seguro.

O reduzido controle da mulher sobre o comportamento do parceiro mostra a necessidade de adoção de estratégias eficazes que abordem a interação entre as desigualdades de gênero e o HIV. Tais práticas precisam ser desenvolvidas com o casal e devem tratar de comportamentos e medidas de sexo mais seguro, por meio de informações sobre saúde e sobre a AIDS em particular. Nesses momentos de interação, devem ser adotadas estratégias que ofereçam à mulher a oportunidade de desenvolver sua autoestima e maior liberdade de ação em benefício de sua saúde e de sua família.

Vale acrescentar que esses esforços devem vir acompanhados por oferecimento de acesso a equipamentos sociais e de saúde, bem como deve ser oportunizado o ingresso da mulher no contexto do trabalho, dando-lhe poder econômico e social para decidir sobre sua saúde com segurança.

Um esforço demonstrado pelo gestor de saúde para o controle da epidemia de AIDS no país reside na Política Nacional de Atenção à Saúde da Mulher, que define diretrizes norteadas pela perspectiva de gênero e de raça e etnia, de modo a direcionar as ações voltadas à atenção à saúde da mulher[8].

Raça e etnia

Nos últimos anos, a raça e a etnia têm sido altamente valorizadas pelo Ministério da Saúde, que passou a considerá-las como fatores de realce na epidemiologia da AIDS.

A disseminação do HIV que levou à feminização, à interiorização e à pauperização da epidemia no país alertou para a vulnerabilidade da mulher negra e da indígena, que muitas vezes se veem em situação de exclusão e preconceito, agravadas pela dificuldade de acesso aos serviços de saúde e aos insumos para prevenção. Tal situação, em 2007, gerou um alerta dos gestores, apresentado no Plano Integrado de Enfrentamento da Feminização da Epidemia de AIDS e outras DSTs, para que se considerem ambas, raça e etnia, na identificação de necessidades e de estratégias de atenção à mulher diante da epidemia de AIDS[9].

Violência sexual e doméstica

Esse tipo de violência relaciona-se às desigualdades de gênero e predispõe a mulher ao risco de infecção pelo HIV na medida em que ela se submete à vontade do parceiro quando se vê ameaçada física, emocional e ou sexualmente. Estudos têm demonstrado que mulheres que sofreram violência sexual têm aumentada a possibilidade de infecção pelo HIV. Diante de ameaças à sua integridade, a mulher tem sua autoestima reduzida e apresenta, consequentemente, prejuízo na qualidade de vida. Submeter-se à vontade do parceiro quanto à realização de ações que não deseja, por medo de sofrer violência, coloca a mulher sob risco de infecção pelo HIV.

A violência doméstica e sexual tem se tornado centro de discussão nos vários níveis de assistência. Nesse aspecto, vale ressaltar que, em 1999, o Ministério da Saúde incluiu a sorologia anti-HIV entre os exames para o atendimento da mulher que sofreu violência sexual. A justificativa para a medida reside na constatação de que, dentre mil mulheres que sofrem violência sexual, uma é infectada pelo vírus da AIDS[10].

O incentivo à denúncia, pela mulher que sofre violência, deve ser uma constante nos meios de comunicação de massa e nos órgãos de saúde. As restrições ao agressor, impostas por esse recurso jurídico, trazem à mulher que sofreu a violência a segurança de que necessita para decidir-se sobre a conduta mais adequada ao seu bem-estar.

Nesse aspecto, a Lei n. 11.340/2006 cria mecanismos para coibir a violência doméstica e familiar contra a mulher, oferecendo-lhe a oportunidade de denunciar seu agressor e ter seus direitos preservados[3].

Em associação ao estímulo à independência, oferecer à mulher oportunidades para a libertação financeira contribui também para a redução do número de mulheres que sofrem violência sexual e doméstica. Por outro lado, há a necessidade de adaptação de estruturas da rede de atenção e de capacitação de funcionários, de modo a assegurar a aplicação de legislação que coíba a violência contra a mulher.

No plano federal, o gestor de saúde preocupa-se com a situação da mulher sob violência e estimula a organização e a implementação de serviços que lhe deem apoio. Recomenda a criação de redes de referência e contrarreferência envolvendo órgãos estaduais, municipais e o terceiro setor, de modo a compor redes de atenção integral para mulheres e adolescentes em situação de violência doméstica e sexual, definindo estratégias para sua atenção[9].

Percepção reduzida de risco de infecção

Persiste na população a ideia predominante nos anos iniciais da epidemia de que apenas determinados grupos estão sujeitos à infecção pelo HIV. A mulher com família constituída e com parceiro único não se percebe sob risco de infecção e, portanto, não se vê obrigada a prevenir-se contra o HIV pela via sexual. Por ser fiel ao companheiro, acredita no senso de responsabilidade dele ao se manter fiel e em adotar medidas de proteção caso mantenha relações fora da união.

Estudos realizados com homens têm demonstrado que eles tendem a utilizar preservativos quando mantêm relações com parceiras fora do casamento, porém dispensam seu uso no relacionamento dentro de uma união estável. Uma constatação é que parte das mulheres com relação estável aceita a infidelidade do companheiro, mas não se preocupa em proteger-se do HIV. Ainda que deseje adotar medidas de sexo mais seguro em sua relação com o parceiro, diante da recusa do companheiro, a mulher não insiste na negociação para o uso de preservativo e submete-se ao risco.

A redução do risco de a mulher se infectar pelo HIV está na dependência de mudanças no seu comportamento e em sua maneira de enfrentar a submissão econômica, social e cultural perante o parceiro. É fundamental promover o aumento do poder de negociação da mulher junto ao parceiro para o uso de medidas de sexo mais seguro. Essa abordagem deve utilizar estratégias que promovam o envolvimento do casal, com o oferecimento de orientações sobre saúde e AIDS em particular, de maneira a estimular o desenvolvimento do senso de responsabilidade do homem, que está comprometido pelo próprio comportamento sexual que a sociedade espera dele. É importante o envolvimento de diversos campos da sociedade para a difusão de práticas de sexo mais seguro e de informações sobre AIDS aos casais, para se obter melhor eficácia na redução da transmissão do HIV para a mulher.

Há que se considerar também a juvenização da epidemia, consequência do fator de percepção de risco acrescido da violência sexual e doméstica, prostituição e privação econômica, escolar e social do adolescente. Para reduzir a disseminação da AIDS nesse segmento, os Ministérios da Saúde e da Educação traçaram o Projeto Saúde e Prevenção nas Escolas, que insere nas instituições de ensino abordagens sobre sexualidade e saúde reprodutiva, dentre outros temas[1,9].

Prostituição

As relações sociais e a realidade econômica podem levar a mulher a exercer a prostituição. Muitas mulheres pobres sobrevivem dessa ocupação e podem trocar o sexo pela sobrevivência ou por melhores condições de vida, com a compra de bens de consumo que atendam às suas necessidades e, muitas vezes, às de sua família.

Grande parte dessas relações é desprotegida, a fim de atender à solicitação/imposição do parceiro que exerce seu poder sobre a mulher na troca de dinheiro por sexo. Ao ceder à vontade do homem, a mulher aumenta a possibilidade de infectar-se com o HIV.

A prostituição feminina agrava-se ainda mais quando associada ao uso de drogas, pois forma-se um ciclo, no qual a usuária de drogas necessita de dinheiro para comprar o produto e, portanto, prostitui-se para obter os meios de compra; ao usar a droga, torna-se vulnerável a outros comportamentos prejudiciais à sua saúde, submetendo-se mais facilmente a abusos, violências ou atos com os quais não concordaria em períodos de lucidez.

Uma condição pouco explorada, mas de vital importância neste tema, difere da prostituição urbana e relaciona-se ao fenômeno migratório sazonal, encontrado em algumas regiões do país, em especial no Pantanal do Mato Grosso do Sul. Tratam-se de mulheres migrantes de outros Estados da federação que, por períodos definidos, exercem a prostituição fazendo sexo com homens aficionados pela pesca – turistas de outros Estados da federação –, que, durante dias ou semanas, permanecem nos rios pantaneiros realizando atividades de lazer com pesca, abuso de álcool e sexo comercial. A precariedade da estrutura de saúde e de vigilância dessa vasta região de fronteira com Paraguai e Bolívia contribui para a disseminação da prostituição e da AIDS na região[11].

Por outro lado, o tratamento da usuária de drogas injetáveis e a adoção de estratégias que envolvem a mulher que exerce a prostituição devem atentar para o oferecimento de orientações sobre medidas de saúde e, em particular, sobre a AIDS, na tentativa de que a mulher incorpore mudanças de comportamento preventivo para a infecção pelo HIV e reduza o risco a que está sujeita.

Papel da mídia

A mídia tem um papel importante na formação da opinião pública. Em estudo[12] que apresentou levantamento realizado em artigos de jornais de grande circulação da cidade de São Paulo, referente ao período de 1983 a 1991, verifica-se que, nesses anos, a imprensa dedicou grande atenção à transmissão do HIV entre homossexuais, e foram quase inexistentes os artigos com abordagem na população heterossexual. No período, não foi identificada nenhuma menção às relações extraconjugais que podem desestruturar uma família.

A falta de artigos que abordassem o potencial de envolvimento de qualquer indivíduo na epidemia de AIDS dificultou a compreensão da epidemia pela população que não traçou ações para preveni-la. O que se divulgava era que a AIDS restringia-se a grupos específicos marginalizados, e não à população como um todo.

A imprensa mostrou ao leitor que, caso não fizesse parte de algum grupo de risco para a AIDS, estaria livre de preocupar-se com a epidemia; no entanto, seu discurso deveria ser em direção à promoção de envolvimento de toda a sociedade. Reflexo de políticas de saúde com enfoque na AIDS, a imprensa parece não ter trazido grande contribuição à redução da disseminação da epidemia no país.

Por sua vez, a televisão apresentou sua expansão quantitativa nas últimas décadas, tornando-se a principal fonte de informação da grande maioria da população brasileira, mesmo entre aqueles que residem em regiões carentes.

Veiculadas nesse poderoso meio de divulgação, as campanhas de sensibilização para a prevenção da AIDS são geralmente apresentadas por curtos períodos de tempo e logo substituídas, ou permanecem ausentes do vídeo por longo tempo. As campanhas de prevenção se intensificam em períodos de festividades considerados de grande risco de infecção, como o carnaval.

Ressalte-se, porém, que as campanhas informativas sobre AIDS nem sempre atingem seu objetivo perante o grande público. É frequente o emprego de metáforas que tornam o tema mais suave; no entanto, essa linguagem não é absorvida pela população de menor escolaridade. Embora tenha ocorrido mudança de enfoque sobre a temática, ao longo dos anos persistem reações críticas e resistências de corporações religiosas e empresariais que exercem influência sobre a liberdade de criação e de expressão de certos temas. Nos anos iniciais da epidemia, era dada ênfase a temas específicos direcionados a grupos considerados marginalizados; com o passar dos anos e com a entrada em cena de heterossexuais e, sobretudo, da mulher, passou-se a enfocar temas que apresentassem uma abrangência universal dos telespectadores, porém esta nem sempre é alcançada. Campanhas contínuas, sem o emprego de metáforas e com terminologia de mais fácil compreensão por pessoas de menor escolaridade trariam maior alcance e benefício à população.

Doenças sexualmente transmissíveis (DSTs)

As DSTs, doenças transmitidas pela relação sexual, têm importante contribuição para a disseminação do HIV. Embora abordada sob o aspecto biológico, sua propagação depende também de comportamentos que resultam de influências socioculturais.

A presença de DST pode levar a processos classificados como ulcerativos (herpes genital, sífilis, cancro mole e linfogranuloma venéreo), não ulcerativos (tricomoníase, gonorreia, candidíase vaginal e vaginose bacteriana) e verrugosos (condiloma acuminado).

As lesões, os ferimentos abertos, as ulcerações ou as irritações localizadas na pele e nas mucosas do trato reprodutivo inferior (genitais externos, vagina) provocados pelas DSTs facilitam a penetração do HIV nos tecidos e, por consequência, no organismo do indivíduo. Uma vez instalado, o HIV pode viver nas células e se replicar, aumentando quantitativamente sua presença localizada no trato genital, bem como acrescentando risco de transmissão para o parceiro na relação sexual.

As várias lesões provocadas por DST podem interagir com o HIV e, dessa interação, resultar a potencialização mútua de ambos os agentes transmissores. As manifestações de DST, diante da presença do vírus da AIDS, são mais resistentes ao tratamento e se apresentam com maior gravidade.

A identificação precoce da DST deve ser uma das prioridades do enfermeiro na atenção à mulher que a apresenta. O objetivo da assistência é oferecer tratamento adequado e informar sobre medidas de prevenção com adoção de ações de sexo mais seguro, além de identificar e envolver os contatos para o tratamento e a prevenção.

A Política Nacional de Atenção Integral à Saúde da Mulher, do Ministério da Saúde, criada em 2004, derivou do PAISM e enfatiza a prevenção e o controle de DST e do HIV/AIDS na população feminina, traçando diretrizes para implementação de estratégias de redução destes agravos[9].

Mulheres que fazem sexo com mulheres

O conhecimento desse tema ainda se ressente da carência de estudos que discorram sobre o universo dessas mulheres. É reduzida a abordagem sobre os aspectos socioculturais, epidemiológicos e comportamentais das mulheres que fazem sexo com mulheres.

O emprego de objetos de estimulação sexual e o período menstrual são fontes potenciais de transmissão do HIV em mulheres que fazem sexo com mulheres e que não utilizam medidas preventivas na manipulação de tais insumos ou no contato com o sangue menstrual.

O Ministério da Saúde, no documento Políticas e Diretrizes de Prevenção das DST/AIDS, entre Mulheres, propõe dois caminhos para a prevenção da transmissão do HIV entre mulheres que fazem sexo com mulheres. Um deles refere-se à necessidade de abordagem sobre saúde sexual na capacitação do profissional da área da saúde. O conteúdo desses programas de capacitação ou de reciclagem deve abranger aspectos socioculturais pertinentes à homossexualidade feminina, de modo a promover a sensibilização do profissional para atuar, livre de preconceitos, a fim de melhorar o atendimento dessas mulheres nos serviços de saúde[13].

Outro caminho que deve ser priorizado é o oferecimento de informação, a distribuição de insumos de prevenção de acordo com a orientação sexual e a promoção de maior acesso dessa clientela aos serviços disponibilizados pela rede de assistência.

O Ministério da Saúde recomenda também que projetos para a prevenção de DST/AIDS incluam orientações sobre dúvidas e ofereçam insumos que propiciem evitar a transmissão do HIV entre mulheres que fazem sexo com mulheres.

Preservativos como prevenção

Um importante meio de prevenção da transmissão sexual do HIV, e que dá à mulher maior autonomia, é o preservativo feminino. Embora possa ser encontrado em pontos de venda e seja distribuído gratuitamente por algumas secretarias estaduais e municipais de saúde desde 1998, o alto custo do preservativo, a distribuição irregular e a resistência à adesão pela clientela e pelos profissionais da área da saúde em aceitá-lo e recomendá-lo contribuem para o aumento da epidemia nessa população. Por outro lado, nas últimas décadas, a intensa campanha para o uso do preservativo masculino no país contribuiu para o aumento de seu uso pela população, em especial pelos jovens de 15 a 24 anos que, em 1998, na primeira relação sexual acusavam o percentual de adesão de 52,8% e, em 2008, seu emprego chegou a 60,9%[1].

No Brasil, verifica-se que os programas de prevenção da transmissão do HIV pela via sexual carecem de maior empenho dos órgãos assistenciais e dos próprios funcionários da área da saúde para que alcancem maior abrangência.

Por outro lado, o Plano Integrado de Enfrentamento da Feminização da Epidemia de AIDS e outras DSTs estabelece como ações estratégicas a "ampliação da cobertura e garantia de acesso a insumos de prevenção; (...) à informação e às ações educativas sobre DST e HIV/AIDS para as mulheres[9,14].

Ressalta-se o empenho do Ministério da Saúde na promoção do sexo mais seguro: em 2009, foram distribuídos 466,5 milhões de unidades de preservativo masculino, 2,06 milhões de unidades de preservativo feminino e 2,17 milhões de unidades de gel lubrificante. Como incentivo, nesse ano, recomendou a distribuição de preservativos masculinos na rede de serviços do SUS, sem necessidade de identificação ou cadastro anterior do usuário[1].

TRANSMISSÃO PELA VIA SANGUÍNEA

A usuária de drogas injetáveis é duplamente sujeita ao risco de transmissão do HIV, quer pelo compartilhamento de seringas, quer pelo contato sexual com parceiro também usuário, sem uso de preservativo. Para a redução desse risco, deve-se considerar a opção de escolha da mulher e sua realidade. Nesse contexto, o Ministério da Saúde reconhece a importância dos programas e projetos de redução de danos, implementados nacionalmente por agentes comunitários de saúde, que atuam oferecendo aconselhamento, insumos e orientações sobre prevenção.

Outro fator que deve ser considerado na prevenção da transmissão do HIV em usuárias de drogas injetáveis é a capacitação do profissional de saúde para reconhecê-la entre seus pacientes e incluí-la em programas de educação, procurando envolver também seu parceiro.

TRANSMISSÃO VERTICAL

No Brasil, a transmissão vertical do HIV foi priorizada após meados da década de 1990. Embora o gestor de saúde do país recomende a testagem universal às gestantes no pré-natal, é comum, nas maternidades, encontrar mulheres em trabalho de parto que não apresentam resultado do teste anti-HIV, ainda que tenham sido testadas no pré-natal. Constata-se também que há mulheres que não realizaram o pré-natal ou não foram testadas. Dado que o maior risco de transmissão vertical do HIV está presente durante o trabalho de parto e o parto (65 a 70%) e durante a amamentação (15% em média a cada mamada), submeter a parturiente ao teste rápido é medida preventiva de valor.

Desde novembro de 2002, há legislação determinando que toda mulher não testada para o HIV durante o pré-natal seja submetida ao teste rápido anti-HIV no período pré-parto. A mesma portaria preconiza também que sejam realizados os procedimentos para inibição da lactação no puerpério, com medidas mecânicas ou medicamentosas e oferecimento de fórmula infantil para a alimentação do lactente às identificadas como soropositivas.

O Ministério da Saúde indica ainda o emprego do teste rápido em gestantes que estejam no terceiro trimestre da gravidez, com diagnóstico negativo em momento anterior e cuja avaliação epidemiológica, própria ou do parceiro, aponte a necessidade de reavaliação do diagnóstico.

A obrigatoriedade de notificação dos casos de gestantes HIV positivo é outra medida preventiva da transmissão vertical do HIV estabelecida no país desde 2000. Semelhante obrigatoriedade ocorre com crianças filhas de soropositivas ou amamentadas por mulher HIV positivo. O objetivo desse procedimento é o conhecimento da prevalência do HIV em gestantes e em crianças expostas, o que permitirá seu acompanhamento e tratamento.

Um dado relevante que envolve a transmissão vertical do HIV é que a AIDS surge no imaginário social associada à dor, ao sofrimento, ao castigo divino, à desesperança, à tristeza, à terminalidade da vida, enfim, à morte. Algumas mulheres têm a preocupação com o término de uma geração. Para outras, no entanto, a maternidade as impulsiona a viver com melhor qualidade. Nessas mulheres, a ausência de sintomas de AIDS e o uso dos medicamentos antirretrovirais dão a elas a esperança de poderem cuidar dos filhos, criá-los e, se possível, um dia poderem se ver curadas[14].

Para muitas mulheres, é natural a mãe cuidar do filho, mas, quando o resultado do cuidado não é o esperado ou quando a mãe fracassa ao cumprir esse papel, tal situação pode gerar um sentimento de opressão. O medo, a culpa e a ansiedade estão sempre presentes. Ser a transmissora potencial do HIV para seu filho, enfrentar um longo e apavorante período de incertezas antes de saber se a criança está infectada ou não são situações de agonia para a mulher soropositiva e sua família.

Sabe-se que a maternidade tem um forte significado para a mulher HIV positivo. Há evidências de que nem a infecção nem a possibilidade de transmissão do vírus ao feto/recém-nascido são determinantes na decisão de interromper uma gestação. As mulheres grávidas infectadas desejam que seus filhos nasçam com saúde e que não recebam delas o vírus.

Os estudos sobre o tema têm mostrado que, embora sem o planejamento da gravidez, as mulheres não provocam abortamentos. Há preocupação em relação à saúde da criança que estão gerando e, por isso, iniciam tratamento em razão do filho. A terapia antirretroviral tem incentivado significativamente essas gestantes a prosseguirem com a gravidez.

Deve-se considerar ainda que a maioria das mulheres encara a maternidade como um período significativo, pois elas consideram que um filho marca a união de um casal. O prestígio social relacionado à relevância de ser mãe ou ser pai é fundamental, e a condição de mãe determina uma importante mudança na relação conjugal.

A gravidez, portanto, tem sido um forte determinante para que as gestantes HIV positivo não percam o sentido de viver. A espera pelo recém-nascido fortalece sua vontade de continuar viva. Para essas mulheres, o leite materno garante um risco letal para o bebê, o que as leva a não amamentá-lo, embora essa condição gere grande mal-estar entre as gestantes HIV positivo. Elas reconhecem os riscos de contaminação pelo leite e, ainda que saibam que o leite materno é o alimento ideal para a criança, deixam de amamentá-la e apresentam estratégias que justifiquem essa situação perante familiares e vizinhos para evitar estigmatização e preconceito. Em 2002, as ações de prevenção da transmissão vertical foram implementadas com o Projeto Nascer-Maternidades, que ampliou os insumos de profilaxia dessa via de transmissão do HIV, priorizando os municípios considerados epidemiologicamente deficitários, notadamente os das regiões Norte e Nordeste do país[1].

Planejamento familiar

Os programas de AIDS brasileiros carecem de sistematização sobre ações voltadas à mulher HIV positivo quanto ao planejamento familiar, porém o desejo de engravidar deve ser considerado. Para atender a essas pacientes, os serviços de saúde devem se preparar para orientar a mulher de acordo com sua opção de reprodução.

Os direitos reprodutivos da mulher soropositiva para o HIV ainda sofrem restrições motivadas pela precariedade dos serviços que oferecem medidas para redução de risco da transmissão vertical. A falta de amparo institucional faz-se presente também para as soropositivas que não desejam engravidar, fato agravado pela dificuldade de acesso a métodos contraceptivos nos serviços de atendimento especializado.

Deve-se concordar com os autores que acreditam na disseminação de serviços de atenção à saúde da mulher nos quais sua decisão sobre a maternidade tenha apoio. Sob esse aspecto, verifica-se que há três décadas o homem foi excluído de participar, responsabilizar-se e expor-se aos riscos reprodutivos, pois as políticas de saúde oficiais enfocam somente as mulheres, uma vez que o PAISM não foi totalmente implantado no país.

Se a mulher HIV positivo demonstrar a intenção de não engravidar, deverá ser orientada sobre as vantagens e as desvantagens dos vários métodos para anticoncepção, com ênfase nos mais adequados à sua condição.

Deve haver implementação de programas de orientação para a mulher que deseja engravidar, com abordagem de aspectos relacionados ao estado clínico que precisam ser observados para o momento da concepção, como baixa ou indetectável carga viral, nível alto de CD4 e ausência de sintomatologia ou de doenças oportunistas. Como orientação, a mulher deve ser informada sobre manter o uso do preservativo durante as relações sexuais, deixando de usá-lo somente no período fértil. Para atender a essa orientação, a mulher deve ser capacitada pelo profissional de saúde para reconhecer os sinais indicativos dos dias férteis do ciclo, pelo controle de temperatura corporal e pela observação do aspecto da secreção vaginal.

Entre as informações devem constar também a possibilidade de realização de inseminação artificial diante do desejo de engravidar, principalmente entre casais sorodiscordantes, pois com esse método de fertilização diminui-se o risco de infecção entre os parceiros.

Como medida de prevenção da transmissão vertical, a mulher grávida deve ser orientada a procurar atendimento médico a fim de iniciar o tratamento antirretroviral para proteção do feto.

ENFRENTAMENTO DA FEMINIZAÇÃO

Vale acrescentar que em 2009, 26 Estados da federação implementaram planos próprios de enfrentamento da feminização da epidemia de AIDS e outras DSTs, norteados pelo plano traçado em nível federal. No mesmo ano, ocorreu a revisão do plano inicial desenhado em 2007, quando foram incluídas metas direcionadas a segmentos que, atualmente, mostram-se mais vulneráveis: mulheres com HIV/AIDS; prostitutas e profissionais do sexo; lésbicas e mulheres que fazem sexo com mulheres; mulheres vivendo a transexualidade[1].

ESTRATÉGIAS PARA A ENFERMAGEM

Diante do contexto exposto, a enfermagem deve:

- inserir-se nos programas de redução da vulnerabilidade ao HIV, traçados pelo Ministério da Saúde e implantados ou em implementação nas várias regiões do país;
- atuar em escolas de níveis fundamental e médio, ministrando palestras e propiciando o desenvolvimento da consciência de responsabilidade sobre a prevenção do HIV, quer seja pelo menino, quer seja pela menina;
- promover encontros para ambos os sexos, nos quais se discutam temas relacionados à AIDS e à cidadania;
- promover o envolvimento do homem em atividades comunitárias, a fim de obter maior participação em atividades voltadas à educação em saúde;

- promover a sensibilização de lideranças comunitárias para participação em atividades de educação em saúde voltadas à prevenção da transmissão do HIV;
- realizar atividades que desenvolvam o poder de decisão da mulher, principalmente quanto à preservação de sua integridade física, mental e moral;
- promover atividades de apoio com grupos de autoajuda para mulheres que sofrem violência sexual e doméstica;
- promover atividades que fortaleçam a autoestima da mulher e que reforcem sua cidadania;
- promover um trabalho multidisciplinar com a equipe na instituição de saúde para favorecer diferentes perspectivas de avaliação de cada caso que se apresente de mulher soropositiva ou que sofreu violência;
- promover atividades comunitárias que formem multiplicadores locais que possam desenvolver tarefas culturalmente embasadas e voltadas à prevenção da transmissão do HIV;
- no âmbito da pesquisa, realizar estudos com enfoque na relação entre AIDS, mulher e violência, agregando o fator gênero, e desenvolver pesquisas para o conhecimento do universo da homossexualidade feminina.

Assim, a construção do conhecimento em enfermagem demonstra a preocupação do profissional em relação às questões culturais que têm poderoso papel epidemiológico sobre a AIDS na mulher, em nível nacional e mundial.

PONTOS A REVISAR

- A mulher está envolvida na transmissão do HIV pelas vias sexual, sanguínea e vertical.
- Fatores socioculturais influenciam na transmissão sexual do HIV na mulher.
- A mulher carece de autonomia financeira e elevação da autoestima para proteger-se da transmissão sexual do HIV.

- Os programas/projetos de atenção à mulher, diante da transmissão do HIV, necessitam de implementação e maior envolvimento do profissional que a atende.
- Estratégias de orientação e de informação sobre AIDS devem ser adotadas de modo a atender às necessidades do casal.

ATIVIDADES SUGERIDAS

- Visite uma unidade de saúde ambulatorial especializada no atendimento do indivíduo HIV positivo.
- Visite uma maternidade de referência para a atenção à mulher soropositiva.
- Entreviste uma de suas pacientes. Verifique qual é sua percepção de risco de infecção pelo HIV. Quais são as informações que possui sobre a transmissão do HIV? Quais são suas fontes de informação sobre a síndrome? Quais são as medidas que conhece para a prevenção da infecção?
- Realize uma pesquisa que identifique o universo cultural de mulheres que fazem sexo com mulheres.

PROPOSTAS PARA ESTUDO

- Descreva a relação entre saúde da mulher, saúde reprodutiva, saúde materna e saúde sexual.
- Identifique os fatores que influenciam na transmissão sexual do HIV na mulher.
- Discorra sobre os sentimentos da mulher HIV positivo, diante da maternidade e da epidemia de AIDS.
- Discuta a proposta do PAISM à luz do quadro atual da AIDS em mulheres.
- Descreva a atual situação epidemiológica da AIDS no segmento representado pelas mulheres.

EXERCÍCIOS DE PENSAMENTO CRÍTICO

1. Considere os fatores socioculturais que interferem na transmissão sexual do HIV e relacione as medidas que reduzem o risco de infecção na mulher.

2. Reflita sobra as ações de enfermagem voltadas à prevenção da transmissão do HIV na mulher devem ser vistas no contexto interdisciplinar.
3. Discuta o Projeto do Milênio e sua relação com a política do governo federal para a redução da transmissibilidade do HIV em mulheres.

Referências bibliográficas

1. Brasil. Ministério da Saúde. Secretaria de Vigilância em Saúde. Departamento de DST, AIDS e Hepatites Virais. Acesso universal no Brasil: cenário atual, conquistas, desafios e perspectivas. Brasília: Ministério da Saúde; 2010. Disponível em: http://www.aids.gov.br. Acesso em 18/02/2011.
2. Boletim Epidemiológico AIDS. Ministério da Saúde 2010;7(1). Disponível em: http://www.aids.gov.br/final/dados/Boletim2.pdf. Acesso em 18/02/2011.
3. Brasil. Lei n. 11.340, de 7 de agosto de 2006. Lei Maria da Penha. Cria mecanismos para coibir a violência doméstica e familiar contra a mulher. Diário Oficial da União. Brasília; 2006.
4. Galvão L. Saúde sexual e reprodutiva, saúde da mulher e saúde materna: a evolução dos conceitos no mundo e no Brasil. In: Galvão L, Díaz J (orgs.) Saúde sexual e reprodutiva no Brasil. São Paulo: Hucitec, Population Council; 1999, p.165-79.
5. Roux GM. Promoção da saúde. In: Orshan SA. Enfermagem na saúde das mulheres, das mães e dos recém-nascidos: o cuidado ao longo da vida. Porto Alegre: Artmed; 2010. p. 55-110.
6. Organização Pan-Americana de Saúde (OPS) Organização Mundial da Saúde (ONU). Las condiciones de salud em las Américas. Washington; 1990. p. 55-244.
7. Unaids. Global report: Unaids report on the global AIDS epidemic. Genebra; 2010. Disponível em: http://www.unaids.org/en/media/contentassets/documents/unaidspublication/2010/20101123_globalreport_en.pdf. Acesso em 22/02/2011.
8. Marques SC, Tyrrell MAR, Oliveira DC. Política de Saúde da Mulher frente à feminização da AIDS. In: Paula CC, Padoin SMM, Schaurich (orgs.). AIDS: o que ainda há para ser dito? Santa Maria: Editora UFSM; 2007. p. 97-110.
9. Brasil. Ministério da Saúde. Secretaria de Vigilância em Saúde. Programa Nacional de DST e AIDS. Área Técnica de Saúde da Mulher. Secretaria Especial de Políticas para as Mulheres. Fundo de População das Nações Unidas. Plano Integrado de Enfrentamento da Feminização da Epidemia de AIDS e outras DST. Brasília: Ministério da Saúde; 2007.

10. Brasil. Ministério da Saúde. Secretaria de Políticas de Saúde. Departamento de Gestão de Políticas Estratégicas. Área Técnica Saúde da Mulher. Prevenção e tratamento dos agravos resultantes da violência sexual contra mulheres e adolescentes. Brasília: Ministério da Saúde; 1999.
11. Leonardi V. Violência e direitos humanos nas fronteiras do Brasil. Brasília: Paralelo 15; 2007.
12. Castro A. Televisão e AIDS: questões para o planejamento. In: Pitta AMR (org.) Saúde e comunicação: visibilidades e silêncios. São Paulo: Hucitec, Abrasco; 1995. p. 166-71.
13. Brasil. Secretaria Executiva. Coordenação Nacional de DST e AIDS. Políticas e diretrizes de prevenção das DST/AIDS em mulheres. Secretaria Executiva, Coordenação Nacional de DST e AIDS. Brasília: Ministério da Saúde; 2003.
14. Moura EL. Transmissão vertical do HIV: expectativas e ações da gestante soropositiva. Rev Latino-Americana de Enf 2006;14(3):405-13.

Para saber mais

Brasil. Biblioteca Virtual em Saúde. Documentos/Legislação. Brasília; 2001. Disponível em: http://www.dtr2001.saude.gov.br/bvs/legislacao/portarias.htm. Acesso em 18/02/2011.

Brasil. Portaria n. 569, de 1º de junho de 2000. Dispõe sobre o Programa de Humanização no pré-natal e nascimento, no âmbito do SUS. Brasília: Diário Oficial da República Federativa do Brasil, Seção 1, p. 4; 2000.

Brasil. Secretaria Executiva. Coordenação Nacional de DST e AIDS. Políticas e diretrizes de prevenção das DST/AIDS em mulheres. Secretaria Executiva, Coordenação Nacional de DST e AIDS. Brasília: Ministério da Saúde; 2003.

Camargo AMF. A AIDS e a sociedade contemporânea: estudos e histórias de vida. São Paulo: Letras & Letras; 1994.

Guimarães K. Nas raízes do silêncio: a representação cultural da sexualidade feminina e a prevenção do HIV/AIDS. In: Parker R, Galvão J (orgs.) Quebrando o silêncio: mulheres e AIDS no Brasil. Rio de Janeiro: Relume-Dumará; 1996. p. 89-113.

Helman CG. Cultura, saúde e doença, 4. ed. Porto Alegre: Artmed; 2003. p.146-69.

Knauth D. Maternidade sob o signo da AIDS: um estudo sobre mulheres infectadas. In: Costa AO (org.) Direitos tardios: saúde, sexualidade e reprodução na América Latina. São Paulo: Editora 34, FCC; 1997. p. 41-64.

Mandú ENT. Trajetória assistencial no âmbito da saúde reprodutiva e sexual – Brasil, século XX. Revista Latino-Americana de Enfermagem 2002;10(3):358-71.

Martin D. Riscos na prostituição: um olhar antropológico. São Paulo: Humanitas, Faculdade de Filosofia, Letras e Ciências Humanas da Universidade de São Paulo, Fapesp; 2003.

Paiva MS. Vivenciando a gravidez e experienciando a soropositividade para o HIV. [Tese]. Escola de Enfermagem da Universidade de São Paulo; 2000.

Pereira MLD. Ser mãe e estar com AIDS: o revivescimento do pecado original. [Dissertação]. Escola de Enfermagem da Universidade de São Paulo; 1997.

Praça NS. DST/AIDS, sexualidade da mulher e autocuidado. In: Instituto para o Desenvolvimento da Saúde. Universidade de São Paulo. Ministério da Saúde. Manual de Enfermagem/Instituto para o Desenvolvimento da Saúde. Universidade de São Paulo. Ministério da Saúde. Brasília: Ministério da Saúde; 2001. p. 64-9.

Ricci SS. Enfermagem materno-neonatal e saúde da mulher. Rio de Janeiro: Guanabara Koogan; 2008. p. 79-97.

Unaids. Action against aids must address epidemic's increasing impact on women, says um report. Genebra; 2004. Disponível em: http://www.unaids.org/html/pub/media/press-releasesO2/PR_women-aids_14Jul04_e/. Acesso em 16/7/2004.

9

VIOLÊNCIA CONTRA A MULHER

Lucia Helena Garcia Penna
Neuci Cunha dos Santos

Pontos a aprender

1. Capacitação do profissional de enfermagem para intervir junto às mulheres que vivenciam situações de violência.
2. A violência como um problema de saúde pública.
3. As abordagens teóricas e conceituais a respeito da violência e da violência contra a mulher.
4. As tipificações e manifestações de violência contra a mulher.
5. As abordagens para a assistência da mulher na área da saúde e da enfermagem.

Palavras-chave

Violência, violência contra a mulher, cuidados de enfermagem.

Estrutura dos tópicos

Violência contra a mulher. Características da violência. Magnitude da violência contra a mulher. Cuidando de mulheres em situação de violência. Considerações finais. Atividades sugeridas. Propostas para estudo. Exercícios de pensamento crítico. Referências bibliográficas. Para saber mais.

VIOLÊNCIA CONTRA A MULHER

É notório o quanto a violência tem sido constituída como uma das principais causas de morbimortalidade em todo o mundo, apresentando diversas facetas que afetam, de modo diferenciado, a população. Dessa forma, vem sendo considerada como um problema de saúde pública no mundo e, particularmente, no Brasil. A violência é um fenômeno bastante complexo, possuidor de determinantes sociais e condicionantes culturais, que podem significar agravo à saúde e ameaça à vida, às condições de trabalho, às relações interpessoais e à qualidade da existência.

A violência não é uma doença, embora cause lesões, dor, sofrimento e morte; não tem sua "origem" em uma ação invasiva de microrganismos; não possui causa por desordem orgânica; não se restringe aos "traumas" e às "lesões" que, invariavelmente, constituem suas consequências. Ela não se restringe ao campo da saúde, pelo contrário, é um problema que requer a atuação interdisciplinar e dos vários setores da sociedade civil e de organizações governamentais, ou seja, é um problema que demanda por articulação interna com diversos setores e serviços (jurídico, penal, trabalhista e social).

Considera-se violência uma ação intencional, realizada por indivíduo ou grupo, dirigida a outro, que resulte em óbito, danos físicos, psicológicos e/ou sociais, implicando a utilização da força física ou da coação psíquica ou moral[1].

Com isso, é para o setor da saúde que a maioria dos casos de violência converge, e nele se registra uma demanda diária crescente de pessoas em situação de violência que recorrem a esse serviço. Logo, é necessário que profissionais de saúde, particularmente os enfermeiros, adquiram competências durante sua formação para atender a esses casos.

CARACTERÍSTICAS DA VIOLÊNCIA

O que é violência? A violência não é um fenômeno da atualidade, nem exclusivo da sociedade brasileira. É um tema bastante complexo de ser definido, pois envolve diversas áreas: sociais, econômicas, políticas, jurídicas e biológicas. Na verdade, a violência é proveniente da somatória de inúmeros fatores, sendo pouco provável que somente um isolado deflagre o ato violento.

Segundo Tavares e Pereira[2], a violência é uma violação do direito de liberdade*, do direito de ser sujeito constituinte da própria história. De origem latina, o vocábulo, oriundo da palavra vis, significa força, referindo-se a conflitos autoritários, a lutas de poder, ao domínio, à posse e ao aniquilamento do outro e de seus bens[3].

A Organização Mundial da Saúde[4] (OMS), no Informe Mundial sobre a Violência e a Saúde, acrescenta que a violência é resultado de ação recíproca e complexa de fatores individuais, relacionais, sociais, culturais e ambientais. Afirma que compreender a vinculação entre esses fatores é importante para alcançar a prevenção da violência e, para tal, recorre-se ao modelo ecológico, que aprofunda a relação entre os fatores individuais e contextuais e considera a violência como produto de muitos níveis de influência sobre o comportamento do indivíduo.

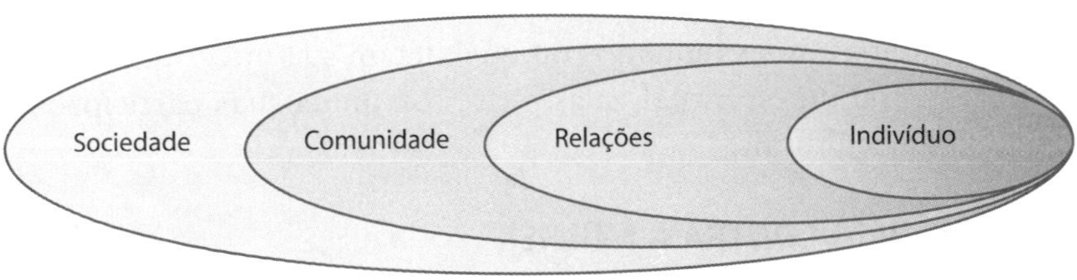

Figura 1 Modelo ecológico para compreender a violência. Adaptada de Organização Mundial da Saúde (OMS), 2002[4].

A OMS[4] explica os diferentes níveis que compõem o modelo ecológico da violência. O primeiro nível é o individual e corresponde às características do indivíduo que aumentam a probabilidade de ser vítima ou propagadora de atos violentos. O nível relacional explica que o comportamento do indivíduo e as experiências são configurados pelos companheiros, pelos parentes e pela família. Em casos de convívios em ambientes violentos, há uma maior probabilidade de construir-se

* "A liberdade é a capacidade de autodeterminação para pensar, querer, sentir e agir"[5].

um indivíduo violento. O terceiro nível corresponde ao da comunidade, estudos mostram que determinadas comunidades favorecem a violência mais do que outras, uma vez que é nesse contexto que os relacionamentos sociais se concretizam. O quarto e último nível do modelo ecológico é o social. Nele, incluem-se as políticas sanitárias, educativas, econômicas e sociais que podem ou não manter altos níveis de desigualdade, econômica e ou social, na sociedade, favorecendo ou não, com isso, a banalização e a propagação da violência.

Ao se refletir sobre a ação profissional nos casos de violência, é imprescindível conhecer o contexto sócio-histórico-cultural dos papéis sexuais de homens e mulheres (gênero) e as diversas abordagens de interpretação desse fenômeno.

Independentemente das várias linhas interpretativas sobre a violência e suas causas, relações com variados fatores e implicações diversas, está comprovado que ela afeta a saúde física e mental do ser humano. Dessa forma, deve-se considerar a violência e os acidentes resultados de ações ou omissões humanas (indivíduos, grupos, classes, nações) e de condicionantes técnicos e sociais que ocasionam a morte de outros seres humanos ou que afetam sua integridade física, moral, mental ou espiritual, suas posses ou ainda suas participações simbólicas e culturais.

E A VIOLÊNCIA CONTRA A MULHER?

Historicamente, a mulher é objeto de preconceitos, cristalizados em papéis mais ou menos estereotipados, os quais são decorrentes dos esquemas de dominação social que caracterizam o sistema patriarcal tradicional existente ainda em na sociedade atual. Verifica-se, nesse sistema patriarcal, a restrição da mulher à esfera privada, em que a dominação masculina sobre a mulher é considerada um fato "natural" e biológico, tendo, por consequência, a divisão sexual e social do trabalho, associado com a evolução do capitalismo.

A violência contra a mulher possui diversas formas de se manifestar, apresentando-se em graus de gravidade. São atos e comportamentos dirigidos contra a mulher, que correspondem a agressões físicas ou ameaças, maus-tratos psicológicos, abusos ou assédios sexuais e desrespeito aos seus direitos na esfera da vida reprodutiva ou da cidadania social – o estupro, o abuso sexual de meninas, o assédio sexual no local de trabalho, a violência contra a homossexualidade, o tráfico de mulheres, o turismo sexual, a violência étnica e racial, a violência cometida pelo Estado, por ação ou omissão, a mutilação genital feminina, a violência e os assassinatos ligados ao dote, o estupro em massa nas guerras e nos conflitos armados.

Classificação e conceitos da violência e da violência contra a mulher

É possível distinguir também os tipos de violência a partir do local da ocorrência e do agressor – violência no âmbito doméstico (violência doméstica), violência praticada por familiares (violência intrafamiliar) e violências praticadas pelo fato de serem mulheres (violência de gênero).

A violência doméstica é aquela cometida por pessoas íntimas, que envolve também filhos, pais, sogros e outros parentes ou pessoas que vivam na mesma casa, ou seja, o ambiente do domicílio classifica a ocorrência. É considerada uma prática de tradição nos relacionamentos conjugais e geralmente é confundida com a violência intrafamiliar[6-9].

A violência intrafamiliar é conceituada pelo Ministério da Saúde[1] como toda ação ou omissão que prejudique o bem-estar, a integridade física e psicológica ou a liberdade e o direito ao pleno desenvolvimento de outro membro da família. Pode ser cometida dentro ou fora de casa por algum membro da família, incluindo pessoas que passam a assumir função de parentesco, ainda que sem laços de consanguinidade, e em relação de poder à outra. Esse tipo de violência não se refere apenas ao espaço físico onde a violência ocorre, mas também às relações em que se constrói e é efetuada.

A violência doméstica distingue-se da violência intrafamiliar por incluir outros membros do grupo, sem função de parentesco, que convivam no espaço doméstico. Incluem-se nesse grupo: empregadas/os, as pessoas que convivem esporadicamente e os agregados.

A violência contra a mulher diz respeito a sofrimentos e agressões dirigidos, especificamente, às mulheres pelo fato de serem mulheres, podendo ser classificada também como violência de gênero, que segundo a Organización Panamericana de la Salud (Opas), é definida como todo ato de violência de gênero que resulta, ou pode resultar em dano ou sofrimento físico, sexual ou psicológico à mulher, incluindo ameaças, coerção ou privação arbitrária da liberdade, seja na vida pública ou privada[7].

São inúmeros os registros de que a situação de violência é experimentada por um grande número de mulheres, representando vivências bastante dramáticas. Sua singularidade não é só porque são violências graves em sua maioria, mas sim, porque são situações de total subjugação da mulher, que passa a estar como não sujeito na relação com o outro, que geralmente é uma pessoa de sua intimidade e em quem, a princípio, ela confia e, mais do que isso, ama, já que os agressores são, majoritariamente, parceiros ou ex-parceiros.

A violência contra a mulher pode ser classificada como:

- violência psicológica – quando a mulher é tratada com descaso, submetida a humilhação, ameaça de agressão e a privação da liberdade, impedida de trabalhar, estudar e manter contato com família e amigos, além de ocorrer maus-tratos a animais de estimação, e agressões ou ameaças a pessoas queridas;
- violência física – quando a mulher é tratada com tapas, empurrões, chutes, bofetadas, puxões de cabelo, beliscões, mordidas e queimaduras ou há tentativa de asfixia, ameaça com faca e tentativa de homicídio;
- violência sexual – qualquer expressão verbal ou corporal que não é do agrado da pessoa, toques e carícias não permitidas, *voyeurismo* e exibicionismo, prostituição forçada e participação forçada em pornografia.

MAGNITUDE DA VIOLÊNCIA CONTRA A MULHER

A violência praticada contra a mulher, em função da maneira como está socializada, nem sempre é visível, principalmente, quando ocorre no âmbito das relações particulares entre integrantes da mesma família, tendo normalmente a casa como o espaço físico privilegiado para sua manifestação (violência doméstica).

Uma em cada três mulheres no mundo sofre algum tipo de violência ao longo de sua vida; entre 40 e 70% dos homicídios de mulheres são cometidos por seus próprios parceiros íntimos; entre as causas de doenças, a violência contra as mulheres está listada acima dos dados somados de acidentes de trânsito e malária[10].

Segundo dados fornecidos pela Ipas Brasil[11], a violência contra a mulher é um sério problema de saúde pública, assim como uma violação dos direitos humanos. A Organização Mundial da Saúde[4] destaca alguns pontos importantes no que diz respeito à violência contra a mulher, como: o fato de as mulheres terem maior risco de vivenciarem violência realizada por um homem já conhecido; os maus-tratos e o abuso sexual geralmente estão presentes nos casos de violência física; ato violento contra a mulher supera os limites sociais, religiosos, étnicos e está presente em qualquer fase de sua vida.

As justificativas para a violência contra a mulher derivam frequentemente de normas e preceitos sociais de gênero, os quais definem os papéis e as responsabilidades de homens e mulheres na sociedade e na família. O homem ao considerar que a mulher que convive com ele falhou no cumprimento de sua função, saiu fora dos limites estabelecidos ou desafiou-o em seu papel, tem o direito, aceitável ou mascarado nas normatizações sociais, de reagir a tudo isso violentamente[12].

Segundo dados divulgados do FIBGE[1], a ocorrência da violência física contra mulheres é quase três vezes maior do que contra os homens (32 para 10%) e 63% das agressões físicas contra mulheres acontecem na sua própria residência. Entretanto, destaca-se que, em virtude de diversos fatores, os sub-registros são comuns, consequentemente, as estatísticas não expressam a totalidade dos agravos sobre a saúde da mulher tendo como causa a violência.

Em estudo realizado pelo Grupo Brasileiro da Organização Mundial da Saúde sobre Violência Contra a Mulher e Saúde no Brasil[13], o qual apresenta estimativas confiáveis e recentes (anos de 2000 e 2001) sobre a prevalência da violência física, sexual e psicológica contra mulheres e meninas, verificou-se que 29% das mulheres na cidade de São Paulo e 37% das mulheres na Zona da Mata sofreram, alguma vez na vida, violência física e/ou sexual pelo parceiro.

Grande parte dos casos de violência contra a mulher, que ocorre no interior da própria família, possui características específicas: a maioria é perpetrada por parceiros ou parentes, o que dificulta que realizem a denúncia ou busquem assistência médica, geralmente, por medo do agressor, da censura social, da vergonha e da humilhação de tornar público o fato, além de muitas mulheres não reconhecerem como violência as agressões a que são submetidas por parceiros, pais, irmãos e outros parentes próximos. Outros fatores que dificultam a denúncia é o despreparo dos profissionais e dos serviços de saúde para identificar a violência como uma questão de saúde e como geradora de diversas patologias que demandam por esses serviços. Também há o medo do registro por parte dos profissionais de saúde, principalmente, quando são mulheres, já que receiam vivenciarem também situações de violência pelos agressores.

Alguns níveis de violência contra a mulher são exercitados com legitimação social, considerados naturais – muitos homens não assumem que estão sendo violentos e muitas mulheres também não percebem que vivenciam situações de violência.

A violência contra a mulher não é um fenômeno novo, vem tomando maior visibilidade a partir das últimas décadas, com a luta dos movimentos feministas pela igualdade de direito. A partir de sua inclusão na pauta do setor de saúde, alguns estudos[3,4,14-16] vêm apresentando relações existentes entre a sua ocorrência e a interferência na condição da saúde da mulher que a vivencia. E muitas têm sido as ações governamentais e não governamentais realizadas no sentido de prevenir a violência e propor formas de identificar e cuidar da mulher que a vivencia, visto que muitas delas passam a ter agravos sobre sua saúde.

As circunstâncias geradoras e geradas pela violência acabam comprometendo a qualidade de vida e da saúde das mulheres. Normalmente, essas mulheres estão mais propensas a desenvolverem depressão, ansiedade, sintomas psicossomáticos, baixa autoestima, isolamento social, distúrbios do sono, dores abdominais recorrentes, lombalgias crônicas, cefaleias, contusões localizadas, tentativas e ideias de suicídios, uso abusivo do álcool e/ou drogas, automutilação, problemas de alimentação, disfunções sexuais, problemas na saúde reprodutiva (transmissão de infecções sexualmente transmissíveis – ISTs/AIDS, gestações indesejáveis, precipitações de problemas ginecológicos, entre outros), ou seja, acabam apresentando sérios comprometimentos em sua saúde física e mental[3,4,14-16].

Cabe ressaltar que a gravidade sobre a vida da mulher de um ato de violência vivido é a mesma em qualquer fase do seu ciclo vital. Penna[17] assegura que a violência contra a mulher, seja ela qual for, é complexa e detentora de determinantes sociais e culturais que "podem significar agravo à saúde e ameaça à vida, às condições de trabalho, às relações interpessoais e à qualidade de existência".

A violência está associada a um maior risco para diversos agravos à saúde física e mental, além do trauma físico direto, e também, a um uso mais frequente pela população feminina dos serviços de saúde. Nesse sentido, a violência tem sido reconhecida pela Organização das Nações Unidas (ONU) e por alguns governos como um problema legítimo de direitos humanos.

Atualmente, há um aumento de notificações, que vem acompanhando o aumento de equipamentos sociais ao atendimento à mulher em situação de violência. Possivelmente, isso é reflexo da mudança de comportamento das mulheres e da sociedade sobre os direitos da mulher, fruto dos movimentos feministas, que há décadas lutam pelos direitos da população feminina.

No Brasil, no início da década de 1980, ainda não existiam políticas públicas direcionadas para o enfrentamento da violência contra a mulher e foi a partir do fortalecimento do movimento feminista que se iniciaram parcerias com o Estado no sentido de implementar políticas públicas para trabalhar com esse problema. Posteriormente, foram criados os Conselhos Estaduais (1983, em São Paulo) e Nacionais de Defesa dos Direitos da Mulher (1984) e as Delegacias Especializadas em Atendimento de Mulheres (1986). Além disso, no texto constitucional[18] ficou assegurada a obrigação do Estado de criar mecanismos para coibir a violência doméstica.

A partir da década de 1990, o Governo Federal empreendeu esforços de incentivo à capacitação de profissionais na área da saúde nos níveis estaduais e municipais, pois a maioria desses profissionais possui pouca ou nenhuma capacitação para atender tais mulheres em situações de violência e suas peculiaridades. Esses incentivos são realizados por meio de algumas estratégias de políticas públicas, como:

- elaboração da norma técnica de Prevenção e Tratamento dos Agravos Resultantes da Violência Sexual Contra Mulheres e Adolescentes[15];
- a Política Nacional de Redução da Morbimortalidade por Acidentes e Violência – Portaria MS/GM n. 737, de 16/02/2001[19];
- estabelecimento, por força da Lei n. 10.778/2003[20], da notificação compulsória do caso de violência contra a mulher que for atendida em serviços públicos ou privados;

- a Política Nacional de Assistência Integral à Saúde da Mulher (PAISM)[21], que destaca a especificidade do atendimento às mulheres em situação de violência;
- a Lei 10.886/2004, que acrescenta parágrafos ao artigo 129 do Código Penal, criando o tipo especial denominado "violência doméstica"[22];
- a Lei Maria da Penha[23], que cria mecanismos para coibir e prevenir a violência doméstica e familiar contra a mulher, nos termos do § 8º, do Artigo 226, da Constituição Federal, da Convenção sobre a Eliminação de Todas as Formas de Violência contra a Mulher[5],– a lei internacional dos direitos das mulheres –, da Convenção Interamericana para Prevenir, Punir e Erradicar a Violência contra a Mulher[24] e de outros tratados internacionais ratificados pela República Federativa do Brasil. A Lei Maria da Penha dispõe sobre a criação dos Juizados de Violência Doméstica e Familiar contra a Mulher e estabelece medidas de assistência e proteção às mulheres em situação de violência doméstica e familiar.

No Brasil, a prática de capacitação aos profissionais sobre o tema violência contra a mulher vem acontecendo mais nos serviços externos às universidades (secretarias estaduais e municipais de segurança pública e de saúde, organizações não governamentais – ONGs, entre outros).

Basicamente, os serviços de saúde, especialmente prontos-socorros, são os mais procurados pelas mulheres em situação de violência. Porém, só recentemente o sistema de saúde brasileiro começou a ser visto como o *locus* privilegiado para identificar, tratar e referir mulheres em situação de violência. Entende-se que os profissionais de saúde, especialmente os enfermeiros, quando sensibilizados e bem capacitados, são agentes fundamentais na quebra do "ciclo da violência", pois encontram-se em uma posição estratégica para detectar os riscos da violência e identificar as possíveis mulheres em situação de violência. Entretanto, é comum o problema da violência contra a mulher permanecer oculto durante o atendimento, pois o motivo da procura de ajuda é o tratamento de problemas como palpitações, ansiedade, nervosismo, insônia e perturbações digestivas, que são sintomas decorrentes da tensão e da violência do seu cotidiano. Não estando sensibilizado e preparado para detectar e trabalhar as questões de violência, o enfermeiro não direciona a anamnese da mulher para agressões. Na maioria das vezes, a mulher agredida torna-se uma "paciente" ou "doente", que é medicada com tranquilizantes, porém o problema persiste.

Considerando que a análise das condições de vida da mulher é fundamental, no sentido de se evitar diagnósticos equivocados, baseados somente nas sintomatologias apresentadas, os profissionais de saúde, em especial o enfermeiro, devem ser formados para terem uma visão e atuação interdisciplinares, holísticas, humanizadas e contextualizadas, principalmente durante sua formação na graduação, para perceberem as nuanças de como esse tema pode estar presente no cotidiano das mulheres, ou seja, no contexto social em que estão inseridas.

Como anteriormente mencionado, muitos profissionais de saúde não sabem ou não direcionam sua escuta e seu olhar para diagnosticar uma situação de violência e, por consequência, não direcionaram sua conduta e atenção para esse problema. Alguns não identificam situações de violência, outros ficam por demais sensíveis ao acontecimento, outros possuem receios de envolvimentos com a justiça e alegam não possuírem respaldo concreto para qualquer atitude assistencial relacionada à violência.

Tal fato se deve, na sua maioria, possivelmente, ao despreparo e à dificuldade desse profissional em lidar com situações de violência, por exemplo, e entendê-las como um agravo à saúde e não somente como um caso policial.

Possivelmente, essa situação é decorrente da formação dos profissionais de saúde, em particular a dos enfermeiros, assim como sua prática assistencial, estarem calcadas num modelo centrado no sistema médico-hospitalar, modelo biomédico e tecnológico, em que o objeto de atenção não é o paciente como um todo, mas suas partes, seus sinais e seus sintomas, e a busca do diagnóstico e da cura da doença. Com frequência, os profissionais não percebem os laços estruturais entre corpo e sociedade em virtude de sua formação ainda estar arraigada num sistema de ensino fragmentado e biologizante.

Martin (*apud* Breilh)[25] destaca que há unanimidade entre sociólogos, epidemiólogos, sanitaristas, cientistas sociais e historiadores em explicar o processo saúde-doença como um fenômeno eminentemente social. Também afirma que os serviços médicos e sanitários tradicionais estão desempenhando um papel muito secundário na modificação do problema, pois continuam atuando como meros distribuidores de medicamentos para aliviar ou curar doenças, não promovendo nenhuma mudança positiva na saúde da população.

Há também unanimidade em afirmar que as profissões de saúde devem assumir o papel social que lhes cabe. As escolas que formam esses profissionais devem modificar totalmente seus programas de formação, porque a saúde e a doença são fenômenos sociais coletivos em suas origens e em sua evolução.

Calcados no conceito de saúde definido na a 8ª Conferência Nacional de Saúde[26], o qual afasta saúde do conceito de doença para inscrever-se no marco das relações sociais, incorporando dimensões como circunstâncias políticas, inserção social do indivíduo, conflitos pessoais e situação emocional como componentes fundamentais deste conceito, verifica-se que algumas transformações começam a surgir na prática médica. Essa Conferência representa um marco importante, tanto na avaliação da realidade da saúde da população brasileira quanto no fato de ser o primeiro movimento de mudança paradigmática do conceito e exercício de saúde.

> A sociedade brasileira, extremamente estratificada e hierarquizada, caracteriza-se pela alta concentração da renda e da propriedade fundiária, observando-se a coexistência de formas rudimentares de organização do trabalho produtivo com a mais avançada tecnologia da economia capitalista. As desigualdades sociais e regionais existentes refletem essas condições estruturais que vêm atuando como fatores limitantes ao pleno desenvolvimento de um nível satisfatório de saúde e de uma organização de serviços socialmente adequadas. (...) Em seu sentido mais abrangente, a saúde é a resultante das condições de alimentação, habitação, educação, renda, meio-ambiente, trabalho, transporte, emprego, lazer, liberdade, acesso e posse da terra e acesso a serviços de saúde. É assim, antes de tudo, o resultado das formas de organização social da produção, as quais podem gerar grandes desigualdades nos níveis de saúde[26].

Desse modo, determinantes da saúde não são apenas o saneamento básico e as condições de moradia, de educação e de nutrição. As relações de poder vigentes na sociedade, as exclusões e as discriminações afetam a saúde individual e coletiva. Saúde é, portanto, uma questão de cidadania. Nessa perspectiva, na qual a saúde não é valorizada só biologicamente, mas interdisciplinarmente, a violência começa, então, a ser vista como um agravo à saúde, um problema de saúde pública, de notificação compulsória.

É urgente a necessidade de uma orientação geral de saúde voltada para a violência contra a mulher, em que os serviços de saúde fossem preparados para atender à mulher "poliqueixosa", cujos exames preliminares nada apontam. Nesse sentido, os profissionais de saúde, em especial os enfermeiros, devem estar capacitados a diagnosticar e realizar ações da forma mais indicada à mulher, que vivencia situações de violência.

CUIDANDO DE MULHERES EM SITUAÇÃO DE VIOLÊNCIA

Além da recuperação das lesões causadas pelo dano físico, as intervenções dos serviços de saúde devem dirigir e apoiar a reestruturação das mulheres que vivenciam violência, potencializando seu exercício como sujeitos de direitos. Simultaneamente, o setor da saúde deve buscar estabelecer diálogos com os agressores na direção de questionar estereótipos sociais de feminilidade e masculinidade que possibilitam a vitimização. Isso significa aproximar-se das concepções e práticas de fomento e promoção da saúde, do exercício e da defesa dos direitos humanos das mulheres e meninas.

PARÂMETROS DE IDENTIFICAÇÃO DE VULNERABILIDADE PARA A VIOLÊNCIA

Para uma avaliação mais acurada das situações de violência, em face à tendência de se camuflar o problema, é prudente que os profissionais de saúde em geral e de enfermagem fiquem mais atentos às manifestações que possam indicar situação de violência contra a mulher, como:

- busca frequente de ajuda para traumas;
- lesões na cabeça, no pescoço, no tronco, nas mamas, no abdome ou na genitália (hematomas, fraturas, queimaduras,

luxações, lacerações, feridas, traumatismo cranioencefálico, traumas oculares, equimoses, arranhões e lesões musculares);

- lesões múltiplas e/ou bilaterais;
- explicações inconsistentes para os tipos de lesões;
- demora entre a ocorrência da lesão e a busca do serviço de saúde;
- em mulheres grávidas, marcas de lesões nas mamas, no abdome e na genitália, dores inexplicáveis, má nutrição ou desnutrição, depressão, entrada tardia ou assistência esporádica no pré-natal, aborto espontâneo e crescimento intrauterino retardado;
- sintomas emocionais como depressão, ideias de suicídio, sintomas de ansiedade (palpitação, tremor, sudorese), distúrbios do sono e ataque de pânico;
- abuso de drogas, principalmente álcool;
- dores crônicas para as quais não há origem evidente, como dor pélvica crônica e cefaleia;
- infecções vaginal e urinária de repetição;
- síndrome do intestino irritável;
- difícil controle no tratamento de doenças crônicas como asma, convulsões, diabetes, artrites, hipertensão e problemas cardíacos;
- um parceiro que parece extremamente protetor, controlador ou que se recusa a deixar a pessoa que apresenta a queixa (a vítima) ser atendida a sós.

AVALIAÇÃO DE NECESSIDADES E PROBLEMAS

Na identificação pelo profissional das mulheres em situação de violência, existem quatro propostas: acolher o relato espontâneo, perguntar quando há suspeita, perguntar a todas as mulheres em locais selecionados e realizar rastreamento (*screening*) de rotina.

Acolhendo o relato espontâneo

Para a realização do cuidado, é fundamental que, durante o inter-relacionamento paciente e profissional, surja um canal de comunicação que facilite os relatos. Sabe-se que existem falas tão claras que podem significar um pedido de ajuda, como relatos de:

- ataque a ente querido, a objetos pessoais ou a animais de estimação;

- restrição da liberdade, em que o companheiro a impede de trabalhar fora, estudar, sair de casa; além disso, não disponibiliza dinheiro para transporte e faz ameaças associadas à saída;
- discussões frequentes;
- relação sexual forçada e submissão a práticas sexuais indesejadas;
- ameaças e agressões físicas.

Perguntando quando há suspeita

Os sintomas que se mostram consistentemente associados com a violência contra a mulher (conforme item anterior) podem servir de critério para selecionar para quem perguntar. A melhor estratégia é fazer a pergunta de forma direta ou indireta.

Se a mulher não estiver nessa situação, responderá com tranquilidade e perceberá a importância da pergunta para o coletivo de mulheres, se for suficientemente esclarecida. Se ela negar e você estiver convencido de que não é verdadeira a resposta, respeite sua posição. É bom que ela saiba que o desejo é ajudar.

Perguntando para todas as mulheres em locais selecionados

A pergunta de rotina pode ser feita a uma parcela específica de pacientes, no local em que se avalie ser o melhor quanto à relação custo/benefício, por exemplo, na consulta pré-natal ou de saúde mental.

Rastreamento *(screening)* de rotina

Nessa estratégia, faz-se pergunta de rotina diretamente a todas as usuárias sobre o problema. Os resultados são questionáveis, pois é difícil se ter adesão a regras desse tipo por parte dos profissionais, demandando contínua supervisão e avaliação. Isso ocorre porque alguns profissionais podem fazer a regra cair em desuso e descaso, por sentirem-se obrigados a uma prática para qual se sentem despreparados; por isso, acabam causando dano à mulher, por exemplo, fazendo julgamentos desnecessários ou violando a confidencialidade. Recomenda-se que os profissionais sejam devidamente sensibilizados e capacitados em participar dessa atividade.

A comunicação entre o pessoal de saúde e a paciente é vital para a detecção efetiva de qualquer enfermidade. Entretanto, em relação à vítima de violência, o processo requer mais habilidade de comunicação, pois o fenômeno evoca dimensões que nem sempre são consideradas no atendimento em geral, como:

- a atenção – deve ser expressada olhando-se nos olhos da paciente, sendo que o enfermeiro precisa ter uma postura corporal direta e acompanhar a fala dela com breves inclinações da cabeça ou com exclamações, dando-lhe tempo, e respeitando suas manifestações emocionais;
- a empatia – colocar-se no lugar da mulher, sentir e demonstrar sua compreensão em relação a situação; é possível quando se atenta para as formas de comunicação verbal e não verbal, e quando se omite o juízo de valor. Tal recurso auxilia o profissional a colocar seus pontos de vista sobre o problema, tendo como referência a realidade da mulher;
- a clareza na linguagem – o uso da linguagem comum é essencial para o entendimento, já que a ansiedade produzida ao se rememorar as relações violentas pode tornar a compreensão algo mais difícil;
- o uso do silêncio – propicia a reflexão da paciente, permitindo-lhe apropriar-se das informações que se está proporcionando. Requer um acompanhamento atento por parte do profissional de saúde, que permite perceber a situação emocional da outra pessoa;
- a retroalimentação – ferramenta que permite clarear a comunicação e certificar-se que a informação tenha sido realmente compreendida;
- o respeito (valores religiosos e culturais, sentimentos e autonomia) – é um elemento indispensável à comunicação. Em geral, são os valores do profissional de saúde que impedem a mulher de falar do problema, ou de romper com uma relação de violência. Se a mulher perceber sanções nos gestos e nas palavras do profissional de saúde, sua interlocutora perderá credibilidade, e então se limitará ou se negará a falar de sua situação. Também é importante ressaltar o respeito à autonomia de cada mulher, tendo cuidado de não produ-

zir ações paternalistas. Deve-se levar em conta que ela deve tomar suas próprias decisões. Em relação à autonomia, chama-se a atenção para o fato de a mulher ter compreendido as informações, não significa que tomará a decisão de buscar socorro a um centro de apoio, de denunciar seu agressor ou abandoná-lo, pois para ela não é fácil livrar-se dessa relação de uma hora para a outra. Obrigá-la ou insistir a tomar uma atitude é seguir o mesmo padrão de comportamento de um agressor. É controlá-la em vez de ajudá-la a tomar suas próprias decisões.

ATENDIMENTO NOS CASOS DE VIOLÊNCIA

O serviço de atendimento deve ser oferecido à mulher a partir de uma escuta sensível e humanizada, por meio de uma relação dialógica.

Existem diversas formas institucionais de organizar respostas ao problema. Algumas devem ser realizadas imediatamente, outras podem acontecer em uma sequência de encaminhamentos a serem definidos com a mulher e outras realizadas com a participação de toda a família, inclusive do agressor.

Ao identificar no atendimento que a mulher sofre de violências, a recomendação é que não se espere outra oportunidade, ou que as três fases do ciclo de violência sejam caracterizadas. A postura é auxiliar a mulher a perceber sua situação, oferecer os recursos disponíveis no serviço e na rede social de apoio, estimulando-a aceitar ajuda.

O profissional deve ressaltar que haverá sigilo em seu atendimento, que ninguém merece sofrer violência, que existem diversos caminhos para a saída de situações desse tipo e que os profissionais estão dispostos a ajudar.

Por ser a população feminina a que mais procura o serviço de saúde, a captação (o convite) do parceiro, na maioria das vezes, o próprio agressor, deverá ser feita indiretamente, utilizando-se estratégias como as de associar seu comparecimento ao setor (clínica) que a mulher é atendida, abordando a temática como mais um conteúdo de importância no processo saúde-doença do casal. No atendimento, o parceiro não deve ser estigmatizado como um transgressor, mas como indivíduo merecedor de atenção e cuidados.

Abordagem de aspecto psicossocial

- Escutar a história da mulher e suas expectativas em relação à assistência.
- Avaliar riscos e, com a mulher, identificar riscos eminentes.
- Mapear potenciais de riscos – saber se existe arma na casa, e ameaças de uso em situações anteriores, situações de uso e abuso de álcool e drogas.
- Mapear a rede de suporte social.
- Elaborar um plano de segurança – se houver situação de risco, fornecer informações sobre como estabelecer um plano de segurança.
- Discutir os projetos da mulher para a vida
- Acompanhamento/seguimento do caso – ser referência para ela.
- Encaminhamentos:

  ⇒ orientar a mulher quanto à necessidade do registro da ocorrência da violência – é fundamental esclarecê-la que a denúncia é um fato importante para inibir novas ocorrências. Entretanto, a mulher não é obrigada a realizá-la;

  ⇒ após sua concordância, encaminhar à Delegacia Especializada em Atendimento à Mulher para denúncia e ao Instituto de Medicina Legal (IML) para exame de corpo de delito.

Abordagem clínico-preventiva

Os profissionais de saúde, particularmente os enfermeiros devem estar atentos a mulheres poliqueixosas, frequentadoras sistemáticas do serviço de saúde, apresentando lesões recorrentes e queixas com etiologias indeterminadas.

Quanto ao atendimento clínico-preventivo, serão apresentados os cuidados nas manifestações mais comuns de violência física (lesões na cabeça, tórax e abdome) e sexual.

Os cuidados devem seguir um fluxo de atendimento, levando-se em conta as condições da mulher que chega ao serviço:

- primeira entrevista – deverá ter por objetivo a investigação e o levantamento de dados sobre o histórico da mulher com ênfase para as situações de violência (quem, quando, onde e como aconteceu); exame físico e ginecológico completo; soli-

citação de exames laboratoriais de rotina (tipagem sanguínea, sorologia para sífilis, cultura de secreção vaginal e canal cervical, sorologia para hepatite tipo B, sorologia anti-HIV);
- tratamento das lesões (queimaduras, fraturas, arranhões e outras).

Abordagem educativa e inter-relacional

No enfrentamento do problema, por meio de uma abordagem educativa e inter-relacional, destaca-se como eixo essencial a democracia, tendo a cidadania o seu foco central. O que se pretende é buscar caminhos para a constituição de vínculos afetivos saudáveis.

Os seguintes tópicos podem ser tomados para uma reflexão sobre a construção da afetividade:

- as concepções e práticas acerca da sexualidade masculina e feminina;
- as concepções e práticas sobre os papéis femininos e masculinos no interior da sociedade e da família;
- as concepções e práticas acerca da afetividade que circulam na cultura patriarcal, favorecendo a construção de vínculos de dependência e de subvalorização e marginalização social do feminino; e dos valores a que eles estão ligados;
- a supervalorização e hipertrofia dos valores associados à masculinidade e ao masculino, exigidos dos homens como instrumento de reconhecimento social.

A abordagem da promoção da saúde constitui-se numa importante alternativa da educação em saúde, pois se fundamenta na ética civil que fomenta a democracia como expressão ativa do respeito e da consideração do outro. Assim, poderia ser tomada como estímulo a solução negociada dos conflitos familiares e sociais, sem desvantagem para as mulheres e meninas, e como estímulo da autonomia e da autoestima feminina. As abordagens educativas podem ser realizadas por intermédio de grupos de ajuda e sensibilização, a fim de refletir sobre a realidade e suas necessidades e buscar soluções junto às pacientes – mulheres, casais, família, agressores (problematizações). Por meio dessa abordagem, seria possível construir, com esse grupo, outras concepções como:

- valorização dos direitos femininos com direitos humanos;
- respeito às diferenças de gênero nas relações de igualdade (equidade);
- respeito aos direitos reprodutivos do casal e de cada parceiro.

Sistemática do atendimento

O fluxograma de atendimento consiste em:

- atendimento – avaliação e triagem pela equipe de saúde;
- caso confirmado – ingresso no seguinte protocolo com o acordo da mulher ou responsável;
- a mulher deverá ser encaminhada aos profissionais da equipe multiprofissional para diagnóstico situacional (relatar caso a equipe: definição, prognósticos e estratégias);
- deverá ser feita uma abordagem por meio de entrevista, exames clínicos, visitas domiciliares e outros;
- posteriormente serão tomadas medidas legais de proteção apoio social e institucional, cuidados clínicos e de saúde mental, grupos de autoajuda e comunitários e registro dos casos;
- no caso de a cliente se recusar a ingressar no protocolo, o profissional deverá registrar e notificar a ocorrência da violência aos órgãos legais e de proteção.

A equipe de saúde deve oferecer orientações e suporte para que a mulher que vivencia a violência possa compreender melhor seu problema, tomando a decisão que lhe pareça adequada. Esse suporte deve incluir a rede de serviços especializados (das áreas de saúde, social, de segurança e de justiça) e da comunidade (associações de moradores, grupos de mulheres, grupos religiosos).

CONSIDERAÇÕES FINAIS

Intervir em situações de violência não é tarefa exclusiva das esferas jurídicas, policial, psicosocial, mas também da área da saúde, pois há sofrimento e adoecimentos que acometem as mulheres que vivenciam situações de violência.

Atender mulheres que vivenciam situações de violência é zelar pelos direitos humanos e valorizar, no espaço da saúde, a realização desses direitos.

Promover os direitos humanos é a melhor forma de garantir a saúde, e os profissionais de saúde estão em uma posição privilegiada para exercer essa atividade.

Espera-se que o profissional atenda com sensibilidade e capacidade para detectar o problema, acolher e cuidar e/ou encaminhar para outro serviço, uma vez que é preciso evitar que essas mulheres venham a sofrer mais um tipo de violência – a violência institucional, aumentando sua dor e seu sofrimento .

Ao atender uma mulher em situação de violência, o enfermeiro deve fazê-lo sem prejulgamento, com uma postura de acolhimento, sem demonstrar sentimentos de pena e sem ditar o que deve ser feito. Isso é particularmente importante no caso de mulheres, pois na cultura brasileira, recebem a carga de que são sempre responsáveis pelos desfechos negativos referentes ao que acontece em sua casa e família (p. ex., doença e fracasso escolar dos filhos, gravidez indesejada, violência).

ATIVIDADES SUGERIDAS

- Visite uma Delegacia de Atendimento Especializado à Mulher e um Serviço de Atendimento às Mulheres que vivenciam violência. Discuta com a classe a respeito dos atendimentos e possíveis encaminhamentos para os casos de violência.
- Entreviste profissionais de saúde e/ou enfermeiros que atendem mulheres e reflita com ele sobre como atender mulheres que vivenciam violência.
- Entreviste pacientes com histórias de violência e busque perceber suas dificuldades e expectativas quanto ao serviço de saúde.

PROPOSTAS PARA ESTUDO

- Descreva o que você entende por violência e violência contra a mulher.
- Explique quais são os pontos mais importantes durante um atendimento ao se abordar uma paciente que possivelmente vivencia violência.

- Aponte quais são os tipos e as manifestações respectivas para as situações mais comuns de violência contra a mulher.
- Apresente as estratégias para abordar o parceiro agressor.

Exercícios de pensamento crítico

1. Este capítulo apresenta uma temática bastante complexa em função de sua multicausalidade. Descreva como os papéis histórico-sociais e sexuais (femininos e masculinos) influenciam na ocorrência desse fenômeno em uma sociedade patriarcal?
2. Quais são os possíveis parâmetros de identificação de vulnerabilidade para a violência?
3. Descreva sobre o papel da enfermagem no atendimento às mulheres que vivenciam situações de violência?

Referências bibliográficas

1. Brasil. Ministério da Saúde. Violência intrafamiliar – orientações para a prática em serviço. Brasília: Ministério da Saúde; 2002.
2. Tavares FA, Pereira GC. Reflexos da dor: contextualizando a situação das mulheres em situação de violência doméstica. Textos & Contextos 2007;8.
3. Parker B, Mc Farlane J, Soeken K. Abuse during pregnancy: effects on maternal complications and birth-weight in adult and teenage women. Obstetrics & Gynecology 1994;45:37-42.
4. Organização Mundial da Saúde (OMS). World report on violence and health. Geneva: World Health Organization; 2002.
5. Organização das Nações Unidas (ONU). Fundo das Nações Unidas para Mulheres. Convenção sobre a Eliminação de Todas as Formas de Discriminação contra a Mulher (CEDAW); 1979. Disponível em: http://www.unifem.org.br/005/00502001.asp?ttCD_CHAVE=8466. Acesso em 02/12/2011.
6. Grossi M. O significado da violência nas relações de gênero no Brasil. Sexualidade, Gênero e Saúde 1995;2(4).
7. Heise L. Violencia contra la mujer: la carga oculta sobre la salud. Washington DC: Organización Panamericana de la Salud (Opas); 1994.
8. Saffioti HIB. Mulheres: vigiadas e castigadas. São Paulo: Cladem; 1995.

9. Stark E, Fliticraft A. Womem at risk-domestic violence and women's health. London: Sage; 1996.
10. Center for Women`s Global Leadership. Violência contra a mulher. Brasília; 2003. Disponível em: http://www.campanha16dias.org.br. Acesso em 29/08/2007.
11. Ipas Brasil. Ipas e a violência contra a mulher. Rio de Janeiro; 2007. Disponível em: http://www.ipas.org.br/violência.html. Acesso em 02/07/2011.
12. Brasil, 2011.
13. Schraiber LB, D`Oliveira AFPL (coords.). Violência contra a mulher e saúde no Brasil. Grupo brasileiro do WHO Multi-Country Study on Womens's Health and Domestic Violence Against women. Organização Mundial da Saúde; 2002.
14. Brasil. Ministério da Saúde. Secretaria de Atenção à Saúde. Departamento de Ações Programáticas Estratégicas. Política Nacional de Atenção Integral à Saúde da Mulher (PAISM): plano de ação 2004-2007. Brasília: Ministério da Saúde; 2004.
15. Brasil. Ministério da Saúde. CN-DST/AIDS. Programa Saúde da Mulher. Norma técnica/oficina pedagógica. Prevenção e tratamento dos agravos resultantes da violência sexual contra mulheres e adolescentes. Brasília: Ministério da Saúde; 2005.
16. Valdez-Santiago R, Sanin-Aguirre LH. La violencia doméstica durante el embarazo y su relación con el peso al nacer. Salud Pública de México 1996;38:352-62.
17. Penna LHG. A temática da violência contra a mulher na formação da enfermeira. [Tese.] Rio de Janeiro: Fundação Oswaldo Cruz. Instituto Fernandes Figueira; 2005.
18. Brasil. Senado Federal. Constituição da República Federativa do Brasil. Brasília: Senado; 1988.
19. Brasil. Ministério da Saúde. Política Nacional de Redução da Morbimortalidade por Acidentes e Violências. Portaria MS/GM n. 737, de 16/05/01. Diário Oficial da União; 2001.
20. Brasil. Legislação Federal da Saúde. Lei n. 10.778. Estabelece a notificação compulsória, no território nacional, do caso de violência contra a mulher que for atendida em serviços de saúde públicos ou privados. Publicada em 24 de novembro de 2003. Disponível em: http://www.leidireto.com.br/lei-10778.html. Acesso em.
21. PAISM (Brasil, 2004).
22. Brasil. Senado Federal. Lei n. 10.886/2004, que acrescenta parágrafos ao artigo 129 do Código Penal, criando o tipo especial denominado "violência doméstica". Brasília; 2004.
23. Brasil. Congresso Nacional. Lei n. 11.340. Lei Maria da Penha. Cria mecanismos para coibir a violência doméstica e familiar con-

tra a mulher, nos termos do § 8° do artigo 226 da Constituição Federal, da Convenção sobre a Eliminação de Todas as Formas de Discriminação contra as Mulheres e da Convenção Interamericana para Prevenir, Punir e Erradicar a Violência contra a Mulher; dispõe sobre a criação dos Juizados de Violência Doméstica e Familiar contra a Mulher; altera o Código de Processo Penal, o Código Penal e a Lei de Execução Penal; e dá outras providências. Publicada em Diário Oficial da República Federativa do Brasil. Brasília; 7 de agosto de 2006. Disponível em: http://www.planalto.gov.br. Acesso em 10/12/2007.

24. Comissão Interamericana de Direitos Humanos. Convenção Interamericana para Prevenir, Punir e Erradicar a Violência Contra a Mulher. "Convenção de Belém Do Pará". Belém; 1994. Disponível em: http://www.cidh.oas.org/Basicos/Portugues/m.Belem.do.Para.htm. Acesso em 02/12/2011.
25. Breilh J. Epidemiologia: economia, política e saúde. São Paulo: Editora Universidade Estadual Paulista/Fundação para o desenvolvimento da Unesp/Hucitec; 1991.
26. Brasil. Ministério da Saúde. Anais da 8ª Conferência Nacional de Saúde. Brasília: Ministério da Saúde; 1986.

Para saber mais

Fonseca PM, Lucas TNS. Violência doméstica contra a mulher e suas consequências psicológicas. [Trabalho de conclusão do curso.] Salvador: Escola Baiana de Medicina e Saúde Pública, Curso de Psicologia; 2006.

Fontana M. Dossiê violência contra a mulher – interesse de toda a sociedade. Rede Nacional Feminista de Saúde e Direitos Reprodutivos. Pernambuco: Regional Pernambuco da RedeSaúde; 1999. http://www.redesaude.org.br/jornal/html/body_vi-creditos.html. Acesso em: 02/10/2000.

Spinoza B. Oeuvres Complètes. Paris: Plêiade; 1988.

10

ADOLESCÊNCIA: CUIDADOS EM SAÚDE NESSA FASE DO CICLO VITAL

EDIR NEI TEIXEIRA MANDÚ

PONTOS A APRENDER

1. A adolescência como um processo sociocultural, psicoafetivo e orgânico.
2. Identificação e problematização dos aspectos da adolescência a serem considerados na prática de cuidado à saúde.
3. Reconhecimento e problematização dos cuidados promocionais à saúde de adolescentes.

PALAVRAS-CHAVE

Adolescência, adolescentes, puberdade, sexualidade, vulnerabilidade, cuidados promocionais à saúde.

ESTRUTURA DOS TÓPICOS

Introdução. Mudanças físicas na adolescência e cuidados clínicos importantes. Sexualidade na adolescência. Cuidados promocionais à saúde de adolescentes. Pontos a revisar. Atividades sugeridas. Propostas para estudo. Exercícios de pensamento crítico. Referências bibliográficas. Para saber mais.

INTRODUÇÃO

Há na sociedade atual muitas ideias e imagens sobre a adolescência e sobre aqueles que a vivem: os adolescentes. No campo profissional, estes também são abordados de diferentes formas, em seus aspectos sociais, culturais, legais, psicoemocionais e/ou médicos, dentre outros. Em meio às várias ideias e aproximações dessa vivência, há algo em comum entre elas: o fato de a adolescência ser considerada momento ímpar da vida humana, que requer investimentos sociais e cuidados peculiares.

A boa qualidade de vida, o adequado desenvolvimento vital e a saúde de adolescentes são considerados direitos sociais[1,2], e também elementos essenciais ao próprio avanço econômico e social dos países. De acordo com dados do Censo Nacional 2010[3], a população adolescente de 10 a 19 anos corresponde a 17,92% do total da população do país (cerca de 30 milhões), constituindo-se em um contingente de enorme potencial para seu desenvolvimento social.

Passando por importantes mudanças físicas, socioculturais e psicoemocionais, os adolescentes comumente são vulneráveis, especialmente os que têm menos acesso aos bens sociais, exigindo ações e cuidados amplos, prévios e concomitantes ao seu desenvolvimento, tanto do setor da saúde como para além dele.

As transformações físicas que ocorrem nessa fase permitem demarcar o seu início com base no fenômeno fisiológico individual e variável da puberdade, que se manifesta em torno de 8 a 14 anos (na mulher, ocorre geralmente mais cedo do que no homem). A puberdade distingue-se pelo crescimento somático e por mudanças que geram maturação sexual, aquisição das funções e características do corpo adulto, e novas formas físicas e estéticas, que são comandadas por complexa inter-relação de vários órgãos e fatores neuroendócrinos[4,5]. O caráter sociocultural da adolescência e, em especial, sua característica de passagem para o mundo adulto não propiciam a definição exata de sua duração, ainda que se convencione comumente o período de 10 a 19 anos.

A adolescência envolve mudanças psicoemocionais, na autoimagem e nas relações do adolescente com o próprio corpo[5,6]. Além disso, comumente ocorrem novas formas de interação e inserção social[7,8] e manifestações peculiares de outros modos de pensar, sentir e se comportar. O desenvolvimento da maturidade física e emocional, a inserção no mundo adulto e do trabalho, e novos exercícios da sexualidade, que envolvem intrincada inter-relação físico-psicossocial, situam a adolescência como um fenômeno bastante complexo e dinâmico. Na realização das ações de cuidado à saúde, essa complexidade precisa ser apreendida, compreendida e considerada.

É importante compreender que a caracterização dessa fase faz parte de leituras socioculturais acerca do desenvolvimento vital humano, enraizadas nas sociedades e nos seus diferentes grupos sociais. A adolescência, como etapa da vida, constitui o processo social de integração de pessoas em sua cultura e no que ela valoriza como importante[8,9].

Assim, não se pode tratar da adolescência ou dos adolescentes de forma padronizada, desconsiderando o que caracteriza sua pluralidade: onde e como vivem, sua história de vida, sua interação com afetos e aspectos como violência, redes de sociabilidade, família, padrões morais, religiosos, dentre outros.

A adolescência deve ser vista como imbricada às relações sociais (de classe, gênero, raça/etnia etc.), às regras, aos símbolos, aos valores e às ideias das diferentes sociedades, culturas e grupos, e também à trajetória de vida peculiar de cada adolescente.

MUDANÇAS FÍSICAS NA ADOLESCÊNCIA E CUIDADOS CLÍNICOS IMPORTANTES

O crescimento da estatura na adolescência é um processo contínuo e não linear, que depende da ação hormonal (de esteroides sexuais, hormônio do crescimento e tiroxina) e do padrão genético de cada indivíduo. Há, também, influências da alimentação, do sono, dos exercícios, das condições clínicas, do nascimento, dos aspectos psicossociais, dentre outras. O estirão de crescimento ocorre no início da puberdade da mulher e no meio da do homem, resultando em ganho de cerca de 20% da estatura final. Esse crescimento envolve maturação óssea e define-se (independentemente da idade cronológica) com a fusão entre a epífise e a matáfise óssea. O crescimento na adolescência ocorre primeiramente nas extremidades e depois no tronco, o que gera inicialmente certa dismetria fisiológica[4,5]. Clinicamente, esse crescimento pode ser acompanhado por meio de gráficos de crescimento masculino e feminino e seus padrões de normalidade. Havendo alterações, impõe-se a necessidade de avaliação mais específica e acompanhamento médico.

O ganho de peso acompanha as modificações na estatura, o aumento no tamanho dos órgãos (a maioria duplica de tamanho), o desenvolvimento circulatório, o aumento do apetite e da ingesta calórica, e o ganho de massa muscular (mais significativo no homem) e de tecido adiposo (principalmente na mulher). Com o aumento deste, ocorre redistribuição da gordura corporal, dando novas formas ao corpo feminino. É importante avaliar um possível excesso de peso, considerando-se obesidade um peso corporal maior que 120% do peso ideal corporal[10].

A pressão arterial nos adolescentes caracteriza-se pelo aumento gradativo da pressão arterial infantil, até a configuração do padrão adulto. A avaliação sistemática da pressão arterial é importante, uma vez que a hipertensão essencial em adolescentes é o tipo mais comum. Gráficos percentuais de pressão arterial, de acordo com idade e sexo, devem ser utilizados para a avaliação precisa. Na mulher, por volta dos 13 anos, o limite de normalidade da sistólica situa-se abaixo de 124 e o da diastólica, abaixo de 78; por volta dos 18 anos, a sistólica fica abaixo de 129 e a diastólica, abaixo de 81. No homem, por volta dos 13 anos, o limite de normalidade da sistólica fica abaixo de 124 e da diastólica, abaixo de 77; por volta dos 18 anos, a sistólica fica abaixo de 136 e a diastólica, abaixo de 84. Para diagnóstico de alterações, a pressão arterial deve ser medida várias vezes, em momentos distintos, após repouso, pela possibilidade de hipertensão apenas transitória. A verificação deve ser feita no braço direito, por meio de esfigmomanometria auscultatória, utilizando-se manguito de tamanho apropriado, para não se obter falsos resultados[11].

Na adolescência ocorre o desenvolvimento dos órgãos reprodutivos e o surgimento dos caracteres sexuais secundários. Na mulher, uma das primeiras modificações é o aparecimento do broto mamário uni ou bilateral, que se desenvolve até a formação da mama adulta. Outros eventos são a menarca (primeira menstruação) e o surgimento dos pelos pubianos. No homem, um dos primeiros sinais da puberdade é geralmente o aumento dos testículos e do escroto, seguido do surgimento de pelos pubianos, aumento do pênis, aparecimento dos pelos axilares e pigmentação do escroto. A ginecomastia (aumento de tecido mamário masculino) é frequente, sendo comumente fisiológica. Para acompanhamento clínico de algumas dessas modificações, utilizam-se parâmetros de Marshall e Tanner (Quadro 10.1).

Quadro 10.1 Estágios de desenvolvimento pubertário na mulher e no homem, segundo Marshall e Tanner[4]

MAMAS FEM.	Estágio 1 – Mamas infantis: elevação da papila Estágio 2 – Broto mamário: elevação da mama e da papila; aumento do diâmetro areolar Estágio 3 – Aumento da mama: aréola sem separação dos seus contornos Estágio 4 – Projeção da aréola e das papilas: elevação acima do nível da mama Estágio 5 – Mama adulta
PELOS FEM.	Estágio 1 – Ausência de pelos pubianos Estágio 2 – Pelos esparsos, finos, longos ou enrolados, discretamente pigmentados, nos grandes lábios Estágio 3 – Pelos mais concentrados, pigmentados e enrolados, na sínfise pubiana Estágio 4 – Pelos pubianos adultos, porém em menor quantidade Estágio 5 – Pelos pubianos adultos
GENITAIS MASC.	Estágio 1 – Genitais masculinos de tamanho infantil Estágio 2 – Aumento do testículo e do escroto; pele escrotal fina e avermelhada Estágio 3 – Aumento dos testículos, do escroto e do comprimento do pênis Estágio 4 – Aumento dos testículos, do escroto e do pênis, em comprimento e diâmetro; pigmentação do escroto Estágio 5 – Genital adulto

Atrasos ou modificações no padrão de desenvolvimento puberal esperado devem ser identificados pelo profissional enfermeiro e encaminhados à avaliação e ao acompanhamento médicos. O desenvolvimento desses caracteres, antes dos oito anos, na mulher, e dos nove, no homem, é considerado precoce. Pode ocorrer também parada ou atraso no desenvolvimento puberal, que devem ser investigados e tratados. Na avaliação, adota-se como referência a cronologia dos eventos esperados no homem (Quadro 10.2).

Quadro 10.2 Eventos e cronologia de desenvolvimento puberal adolescente[5]

Homem
1. Aumento do testículo e do escroto; pele escrotal fina e avermelhada (início em média aos 11,6 anos de idade) – estágio 2
2. Pelos esparsos, finos, longos ou enrolados, discretamente pigmentados, nos grandes lábios; início do crescimento peniano; aceleração do comprimento – estágio 3
3. Mudança da voz; aumento dos testículos, do escroto e do pênis, em comprimento e diâmetro; pigmentação do escroto; pelos axilares e faciais; pico de velocidade de crescimento; ejaculação e espermatogênese – estágio 4
4. Pelos, testículos e pênis adultos; parada no crescimento e definição da estatura – estágio 5

O Quadro 10.3 apresenta os eventos que ocorrem na mulher.

Quadro 10.3 Eventos e cronologia de desenvolvimento puberal adolescente[5]

Mulher
1. Broto mamário – elevação da mama e da papila; aumento do diâmetro areolar; aceleração da velocidade de crescimento estatural; pelos pubianos esparsos, finos, longos ou enrolados, discretamente pigmentados, nos grandes lábios (início em média aos 11,2 anos de idade) – estágio 2
2. Pico da velocidade de crescimento; aumento da mama – aréola sem separação dos seus contornos; pelos pubianos mais concentrados, pigmentados e enrolados, na sínfise pubiana – estágio 3
3. Menarca, ciclos menstruais irregulares; projeção da aréola e das papilas – elevação acima do nível da mama; pelos pubianos adultos, porém em menor quantidade; pelos axilares – estágio 4
4. Ciclos menstruais regulares; mamas e pelos adultos; parada no crescimento e definição da estatura – estágio 5

A capacidade reprodutiva na mulher e no homem é adquirida sob estímulo hormonal, o qual está associado a fatores neuroendócrinos complexos e a mudanças no eixo hipotálamo-hipofisário-gonadal. Na adolescência, ocorre aumento da secreção de hormônios esteroides (testosterona e estrógenos) e diminuição da sensibilidade do hipotálamo e da hipófise a eles, o que estimula a produção aumentada de hormônio folículo-estimulante (FSH) na mulher, e de hormônio luteinizante (LH) na mulher e no homem. Na mulher, os níveis de estrógeno provocam aumento na secreção de hormônio liberador de gonadotrofinas (GnRH), que estimula o crescimento folicular, a ovulação, a formação do corpo lúteo, a menstruação e a produção de hormônios sexuais (estrógenos e progesterona). No homem, o estímulo gonadotrófico do LH gera produção de testosterona (hormônio tipicamente masculino) e o FSH estimula formação de espermatozoides[5,12].

Na mulher, a regularidade e as características do ciclo menstrual devem ser avaliadas, considerando-se os parâmetros: intervalo mensal variável de 23 a 35 dias, volume de perdas que mantenha os níveis sanguíneos de ferro e duração menstrual de 2 a 7 dias. Mudanças no padrão de cada adolescente devem ser investigadas, ainda que dentro desses parâmetros. São comuns queixas de alterações menstruais, que podem ser funcionais ou orgânicas. Num período que varia de 2 a 3 anos, os ciclos que se sucedem à menarca são comumente irregulares (ciclos longos, atrasos menstruais e fluxos abundantes), por causa da imaturidade do eixo envolvido; além disso, podem ocorrer sangramentos associados a causas orgânicas[6,13]. Ambas as alterações devem ser adequadamente identificadas e encaminhadas ao tratamento.

Outros aspectos físicos importantes na adolescência incluem alterações no timbre de voz, especialmente nos meninos, e o surgimento da acne, sobretudo na face, que podem representar fatores negativos na autoimagem.

Na avaliação física do adolescente, é importante investigar o estado geral e nutricional, as possíveis alterações posturais, a pressão arterial e a frequência cardíaca, a estatura e o peso, a maturação sexual, o tamanho da tireoide e os possíveis sinais de doenças crônicas e infecções. Não só as modificações de maturação sexual esperadas devem ser reconhecidas, como também sua ordem cronológica e evolução. O exame ginecológico do adolescente deve ser realizado, sobretudo quando possuir vida sexual ativa, investigando na adolescente vulvovaginites e doenças sexualmente transmissíveis (DSTs). No adolescente, é importante investigar varicocele, hidrocele e fimose, além de possíveis sinais de DSTs.

SEXUALIDADE NA ADOLESCÊNCIA

ASPECTOS SOCIOCULTURAIS E SEXUALIDADE

A sexualidade, em seu sentido amplo, diz respeito a valores e exercícios afetivos, inter-relacionais, estéticos, criativos, além de englobar as dimensões do prazer, do erotismo e do sexo[14].

Sobre a sexualidade de crianças e adolescentes incide um conjunto de formulações socioculturais que influem em sua saúde presente e futura. Essas formulações e seus efeitos não podem ser desconsiderados pelos profissionais da área da saúde.

Apresentadas como exigências sociais, elas comumente incluem[9]: prontidão para a competição social; condicionamento da felicidade ao alcance de evidência e *status* social; necessidade de destacar-se nas relações amorosas, sexuais, no trabalho e no campo financeiro; ideal de independência, atribuído ao mundo adulto; estímulo ao individualismo e à própria rebeldia adolescente.

A cultura do individualismo presente em na sociedade atual estimula a intolerância, o autoritarismo, a indiferença e as formas variadas de violência[15]. Estimulando o consumo, ela dita modas, valores, comportamentos e estéticas corporais[16], como o corpo magro, malhado, vestido com determinados produtos e marcas, produzindo modos de o indivíduo se relacionar com o próprio corpo e com o corpo de outros e suas insatisfações.

Por meio das mídias, os corpos de crianças, adolescentes e adultos são educados para o consumo de produtos e à incorporação de padrões associados de felicidade[17,18]. Divulga-se, por exemplo, a mensagem de que o prazer só é possível por meio de corpos bonitos e que esses só são desejáveis se corresponderem aos padrões de estética estabelecidos. A felicidade é relacionada à posse e ao consumo de determinados bens e produtos valorizados. Associa-se o valor das pessoas e seu bem-estar ao que elas têm e à aparência de seus corpos. Certos programas televisivos são potentes na construção de imagens corporais ideais e de padrões de felicidade, enfatizando valores em torno da aparência e do *status*.

Crianças e adolescentes constroem ideais em torno do corpo, com base em referências divulgadas, avaliando-se, avaliando os outros e sendo avaliados pela proximidade ou distância dessas idealizações construídas. Cria-se um ideal de adolescência, da sexualidade e de modelos de masculinidade e feminilidade.

Muitos dos padrões estabelecidos, ainda que criticados e mobilizados pela mesma sociedade que os produz e consome, comprometem a autoestima e geram frustrações, necessidades, conflitos e violência, interferindo diretamente na forma como as sexualidades dos adolescentes são vivenciadas.

Para mulheres e homens, encontram-se padrões diferenciados e hierarquizados ante a sexualidade, a reprodução, o sexo e o trabalho, gerando implicações em suas trajetórias de vida suas relações sociais, sexuais, amorosas e de trabalho[15].

A despeito de existirem mudanças em curso voltadas à superação da cultura de gênero, ainda se encontram certas referências de comportamento para homens e mulheres: espera-se, dos primeiros, força, comando, virilidade e independência; das mulheres, sensibilidade, emotividade, dependência e passividade. A projeção desses e de outros comportamentos e sentimentos é acompanhada de critérios de avaliação individuais e coletivos acerca do bom ou mau desempenho social, relacional e sexual de pessoas e grupos. Mais do que isso, a absorção de padrões em torno do feminino e masculino resulta, por exemplo, em dificuldades de integrar o homem no cuidado da própria saúde e da saúde da parceira[15]. Essa forma cultural de ser é um dos fatores que afastam adolescentes dos serviços e das ações de saúde.

Um valor que a cultura sexual presente sustenta, por meio de diversas instituições sociais (como a família, as religiões, a própria mídia), é a autoridade masculina no campo da sexualidade, abrindo espaços a relações e práticas de violência que atingem a mulher e o próprio homem. Em decorrência disso, o homem situa-se como o principal sujeito do processo decisório em questões de reprodução e sexualidade, eximindo-se muitas vezes das responsabilidades resultantes de suas decisões e ações[15,18].

A sexualidade é muito evidenciada na cultura brasileira, com intromissão de temas da vida adulta na infância. Contraditoriamente, ela ainda é pouco problematizada, e políticas e práticas de educação sexual são restritas. Por razões sociais, mantém-se certo silêncio sobre temas como autoestimulação erógena, virgindade, relação sexual, homossexualidade, prostituição, aborto, dentre outros. Muitos profissionais de saúde, assim como famílias, professores etc., encontram-se despreparados para lidar com questões relacionadas à sexualidade.

Uma educação coercitiva em relação ao corpo-afetividade, acompanhada do não acesso a meios que permitam autorreflexão e crítica ao ambiente social e cultural, que cerca os adolescentes, interfere na necessária apropriação de poder e no desenvolvimento de autonomia destes para influir positivamente sobre a saúde sexual e reprodutiva. Pelo contrário, encontram-se situações em que a procura pelo prazer se dá com pequena segurança, há desconhecimento do corpo, e também a presença de tabus, padrões e repressões em torno da sexualidade e do prazer.

SUBJETIVIDADES E SEXUALIDADE

As transformações na adolescência, em meio às condições e exigências sociais e às modificações físicas corporais, requerem habitualmente adaptação psicoemocional. Nessa fase, adolescentes expressam desejos sexuais, mudam a imagem de si e do próprio corpo, e estabelecem novas formas de interação com outros, com a família e com o mundo. Manifestam-se novos modos de viver e experimentar a sexualidade.

Os adolescentes, de forma passiva e/ou reativa, sentem, vivem e apresentam novos sentimentos e emoções, que podem incluir boa ou baixa autoestima, satisfação/insatisfação, segurança/insegurança, facilidades/dificuldades para lidar com limites, tranquilidade/angústia sobre si e o mundo, além de variações de sentimentos – preocupação, medo, vergonha, inveja, raiva, rebeldia, onipotência e desafio à aprovação adulta. Manifestam tanto passividade como críticas ao mundo adulto, à família e seus valores e regras, além de comportamentos de isolamento e/ou aproximações de "iguais", em um processo de pertencimento a outros grupos de referência.

É importante reconhecer que tais características, em toda sua variabilidade, podem resultar em sofrimentos e vulnerabilidades, embora também em potencial criativo (a ser trabalhado). Associadas a novas vivências no campo da sexualidade podem aproximar adolescentes das drogas, do sexo descuidado, das DSTs, da AIDS, da gravidez indesejada e de abortos em condições impróprias.

O modo de os adolescentes lidarem com a vida, o corpo, as trocas afetivas e sexuais, os desejos e as frustrações, e com situações de risco à vida e à saúde, coloca-os frente à possibilidade maior ou menor de viver problemas. Esses aspectos requerem atenção e cuidados em diversos campos profissionais, como o da saúde.

Um aspecto subjetivo importante entre adolescentes é a autoestima, fator envolvido nos modos de os adolescentes se inserirem nos grupos sociais e se relacionarem com eles. Muitas vezes, associa-se a sofrimentos psicoemocionais e à desproteção da vida sexual.

A autoestima diz respeito à relação do indivíduo consigo e com os outros, além de englobar a responsabilidade das pessoas por si e a autopercepção, envolvendo sentimentos, percepções e cognição. A autoestima adolescente constrói-se na relação com outras pessoas desde o início da vida. Ela ganha corpo, também, na experimentação dos próprios sentimentos e reações, sendo delineada cotidianamente pelas potencialidades individuais, pelos parâmetros sociais de sucesso e fracasso de cada grupo e cultura, e pelo acesso a condições de vida, segundo as distintas realidades sociais. A formação da autoestima é dinâmica e depende de atitudes e valores sociais (modelos e idealizações), que fornecem a forma a partir da qual a pessoa orienta o olhar sobre si, produzindo sentimentos, pensamentos e aprendizados[19].

As relações familiares e escolares são importantes na constituição da autoestima na infância e adolescência. Ambientes familiares e escolares conflitivos, cujas relações se baseiam em crítica e punição e tendem a depreciar física, intelectual e emocionalmente crianças e adolescentes, contribuem fortemente para o comprometimento da autoestima. Agressividade, problemas de comunicação, dificuldades em criar, tristeza e insatisfações, pessimismo, atitudes antissociais, passividade, incapacidade para superar obstáculos, entre outros, são aspectos que estão comumente relacionados à baixa autoestima[19].

Assim, práticas educativas de apoio psicoemocional e interações profissionais devem favorecer a promoção da autoestima ou a superação da baixa autoestima na adolescência. São essenciais o respeito às diferenças, a escuta, o diálogo baseado na relação horizontal, de forma a favorecer tanto a percepção adolescente de suas capacidades como a aceitação de possíveis inaptidões.

FAMÍLIA E SEXUALIDADE

A família é comumente o grupo de referência no qual se desenrola a história de vida de crianças e adolescentes. É considerada, por excelência, o lugar de construção da sexualidade. Os modos como as famílias lidam com essa esfera (afetividade, sexo, hierarquias entre feminino e masculino etc.), assim como sua inserção na hierarquia social, são extremamente importantes na construção das diferentes vivências da adolescência.

O ambiente familiar pode ser de proteção, quando caracterizado por respeito, diálogo, afeto e relações de igualdade. De modo oposto, famílias desestruturadas, autoritárias ou permissivas, hierárquicas, com rígidos padrões morais e sexuais tornam os adolescentes mais suscetíveis à vivência de sofrimentos e problemas. Contudo, em ambas as situações, não é incomum famílias encontrarem dificuldades para compreender e lidar com transformações, comportamentos, sentimentos e reações adolescentes. Portanto, é necessária a oferta de ações profissionais voltadas também ao cuidado de famílias de adolescentes, em um processo de integração à rede de apoio social a famílias existente.

São especialmente preocupantes práticas familiares de violência, abuso e coerção. A violência é um grave problema de saúde pública no Brasil e não deve ser desconsiderada. Práticas abusivas contra crianças e adolescentes na família são, provavelmente, um dos fatores que mais influenciam na forma como cada pessoa se vê no mundo e se relaciona com ele, com consequências nas esferas física, emocional, cognitiva e relacional, que podem gerar mal-estar orgânico e graves sofrimentos psíquicos[19].

Não é fácil tratar do universo da sexualidade, pois ele se encontra carregado de preconceitos, tabus, medos e angústias, mas sua abordagem de forma apropriada está diretamente relacionada ao bem-estar de famílias e adolescentes. Assim, os profissionais da saúde devem atuar nesse campo de forma aberta, participando de práticas sociais mais abrangentes, visando à promoção de felicidade, tolerância, superação de preconceitos, vivência saudável do corpo e construção de relações com menos violência e mais prazer.

CUIDADOS PROMOCIONAIS À SAÚDE DE ADOLESCENTES

Os adolescentes encontram-se expostos a problemas orgânicos, como alterações de estatura e peso, afecções dermatológicas, alterações anatômico-funcionais do sistema reprodutivo e sexual, dentre outros.

Também há os problemas reprodutivos, como a gravidez não desejada, acompanhada de morbidades específicas do ciclo gravídico-puerperal e, muitas vezes, do aborto em condições indevidas. Além das rejeições à maternidade/paternidade quando a gestação acontece.

Na esfera da sexualidade, encontram-se várias dificuldades psicoemocionais: insatisfações com a aparência e com as mudanças e manifestações corporais da puberdade; baixa autoestima, ansiedades, depressões, fobias, e até tentativa de suicídio; além de dificuldades em relacionamentos e no exercício sexual. Também se encontram a DST e AIDS, a adesão a práticas de exploração, como a pornografia e a prostituição, a infração a leis e o uso de drogas psicoativas.

Envolvendo a família e/ou outros grupos de referência, há os conflitos relacionais, a violência sexual, psicológica e física; além de preocupações financeiras e de segurança; dentre vários outros problemas.

Esses problemas relacionados à fase da adolescência, bem como o que os propicia, devem ser sistematicamente investigados no cuidado profissional da saúde.

INVESTIGAÇÃO DE VULNERABILIDADES

Vulnerabilidade é uma noção que articula diferentes dimensões da vida humana (sociocultural, institucional e comportamental) às suscetibilidades de pessoas e grupos, no campo da saúde-doença[20]. Considerá-las no cuidado a adolescentes requer a atenção com questões como: Quem são os adolescentes? O que a sociedade e os profissionais de saúde pensam deles? Como eles próprios se veem? Como vivem? Que valores possuem e que comportamentos assumem? Enfim, o que os cerca e os constituem como adolescentes e quais as influências disso em suas vidas e na saúde-doença?

Como mencionado anteriormente, são várias as condições, os fatores e os processos que podem gerar vulnerabilidades e problemas no campo da saúde de adolescentes. Esses fatores e processos devem ser investigados e conhecidos pelo profissional de saúde para que a atenção aos adolescentes possa ser adequadamente planejada e desenvolvida. O Quadro 10.4 apresenta alguns fatores que geram vulnerabilidades.

Quadro 10.4 Fatores geradores de vulnerabilidade[21]

Fatores socioculturais	Condições de vida Acesso à proteção social e jurídico-legal Cultura do individualismo Padrões de consumo Padrões de sentimentos, valores e comportamentos nos campos da sexualidade e da vida adolescente
Fatores institucionais	Qualidade dos serviços sociais e de saúde Educação sexual Qualidade dos processos e relações familiares e outras (grupos de referência)
Processos subjetivos e comportamentais	Autoestima Estilo de vida adolescente Grau de autonomia e potencial de criatividade Autocuidado em saúde
Fatores biológicos	Fatores genéticos Distúrbios orgânicos

INVESTIMENTOS AMPLOS E ABORDAGEM INTEGRAL À SAÚDE

Dada a amplitude das questões relacionadas à vida e à saúde dos adolescentes, não é possível restringir a atuação profissional de enfermeiros apenas a cuidados clínico-educativos individuais. A base de apoio social às vivências de adolescentes deve ser ampla. O cuidado à saúde de adolescentes requer medidas promocionais de saúde, internas/externas e em articulação com o setor saúde, englobando diversas medidas e práticas multiprofissionais. É imprescindível incluir ações de profissionais da área de educação, saúde, comunicação, assim como da própria família, da sociedade organizada e de outras instituições que atuam na área social. Em síntese, essas ações englobam quatro eixos de cuidado aos adolescentes:

- promoção e vigilância à saúde de crianças e adolescentes, considerando a relação direta entre essas duas fases do ciclo vital;
- desenvolvimento de ações educativas e psicoemocionais no campo da sexualidade, de caráter coletivo e individual, desde a infância, abarcando também as famílias e outras instituições sociais importantes na construção da sexualidade adolescente (como a escola);
- promoção da capacidade criativa dos adolescentes, que pode ser potencializada com atuação junto ao próprio grupo;
- apoios/cuidados físicos, psicoemocionais e relacionais de caráter individual.

As ações programadas e desenvolvidas de promoção da saúde de adolescentes requerem uma abordagem que considere o contexto social e cultural, o ambiente familiar e grupal dos adolescentes e suas repercussões nas necessidades de cada adolescente em particular. A aproximação desse universo pode ser viabilizada por meio diversas de formas, como pesquisas, debates comunitários, estudos epidemiológicos, do contato direto com adolescentes e seus contextos de vida e saúde.

Para prestação de cuidados individuais à saúde adolescente, é importante apreender a história de vida e saúde de cada adolescente, também considerando, além de sua condição orgânica: o contexto em que vive, sua inserção no grupo familiar e em outros grupos, seus comportamentos, seus desejos, seus projetos, seus potenciais, seus sofrimentos e suas traduções próprias de seu processo de adolescer.

Aspectos interacionais

As inter-relações e as ações educativas direcionadas à saúde de adolescentes e de suas famílias devem ter um caráter de apoio aos sofrimentos vividos, de promoção de condições subjetivas para o autocuidado e o autodesenvolvimento, atreladas a uma perspectiva de reconhecimento de direitos e produção de exercícios de autonomia.

As vulnerabilidades e os problemas não só não afetam a todos os adolescentes do mesmo modo, como nem todos buscam as mesmas soluções e as julgam procedentes. Dessa forma, o profissional de saúde deve considerar, no encaminhamento de cuidados promocionais, as perspectivas, as experiências e a rede social de apoio utilizada pelos adolescentes. Para que um trabalho eficaz seja realizado, é preciso não só aproximar-se das especificidades de vida dos adolescentes, mas também dialogar com elas, aceitando cada adolescente e suas percepções, seus sentimentos, suas expressões e suas escolhas. Para a promoção da saúde essa é uma condição básica.

O processo de interação deve ser comandado pelo diálogo, o que requer tempo, apreensão das manifestações dos adolescentes e aceitação de suas ideias, valores e experiências. As inter-relações estabelecidas devem favorecer processos interativos, reflexivos e decisões por parte dos adolescentes, em substituição a práticas de controle, confrontação, abusos, prescrições e descasos, reconhecendo-se os limites dos conhecimentos e as práticas médico-científicos.

Com adolescentes, é essencial considerar sua linguagem corporal não verbal, a fim de identificar sentimentos, sensibilidades, preocupações, padecimentos e modos de ver e agir. O desenvolvimento de confiança e o respeito à intimidade e à privacidade devem nortear o processo interativo. A formação de vínculo, a personalização, o respeito aos adolescentes e suas culturas, a produção de relações não hierárquicas e a participação ativa e situada desses sujeitos na tomada de decisões são medidas promotoras de autoestima e autonomia.

Dessa perspectiva interacional também depende o reconhecimento da diversidade dos modos de ver, sentir, viver e enfrentar o processo da adolescência, além da identificação de necessidades e potenciais no campo da saúde-doença. Assim, é fundamental que profissionais da saúde desenvolvam essa competência, tendo em vista a perspectiva de atenção integral à saúde do grupo.

PONTOS A REVISAR

- A adolescência é um processo físico, subjetivo e sociocultural.
- A produção de alterações típicas na adolescência engloba mudanças fisiológicas hormonais, crescimento acelerado, aparecimento de características sexuais secundárias, desenvolvimento de órgãos e mudanças no aparelho reprodutivo.

- A construção social da adolescência ocorre em meio a condições e relações socioculturais, de acordo com cada sociedade, cultura e grupo.
- Os serviços de saúde, dentre outras instituições sociais, não se encontram adequadamente preparados para lidar com a sexualidade de crianças e adolescentes.
- As características adolescentes podem representar tanto um potencial de construção e criação, como possíveis vulnerabilidades e vivências de sofrimentos.
- Falta de condições apropriadas de vida, controles culturais coercitivos exercidos sobre a vida e o corpo de adolescentes, inadequada qualidade da atenção à saúde, dentre outros aspectos, resultam em variados graus de suscetibilidade a problemas de saúde em adolescentes.
- As formas como as famílias lidam com a vida, a adolescência e a própria sexualidade, assim como seu acesso a bens materiais e não materiais, são importantes na construção da adolescência e da sexualidade.
- A baixa autoestima entre adolescentes é um importante processo relacionado a sofrimentos psicoemocionais, à desproteção da vida sexual e à violência.
- Os fatores promotores de vulnerabilidade, que comprometem a saúde de adolescentes, devem ser investigados e conhecidos para que medidas e cuidados possam ser adequadamente planejados e desenvolvidos.
- O cuidado à saúde do adolescente requer medidas promocionais de saúde de abrangência coletiva e individual.
- O processo de interação profissional com os adolescentes e sua família deve ser comandado por diálogo, escuta, aceitação e respeito.

ATIVIDADES SUGERIDAS

- Levante os seguintes dados e informações:
  ⇒ recupere sua adolescência, registrando, por meio de palavras-síntese, acontecimentos e sentimentos importantes vivenciados;

- ⇒ converse com adolescentes e pessoas que saíram da adolescência, a fim de registrar aspectos importantes de suas histórias de vida;
- ⇒ converse com famílias de adolescentes para apreender suas vivências com filhos adolescentes e os significados a elas atribuídos;
- ⇒ observe e registre as mensagens e os padrões corporais e relacionais divulgados por meio de programas televisivos dirigidos a crianças, jovens e adultos;
- ⇒ levante as medidas que compõem a política de atenção à saúde do adolescente em sua localidade e em seu Estado.

- Levante, leia e sistematize outras bibliografias sobre o tema, comparando-as a este texto.
- Analise os dados e as informações levantados, à luz das argumentações e proposições sistematizadas sobre o tema a partir da bibliografia sobre o tema.
- Socialize os achados, as análises e as conclusões com seus pares.

Propostas para estudo

- Sistematize os principais pontos discutidos no texto sobre:
  1. o conceito de adolescência, sexualidade e autoestima, e a noção de vulnerabilidade;
  2. as alterações da puberdade que resultam em maturação sexual, diferenciando homens e mulheres;
  3. os principais aspectos físicos a serem acompanhados na atenção individualizada por enfermeiros;
  4. condições socioculturais promotoras de vulnerabilidades e problemas entre adolescentes;
  5. ações e relações importantes na promoção da saúde adolescente.

Exercícios de pensamento crítico

1. Elabore um painel que contemple diferentes percepções sobre a adolescência e a saúde adolescente; nele, insira adolescentes, famílias, educadores e profissionais da saúde.

Para obter essas percepções, faça entrevistas ou constitua grupos de discussão. Use estratégias lúdicas, associando, por exemplo, desenhos, textos e representações sobre os temas abordados pelos participantes. Analise coletivamente as várias interpretações, reconhecendo aproximações e diferenças entre elas e suas implicações para o cuidado de enfermagem.

2. Desenvolva estudos e reflexões acerca do trabalho institucional em saúde com adolescentes, procurando ampliar a compreensão sobre o modo como ações e relações em saúde são realizadas no cotidiano do trabalho. Para isso, contate Unidades de Saúde da Família, para observação e análise de demandas apresentadas por adolescentes, das inter-relações estabelecidas entre profissionais e adolescentes, do modo como as ações são desenvolvidas e para quê, da prática dos profissionais e de seus resultados.

Referências bibliográficas

1. Brasil. Estatuto da Criança e do Adolescente (ECA). Lei 8069/90. Cuiabá: Reprodução Prosol; 2000.
2. Organização das Nações Unidas (ONU). Convención sobre los derechos del niño. 20 de noviembro de 1989. In: Morlachetti JD, Alejandro LLM. Situación actual: obligaciones de Latinoamérica y Caribe ante el derecho internacional de adolescentes y jóvenes. Washington: OPS; 1999.
3. Brasil. Instituto Brasileiro de Geografia e Estatística (IBGE). Censo 2010. Disponível em: http://www.censo2010.ibge.gov.br/. Acesso em 28/04/2011.
4. Coutinho M de FG, Beserra ICR. Desenvolvimento puberal normal e suas alterações. In: Coutinho M de FG, Barros R do R. Adolescência: uma abordagem prática. São Paulo: Atheneu; 2001. p. 33-47.
5. Poit ML. Desenvolvimento puberal. In: Françoso L.A, Gejer D, Reato LFN. Sexualidade e saúde reprodutiva na adolescência. São Paulo: Atheneu; 2001. p. 21-32.
6. Ghiaroni J. Distúrbios menstruais na adolescência. In: Coutinho M de FG, Barros R do R. Adolescência: uma abordagem prática. São Paulo: Atheneu; 2001. p. 49-52.
7. Reato L de FN. Desenvolvimento da sexualidade na adolescência. In: Françoso LA, Gejer D, Reato LFN. Sexualidade e saúde reprodutiva na adolescência. São Paulo: Atheneu; 2001. p. 1-10.
8. Vitelli C. Adolescências e identidades estéticas no cotidiano. Educ Rev [on-line] 2009;25(3):43-74.

9. Calligaris C. A adolescência, 2. ed. São Paulo: Publifolha; 2010.
10. Faulhaber MC. Obesidade. In: Coutinho MFG, Barros RR. Adolescência: uma abordagem prática. São Paulo: Atheneu; 2001. p. 209-30.
11. Faulhaber MC. Hipertensão arterial. In: Coutinho M de FG, Barros R do R. Adolescência: uma abordagem prática. São Paulo: Atheneu; 2001. p. 105-18.
12. Coutinho M de FG. Crescimento normal e alterações. In: Coutinho M de FG, Barros R do R. Adolescência: uma abordagem prática. São Paulo: Atheneu; 2001. p. 17-31.
13. Federação Brasileira das Sociedades de Ginecologia e Obstetrícia (Febrasgo). Saúde da adolescente: manual de orientação. São Paulo: Ramos & Lopes; 2001.
14. Heilborn ML. Sexualidade: o olhar das ciências sociais. Rio de Janeiro: Jorge Zahar; 1999.
15. Rena LCCB. Sexualidade e adolescência. As oficinas como prática pedagógica. Belo Horizonte: Autêntica; 2001.
16. Del Priori M. Corpo a corpo com a mulher: pequena história das transformações do corpo feminino no Brasil. São Paulo: Senac; 2000.
17. Campos CCG, Souza SJ. Mídia, cultura do consumo e constituição da subjetividade na infância. Psico. Cienc Prof [on-line] 2003;23(1):12-21.
18. Louro GL. Gênero e sexualidade: pedagogias contemporâneas. Proposições 2008;19(2):17-23.
19. Assis SG, Avancini JQ. Labirinto de espelhos: formação da autoestima na infância e adolescência. Rio de Janeiro: Fiocruz; 2004.
20. Ayres JRCM, França Júnior I, Calazans GJ, Saletti Filho HC. O conceito de vulnerabilidade e as práticas de saúde: novas perspectivas e desafios In: Czeresnia D, Freitas CM. Promoção da saúde: conceitos, reflexões, tendências. Rio de Janeiro: Fiocruz; 2003. p. 117-39.
21. Mandú ENT. Adolescência: saúde, sexualidade e reprodução. In: Mandú ENT. Adolescer: compreender, atuar, acolher. Brasília: ABEn, Ministério da Saúde; 2001. p. 61-76.

Para saber mais

Centro de Referência, Estudos e Ações sobre Crianças e Adolescentes (Cecria). Disponível em: http://www.cecria.tempsite.ws/.

Ministério da Saúde. Saúde do Adolescente e do Jovem. Disponível em: http://www.portal.saude.gov.br/portal/saude/area.cfm?id_area=241.

Rede Brasileira de Informação e Documentação sobre a Infância e Adolescência (Rebidia). Disponível em: http://www.recria.org.br/links/pesquisas/rebidia.

BVS Adolec Brasil – Saúde de Adolescentes e Jovens no Brasil. Disponível em: http://www.adolec.br/php/index.php.

Fundo das Nações Unidas para a Infância (Unicef) Brasil. Disponível em: http://www.unicef.org.br/.

Rede Feminista de Saúde. Disponível em: http://www.redesaude.org.br/portal/home/index.php.

11

CLIMATÉRIO: NOVAS ABORDAGENS PARA O CUIDAR

ROSELANE GONÇALVES
MIRIAM APARECIDA BARBOSA MERIGHI
DEÍSE MOURA DE OLIVEIRA

PONTOS A APRENDER

1. O conceito de climatério e a identificação de suas fases.
2. Os sinais e sintomas do climatério.
3. A influência de fatores biopsíquicos e socioculturais sobre o climatério.
4. A problemática do climatério no âmbito da saúde pública.
5. O modelo de formação dos profissionais da saúde que atuam na assistência à mulher.
6. Repensar a assistência prestada à mulher na fase do climatério.

PALAVRAS-CHAVE

Saúde da mulher, climatério, menopausa, meia-idade feminina.

ESTRUTURA DOS TÓPICOS

Conceito e fases do climatério. Sinais e sintomas do climatério. Climatério no âmbito da saúde pública. Assistência à mulher na fase climatérica. Pontos a revisar. Propostas para estudo. Exercícios de pensamento crítico. Referências bibliográficas.

CONCEITO E FASES DO CLIMATÉRIO

O termo climatério deriva da palavra grega *klimacter*, que significa período crítico da vida humana, sendo comumente usado como sinônimo de menopausa. Tratam-se, porém, de conceitos distintos. A menopausa é um fenômeno que se define retroativamente, pois representa a cessação permanente da menstruação por um período igual ou superior a doze meses, sendo o resultado da perda da função folicular dos ovários. Já o termo climatério é utilizado para definir o período da vida reprodutiva da mulher durante o qual a menopausa ocorre.

De acordo com o Council of Affiliated Menopause Societies (CAMS) – órgão da International Menopause Society (IMS) –, o climatério descreve o período da vida da mulher que marca a transição da fase reprodutiva para uma outra não reprodutiva. Mais do que um marco temporal, trata-se de um processo que, algumas vezes, mas não necessariamente sempre, associa-se com sinais e sintomas específicos, quando então caracteriza a síndrome climatérica. De qualquer forma, é consenso entre os autores que a idade cronológica em que a menopausa ocorre é um pobre indicador do início e do fim da transição menopausal[1-6].

Em 2001, o Stages of Reproductive Aging Workshop (Straw), organizado pela North American Menopause Society (NAMS), propôs a divisão do climatério em estágios: a) transição menopausal, que vai dos 37 aos 46 anos; b) perimenopausa, dos 46 aos 50 anos; c) pós-menopausa, dos 51 aos 65 anos; d) terceira idade, após os 65 anos de idade. A menopausa ocorre geralmente dos 48 aos 52 anos[6].

É importante salientar que o climatério pode também ser chamado de perimenopausa. Ele se inicia na pré-menopausa e termina um ano após a menopausa. Essa é a definição proposta pela Organização Mundial da Saúde (OMS) e diverge da conceituação do Ministério da Saúde e da Sociedade Internacional da Menopausa, que prolonga a vigência do climatério até a velhice e assinala o fim do período fértil da mulher. A pós-menopausa seria então o período que se segue à menopausa e se prolonga até a velhice, cujo início é impreciso[7,8].

Diante da conceituação do climatério como um processo dividido em estágios específicos, pode-se afirmar que, dentro da ampla faixa etária em que ocorre, muitos são os fenômenos vividos pela mulher. Falar sobre a vivência nesse contexto exige que se navegue de um lado a outro em um mar de águas turbulentas. Vai-se da ideia de infertilidade e da sensação de não ser mais a jovem com pleno vigor físico e com infinitas possibilidades, até a sensação de envelhecimento, que traz consigo os sinais da finitude.

Constata-se então que essa fase crítica da vida da mulher – também chamada de meia-idade feminina – é um estágio importante e complexo, que traz numerosas mudanças nos âmbitos físico, emocional e social.

SINAIS E SINTOMAS DO CLIMATÉRIO

Os sinais e sintomas do climatério podem ser classificados cronologicamente, ou seja, há aqueles que incidem a curto e a longo prazo. Dentre as manifestações iniciais estão a irregularidade menstrual, os sintomas vasomotores – os fogachos, que frequentemente começam como uma sensação de pressão na cabeça, seguida pela sensação de calor na cabeça, no pescoço e no tórax, as palpitações e as ondas de calor –, as manifestações atróficas no sistema geniturinário (prurido, dispareunia), as alterações da pele e dos fâneros e as alterações psíquicas, que vão da fadiga à depressão. As manifestações tardias são a osteoporose e as doenças cardiovasculares.

No que se refere à prevalência de sintomas específicos, as pesquisas apontam que o mais característico é o fogacho, presente em cerca de 90% das mulheres e relacionado diretamente com a redução dos hormônios gonadais. Sintomas depressivos, de ansiedade e cognitivos também fazem parte do quadro clínico e são experimentados por cerca de 30 a 50% das mulheres que procuram tratamento. A relação dos sintomas psíquicos com as alterações hormonais que estão ocorrendo no organismo da mulher é menos clara do que a existente em relação aos fogachos[9-11].

FATORES QUE INFLUENCIAM A GÊNESE DOS SINTOMAS DO CLIMATÉRIO

Vários fatores podem estar envolvidos na gênese dos sintomas psicológicos do climatério, e as condições de saúde anteriores da mulher influenciam sua manifestação. Salienta-se, por exemplo, que a ocorrência de transtornos psiquiátricos prévios pode ser um fator de risco para o desenvolvimento de sintomas psíquicos após a menopausa, sendo que há referência, ainda, de que traços da personalidade e características pessoais poderiam influenciar o aparecimento dessa sintomatologia[10,12,13].

Para reforçar essa ideia, um estudo realizado entre mulheres australianas que tratou da percepção dos sintomas da menopausa – antes e após o seu acontecimento – revelou que nem todos os sintomas do climatério apontados pelas mulheres são decorrentes da carência estrogênica, e que há relação entre as expectativas existentes sobre a menopausa e as experiências reais vividas nesse período. Outro achado foi a relação entre os sintomas psicológicos sentidos ao longo da vida e os outros eventos reprodutivos experimentados pela mulher. Os autores afirmam, inclusive, que há possibilidade de que os sintomas do período pré-menstrual e os da menopausa tenham uma etiologia em comum[14,15].

Outro estudo sobre os sintomas do climatério entre mulheres australianas e japonesas demonstrou que fatores culturais podem influenciar a forma como cada uma experimenta as mudanças psicológicas e fisiológicas típicas dessa fase do ciclo reprodutivo[16]. Estudos revelam ainda que, para as mulheres que apresentam elevada autoestima e evidente realização pessoal, o climatério é menos sintomático[14,17].

Autores afirmam que a etapa climatérica constitui um período de adaptabilidade e conhecimento em relação às mudanças na vida da mulher, que se expressam tanto no âmbito biológico como no social, colocando a mulher em uma condição de vulnerabilidade[15,17,18].

Corroborando esse enfoque, alguns pesquisadores comentam que as manifestações psicológicas muitas vezes decorrem dos tabus sociais que envolvem a menopausa, especialmente pelo reposicionamento da mulher no âmbito familiar, com a saída dos filhos de casa e consequente abstração repentina de suas funções[9].

Já estudos antropológicos apontam o climatério como um evento biocultural que merece ser apreciado de forma mais abrangente. Dessa forma, a cultura, a condição social, o estilo de vida e todo o contexto no qual o indivíduo está inserido devem ser considerados quando se pretende refletir sobre o processo de transição para o envelhecimento[19,20].

Nesse sentido, o modo como a mulher entende seus processos de vida nos âmbitos biopsicossociocultural influencia também a sua percepção acerca das necessidades de cuidado nesta fase do ciclo vital, o que pode implicar a utilização mais expressiva dos serviços de saúde disponíveis. Nessa perspectiva evidencia-se que há correlação entre a intensidade dos sintomas psicológicos, o uso da terapia de reposição hormonal (TRH) e a maior procura pelo serviço de saúde. Em contrapartida, para as mulheres que não procuram assistência, assim o fazem por considerar que os sintomas do climatério não merecem atenção médica. Esse fato sugere que a "menopausa" é tida como uma ocorrência esperada e que nesse processo só se deve intervir se os desconfortos forem maiores[21].

No que diz respeito à ampliação do enfoque dado ao climatério, tanto do ponto de vista biológico, como da perspectiva sociocultural, deve-se considerar que existem períodos de transformações mais aceleradas em que a transição assume caráter de crise e adquire certa radicalidade que a converte em possibilidade de crescimento ou retrocesso, oportunidade ou ameaça. Quase todas as culturas aceitam a existência de crises normais quando se alcança a maturidade sexual. Então, a vivência do climatério também pode ser vista como uma experiência que contribui para a consolidação da existência do ser. Em vez de ser vista como o fim, essa fase da vida da mulher oferece a possibilidade de aprendizado de um novo ritmo, um tempo para experienciar o processo de amadurecimento do corpo[22,23].

Estudos mostram que, na maioria das sociedades ocidentais, nas quais a beleza física e a juventude são extremamente enfatizadas, a incidência de sintomas relacionados ao climatério é alta. Já em algumas culturas não ocidentais, como na casta Rajput da Índia, o *status* das mulheres se eleva na pós-menopausa, pois nessa etapa da vida elas podem socializar-se livremente e participar das atividades que antes lhes eram proibidas, sendo menor a incidência de sintomas relacionados ao climatério evidenciados nas mulheres dessas culturas[22].

O que se observa é que na cultura ocidental os aspectos positivos da meia-idade não são considerados como em outras culturas, nas quais a mulher dessa faixa etária tem reconhecido o valor do seu papel social, servindo de guia para seguir sua trajetória em direção à maturidade. Desse modo, sem ter seu valor social reconhecido e envolvendo-se cada vez mais nas demandas impostas pelo mercado de trabalho e pelas suas próprias necessidades socioeconômicas, as mulheres muitas vezes encontram-se em situação de conflito entre as exigências do seu papel social e da sua capacidade orgânica para tal[22].

Muitos autores comentam que o fim das menstruações resulta em múltiplos significados para a mulher, o que gera simultaneamente sensação de alívio e apreensão. Embora estejam livres das restrições, dos constrangimentos, do desconforto e das preocupações – principalmente com a fertilidade – o receio (consciente ou não) da perda da feminilidade, do valor social e da saúde é bem significativo[24].

O que se concebe no senso comum é que no climatério a mulher perde atributos recebidos durante a puberdade (beleza, vigor, fertilidade). Desse modo, caso tenha concentrado sua autoestima exclusivamente na sua capacidade reprodutiva e na beleza de seu corpo, ela se sentirá desvalorizada e não encontrará sentido nesse período da vida.

Há alguns anos, a menopausa era considerada um marco dramático do declínio da sexualidade e da feminilidade e o climatério representava a castração da mulher, pois acreditava-se que os baixos níveis estrínicos estavam associados à ausência da libido e à incapacidade sexual[25]. Sabe-se, no entanto, que uma variedade de fatores correlaciona-se com a diminuição do desejo sexual. Os fatores psicossociais e aqueles próprios do envelhecimento, como o aparecimento de doenças crônicas e degenerativas, e o estresse decorrente de adoecimento ou morte de pessoas próximas, influenciam diretamente a satisfação das necessidades sexuais[1,24].

Quanto à relação familiar, em estudo realizado com um grupo de mulheres que passaram pela menopausa, constatou-se que elas se sentem como se fossem um peso para sua família. Esse achado é muito importante quando se retoma a questão do valor que a família tem para o equilíbrio emocional-afetivo dos indivíduos. O que se percebe geralmente é que as mulheres sentem a necessidade de buscar alguém que as auxilie a enfrentar seus problemas e que ouça suas angústias e dúvidas. Elas manifestam a angústia de estar na meia-idade e sentem dificuldades para encontrar o que buscam[26].

Quais seriam suas angústias e dúvidas? O que elas buscam? Em uma sociedade em que se valorizam a juventude e o vigor físico e na qual a mulher tem maior valor social quando possui capacidade de gerar filhos, essas questões não encontrarão respostas favoráveis às mudanças trazidas pelo climatério, pois muitos valores postos pela sociedade se perdem e/ou se reconfiguram nessa etapa da vida.

CLIMATÉRIO NO ÂMBITO DA SAÚDE PÚBLICA

Um aspecto importante a ser considerado é que a problemática do climatério extrapola o âmbito privado da vida das mulheres que se encontram nessa fase do ciclo reprodutivo e alcança a esfera pública, quando colocam em evidência os riscos aos quais essa parcela significativa da população está exposta. Assim sendo, é oportuno apreciar os aspectos relativos à saúde pública tendo em vista que o binômio carência estrogênica/envelhecimento pode acarretar processos patológicos que comprometem a qualidade de vida da população feminina.

No âmbito da saúde pública, chama a atenção a expectativa de que, em 2020, haja mais de um bilhão de indivíduos acima de 60 anos de idade. Destaca-se que a expectativa das mulheres ascendeu notoriamente nas duas últimas décadas. Segundo o Instituto Brasileiro de Geografia Estatística (IBGE), em 1980 a esperança de vida das mulheres era de 65,75 anos e passou para 77,01 anos em 2009[27]. Desse modo, o climatério passa a constituir um desafio, já que se sabe que, com a prevenção adequada dos riscos típicos dessa fase, o nível de saúde e a qualidade de vida das mulheres podem melhorar consideravelmente[8,17,21,28].

A preocupação com a melhoria da qualidade de vida da mulher durante essa fase tem levado, de forma crescente em todo o mundo, à elaboração de programas que atendam às necessidades de saúde da população feminina durante o climatério, já que não se trata apenas de um problema médico, mas também implica aspectos socioeconômicos que merecem atenção especial dos governos nos seus programas de prevenção de doenças e de promoção da saúde[9].

Vale ressaltar que no Brasil, com a criação do Programa de Atenção Integral à Saúde da Mulher (PAISM) em 1983, evocou-se o conceito de integralidade na assistência à saúde da mulher, que envolve a oferta de ações globalmente dirigidas ao atendimento de todas as necessidades do grupo em questão. Porém, no que se refere à assistência à mulher no climatério, percebe-se que os programas e as ações específicas voltadas para assistir a mulher de meia-idade ficam na dependência de iniciativas individuais e da sensibilidade de cada profissional, não configurando uma ação articulada e organizada dos serviços de saúde voltada para o atendimento integral[26].

Nessa perspectiva, chama-se a atenção ainda para o fato de que o PAISM centrou sua ação no aspecto biológico, distanciando-se da visão da mulher como um ser existencial que supera a objetividade alcançando a sub e a intersubjetividade. Houve o esvaziamento do conteúdo essencial do programa, e a implementação de ações se restringiu ao âmbito da saúde reprodutiva[26].

Essa constatação é evidenciada pelos relatos de mulheres que passaram pela experiência de procurar o serviço de saúde e se depararam com profissionais pouco envolvidos com essa especialidade, seja no que se refere ao domínio do conhecimento sobre o assunto ou no tocante à sensibilidade aos processos vividos pela mulher nesse período da vida[26,29].

Muitos autores enfatizam a necessidade de capacitação e atualização dos profissionais da rede primária de saúde, a fim de incrementar o diagnóstico e o manejo integral do climatério por meio da integração das ciências da saúde com as ciências sociais, ampliando sua abordagem[22,29,30].

Ressalta-se ainda que não se pode desconsiderar a incidência de complicações cardiovasculares e as consequências da osteoporose, pois são problemas sérios e tipicamente biológicos que merecem atenção especial por comprometerem a qualidade de vida das mulheres. Dessa forma, o acesso às ações preventivas e ao tratamento dessas complicações deve ser organizado e garantido pelos serviços públicos de saúde.

ASSISTÊNCIA À MULHER NA FASE CLIMATÉRICA

O empenho dos profissionais de saúde, no que se refere à orientação das mulheres sobre o climatério assume papel primordial na perspectiva de uma melhor qualidade de vida na meia-idade, já que a interação paciente-profissional da saúde e a influência dos meios de comunicação de massa assumem relevância no que tange à garantia da informação correta sobre o climatério e, consequentemente, à motivação das mulheres para buscar assistência a sua saúde nessa fase da vida.

Provavelmente, por ser uma passagem silenciosa, a menopausa não recebe a mesma atenção que é atribuída às demais etapas. Na maioria das vezes, a mulher aprende que seu corpo é algo muito íntimo e que as discussões sobre ele são tão íntimas quanto suas partes. A mulher cresce com essa ideia e atinge a meia-idade sem desvencilhar-se dela[31].

Assim como a menarca, a menopausa é experienciada individual e subjetivamente pela mulher. Nesse sentido, os profissionais de saúde devem atender às necessidades dos indivíduos com base em cada caso, avaliar os sinais e sintomas associados com a menopausa e considerar a complexidade que envolve a totalidade do sujeito[31].

Na compreensão do climatério como um processo complexo de mudanças que extrapola os limites da fisiologia, propõe-se a apreciação de outros aspectos também relevantes na contextualização dessa fase que possibilitem refletir sobre a temática. Os significados sociais atribuídos aos eventos do cotidiano fazem o indivíduo desenvolver determinada postura e experimentar uma vivência particular dos fenômenos, sempre com base no histórico pessoal e na sociedade/no contexto em que está inserido. A ideia de doença que permeia a menopausa provoca nas mulheres a sensação de que essa fase é uma transição vital desfavorável. Dessa forma, o conceito de climatério parece ser ambíguo, e a pouca informação sobre o assunto afeta a percepção que as mulheres têm quanto à experiência da menopausa[30-32].

Torna-se imperativo buscar a ampliação da assistência prestada às mulheres, considerando que o climatério abarca aspectos mais abrangentes e complementares do que aqueles comumente enfatizados pelos profissionais e/ou programas de saúde. Salienta-se que, tanto na área da assistência como na acadêmica, o modelo praticado e ensinado – no que se refere ao cuidado com a mulher nas diferentes fases da sua vida – muitas vezes reproduz o modelo biologicista, garantindo a manutenção de um modelo de cuidado que já não corresponde às expectativas dos indivíduos.

A assistência de enfermagem à mulher climatérica nos serviços de saúde deverá ser implementada em um modelo interdisciplinar, no qual o acolhimento, a educação e a promoção da saúde das mulheres sejam prioridades, sempre com o objetivo de resgatar-lhes a autonomia e a qualidade de vida.

Existem muitas atividades a serem estimuladas no que se refere aos hábitos de vida saudáveis, como natação; dança; ioga; atividade física regular (ao menos três vezes por semana e que inclua a caminhada por, no mínimo, 45 minutos); dieta hipogordurosa, hiperproteica e rica em cálcio; abolição do tabagismo e do consumo de bebidas alcoólicas; controle de doenças preexistentes, como hipertensão arterial sistêmica e *diabetes mellitus*.

Em relação à TRH, além da garantia de sua disponibilidade, a orientação e a prescrição deverão ser realizadas por profissional médico, ao qual caberá o papel de conscientizar as mulheres dos riscos e benefícios desse recurso, para que elas possam decidir, livre e seguramente, pela adesão ao procedimento.

Finalmente, deve-se considerar que, em todas as fases da vida humana, existem limitações para o desempenho das diversas atividades. Torna-se necessário, portanto, no período do climatério, que profissionais de saúde auxiliem a mulher a expandir seus horizontes, a fim de se adaptar aos novos processos de vida circunscritos a este período.

A forma de acompanhar as mulheres durante essa fase do ciclo vital dependerá não somente do conhecimento acumulado sobre a fisiologia do climatério e das possibilidades de cuidados preventivos e/ou curativos, mas, sobretudo, do trabalho interdisciplinar, do envolvimento e do reconhecimento de que se está diante de um indivíduo portador de uma subjetividade que deve ser considerada e potencializada no momento em que busca a assistência.

PONTOS A REVISAR

- A complexidade do climatério como evento do ciclo vital.
- O cuidado na perspectiva da integralidade na saúde da mulher.
- A sexualidade da mulher no climatério.
- Aspectos epidemiológicos da meia-idade feminina.
- A interface entre o conhecimento/a informação sobre o climatério e o autocuidado no climatério.
- Abordagem multi e interdisciplinar na assistência à saúde da mulher.

PROPOSTAS PARA ESTUDO

- Discuta a questão da longevidade feminina relacionando-a a problemática do climatério no âmbito da saúde pública.

- Liste quatro atividades de educação para a saúde que podem ser desenvolvidas junto às mulheres climatéricas e descreva as estratégias educativas que serão utilizadas.

Exercícios de pensamento crítico

1. Como os valores e as crenças da mulher climatérica influenciam no cuidar da sua saúde?
2. Joana, 49 anos, casada, procurou a unidade de saúde do seu bairro com queixa de atraso menstrual há cinco meses, calor intenso e ressecamento vaginal. Refere irritabilidade recente no convívio com seu marido e filhos, os quais não têm paciência com ela. Não tem mantido relação sexual com o companheiro e diz não sentir desejo para tal. Sendo você o profissional de saúde que atendeu Joana, descreva como procederá no tocante à abordagem e às possíveis orientações e intervenções a serem destinadas a ela diante do período do ciclo vital em que se encontra. Considere aspectos biopsiquicossocioculturais envolvidos.

Referências bibliográficas

1. Favarato MEC de S, Aldrighi JM, Fráguas Junior R, Pires ALR, Lima SMRR. Sexualidade e climatério: influência de fatores biológicos, psicológicos e socioculturais. Reprod Clim 2000;15(4):199-202.
2. Landerdahl MC. Mulher climatérica: uma abordagem necessária ao nível da atenção básica. Nursing 2002;20-5.
3. Lima CP, Lopes GP, Brendler J, Lima RP. Sexualidade e climatério. Femina 2002;30(8):577-8.
4. Almeida AB (org.). Reavaliando o climatério: enfoque atual e multidisciplinar. São Paulo: Atheneu; 2003.
5. North American Menopause Society (Nams). Clinical challenges of perimenopause: consensus opinion of the North American Menopause Society. Menopause serial 2000;7(1):5-13. Disponível em: http://www.menopause.org. Acesso em 31/05/2003.
6. North American Menopause Society (Nams). Menopause Core Curriculum Study Guide. Pte. A Introduction. Disponível em: http://www.menopause.org. Acesso em 31/05/2003.
7. Brasil. Ministério da Saúde. Secretaria de Atenção à Saúde. Departamento de Ações Programáticas Estratégicas. Manual de Atenção à Mulher no Climatério/Menopausa. Brasília; 2008.

8. Halbe HW, Fonseca AM, Bagnoli VR, Borato MG, Ramos LO, Lopes CMC.Epidemiologia do climatério. Sinopse Ginecol Obstet 2002;2:36-9.

9. Aldrighi JM, Hueb CK, Aldrighi APS. Climatério. Rev Bras Med 2000;57:209-15.

10. Appolinário JC, Meirelles RMR, Coutinho W, Póvoa LC. Associação entre traços de personalidade e sintomas depressivos em mulheres com síndrome do climatério. Arq Bras Endocrinol Metab 2001; 45(4):383-9.

11. Moilanen J, Aalto AM, Hemminki E, Aro AR, Raitanen J, Luoto R. Prevalence of menopause symptoms and their association with lifestyle among Finnish middle-aged women. Maturitas 2010;67(4):368-74.

12. Lara LA da S, Useche B, Silva JCE e, Ferriani RA, Reis RM, de Sá MF. Sexuality during the climacteric period. Maturitas 2009;62(2):127-33.

13. Scalco MZ. Depressão e menopausa. Femina 2002;30(1):51-5.

14. Oliveira DM, Jesus MCP, Merighi MAB. Climatério e sexualidade: a compreensão dessa interface por mulheres assistidas em grupo. Texto Contex Enferm 2008;17(3):519-26.

15. Gonçalves R, Merighi MAB. O climatério: a corporeidade como berço das experiências do vivido. Rev Bras Enferm 2005;58(6):692-7.

16. Anderson D, Debra J, Yoshizawa T, Gollschewski SE, Atogami F, Courtney MD. Relationship between menopausal symptoms and menopausal status in Australian and Japanese women: preliminary analysis. Nursing and Health Sciences 2004;6:173-80.

17. Navarro DDN, Fontaine SY. Síndrome climaterico: su repercussion social en mujeres de edad mediana. Rev Cubana de Med Gen Integr 2001;17(2):169-76.

18. Oliveira DM, Jesus MCP, Merighi MAB. O climatério sob a ótica de mulheres atendidas em uma Unidade de Saúde da Família de Juiz de Fora, Minas Gerais. Rev APS 2008;11(1):42-53.

19. Blake J. Menopause: evidence-based practice. Best Practice & Research Clinical Obstetrics and Gynaecology 2006;20(6):799-839.

20. Berni NIO, Luz MH, Kohlrausch SC. Conhecimento, percepções e assistência à saúde da mulher no climatério. Rev Bras Enferm 2007;60(3):299-306.

21. Pedro AO, Pinto Neto AM, Paiva LC, Osis MJ, Hardy E. Procura de serviço médico por mulheres climatéricas brasileiras. Rev Saúde Pública 2002;36(4):484-90.

22. Banister EM. Women's midlife confusion: "Why am I feeling this way?". Issues in Mental Health Nursing 2000;21:745-64.

23. Almeida LHRB, Luz MHBA, Monteiro CFS. Ser mulher no climatério: uma análise compreensiva pela enfermagem. Rev Enferm UERJ 2007;15(3):370-5.

24. Penteado SRL, Fonseca AM da, Bagnoli VR, Abdo CHN. Sexualidade no climatério e na senilidade. Rev Ginecol Obstet 2000;11(3):188-92.
25. Gonçalves R, Merighi MAB. Reflections on sexuality during the climacteric. Rev Latino-Am Enfermagem 2009;17(2):160-6.
26. Daoud IG. Encontros e desencontros das mulheres climatéricas que buscam assistência em serviço do Sistema Único de Saúde. Rev Enferm UERJ 2002;10(1):33-7.
27. Instituto Brasileiro de Geografia e Estatística (IBGE). Primeiros resultados do censo 2010. São Paulo; Rio de Janeiro: IBGE; 2010. Disponível em: http://www.ibge.gov.br/censo2010/resultados_do_censo2010.php. Acesso em 04/03/2011.
28. Valença CN, Nascimento Filho JM, Germano RM. Mulher no climatério: reflexões sobre desejo sexual, beleza e feminilidade. Saude soc 2010;19(2):273-85.
29. Valadares AL, Pinto Neto AM, Conde DM, Osis MJ, Sousa MH de, Costa-Paiva L. Depoimentos de mulheres sobre a menopausa e o tratamento de seus sintomas. Rev Assoc Med Bras 2008;54(4):299-304.
30. Velazco MV, Hernández EN, Mijares RIO, Cavanzo JLP, Rodriguez M de los AC, Pérez JAC. Experiencias y conocimientos sobre climaterio y menopausia en mujeres de la ciudad de México. Gac Med Mex 2000; 136(6):555-64.
31. Buchanan MC, Villagran MM, Ragan SL. Women, menopause, and (Mis) Information. Communication about the climacteric. Health Commun 2001;14(1):99-119.
32. Mendonça EAP. Representações médicas e de gênero na promoção da saúde no climatério/menopausa. Ciênc Saúde Coletiva 2004;9(3):751-62.

12

SAÚDE DA MULHER NA TERCEIRA IDADE

Marina Borges Teixeira

Pontos a aprender

1. O envelhecimento populacional e as implicações para a saúde da mulher.
2. As principais alterações fisiológicas da mulher na terceira idade.
3. As alterações psicossociais da mulher na terceira idade.
4. As ações preventivas de enfermagem voltadas à saúde da mulher no processo de envelhecimento.

Palavras-chave

Envelhecimento, saúde da mulher, enfermagem.

Estrutura dos tópicos

Envelhecimento da mulher. Alterações físicas e psicológicas do envelhecimento. Papel do enfermeiro. Pontos a revisar. Atividades sugeridas. Propostas para estudo. Exercício de pensamento crítico. Referências bibliográficas. Para saber mais.

ENVELHECIMENTO DA MULHER

No Brasil, é considerada idosa a pessoa com 60 anos ou mais[1]. O principal objetivo ao cuidar desse segmento deve ser desenvolver ao máximo suas habilidades, preservando sua autonomia e independência[2-4]. Para o idoso, saúde significa manter a melhor qualidade de vida possível, um conceito válido para qualquer pessoa independentemente de seu sexo. Este capítulo enfocará a mulher idosa, ou na terceira idade, e as principais transformações presentes nesse período vital.

Os censos demográficos do Instituto Brasileiro de Geografia e Estatística (IBGE), de 1940 a 2000, apontam para o crescimento da população idosa e mostram que o número de mulheres nessa faixa, que em 1940 era de 0,9 milhão, passou para 8 milhões em 2000. Com base nesses dados, constatou-se que esse resultado se deve à maior mortalidade dos homens. Em 1980, a expectativa de vida das mulheres era 6,4 mais alta que a dos homens, e esse índice aumentou para 8,4 em 2000[5-8].

Essa situação tem grande impacto nos serviços de saúde, uma vez que a mulher, biologicamente, sofre maiores agravos à saúde do que os homens. A maioria das idosas de hoje nunca exerceu uma atividade que lhes pudesse garantir uma aposentadoria, o que gera um grave problema médico-social[4,7,9,10].

Conhecer essa população, desenvolver ações preventivas, atender a mulher na terceira idade em seus problemas de saúde e contribuir para sua recuperação são ações que constituem o âmago da enfermagem geronto/geriátrica[2,4,9,11,12].

Senescência ou envelhecimento sadio é um fenômeno fisiológico que todo ser humano enfrenta. Trata-se de um processo lento e gradual do qual resultam alterações físicas e psíquicas que decorrem da redução das reservas fisiológicas dos órgãos e sistemas, das mudanças socioeconômicas e das mudanças nos papéis que vinham sendo desempenhados pela mulher (mãe, provedora, esposa, entre outros).

A forma como a senescência se manifesta depende de como a mulher se preparou para esse momento e da conotação cultural dada à velhice pela sociedade[13-16]. Preparar a mulher para esse momento, desenvolvendo sua capacidade de adaptação (física, mental e social), representa uma das ações preventivas mais importantes do enfermeiro[17].

Para o planejamento dessas ações preventivas, é fundamental compreender as múltiplas alterações que atingem os órgãos e sistemas humanos no decorrer do processo de envelhecimento.

ALTERAÇÕES FÍSICAS E PSICOLÓGICAS DO ENVELHECIMENTO

ALTERAÇÕES FÍSICAS

Sistema musculoesquelético

O sistema musculoesquelético é composto por todos os ossos do corpo, suas cartilagens e articulações e pelo tecido muscular fixado aos ossos. Sua função é sustentar e proteger o corpo, auxiliar nos movimentos corporais, alojar células que produzem o sangue, armazenar minerais, executar movimentos e produzir calor.

Na mulher idosa, a redução da massa óssea é frequente e pode levar à osteoporose, predispondo a ocorrência de fraturas. A massa muscular diminui, com cerca de 25% de perda de força muscular máxima na idade de 65 anos. A elasticidade dos tendões, dos ligamentos e das cápsulas articulares diminuem em razão da carência de colágeno. Problemas de postura são frequentes na terceira idade, sobretudo por causa de vícios e erros de postura acumulados ao longo dos anos, causando escoliose, lordose e cifose[3,18-21].

Sistema tegumentar

O sistema tegumentar é composto pela pele e por estruturas dela derivadas, como pelos, unhas e glândulas sebáceas e sudoríparas. Esse sistema tem como função auxiliar no controle da temperatura corporal, proteger o corpo, eliminar resíduos, produzir vitamina D e receber certos estímulos, como temperatura, pressão e dor.

Com o envelhecimento, ocorrem alterações que afetam não só a função, mas também o aspecto da pele; as fibras elásticas tornam-se reduzidas e o colágeno fica mais rígido, o aporte sanguíneo diminui, o que resulta na perda da elasticidade e gera enrugamento e flacidez. A pele da idosa parece fina e enrugada, lesões e escoriações surgem com maior frequência e por causas banais, a exposição ao sol provoca queimaduras com maior rapidez e aumenta a intolerância ao calor, a estrutura óssea torna-se proeminente, parecendo não haver músculos e a pele fica muito ressecada[3,9,13,17,20,22].

Sistema gastrointestinal

As alterações gastrointestinais têm consequências nutricionais significativas para a mulher na terceira idade. O fluxo salivar decresce, e ela pode experimentar o ressecamento da boca. A motilidade gástrica diminui, o que acarreta um esvaziamento gástrico tardio. A diminuição de ácido e pepsina reduz a absorção de ferro, cálcio e vitaminas. A constipação também é comum. As consequências mais graves incluem a impactação fecal, a incontinência fecal e a obstrução[2,20]. As queixas mais comuns relacionam-se a boca seca, plenitude gástrica, pirose, má digestão, constipação, flatulência e desconforto abdominal[3,9,18].

Sistema urinário

O sistema urinário, composto pelos rins, pelos ureteres e pela bexiga, tem como função produzir, armazenar e eliminar urina; é responsável também pela regulação do volume e da composição química do sangue e pela eliminação de resíduos. Regula o equilíbrio e o volume dos fluidos e eletrólitos, auxiliando na manutenção do equilíbrio acidobásico do corpo.

Com o envelhecimento, acontece uma diminuição da massa renal pela perda de néfrons, o que acarreta alterações na função renal, diminuição da taxa de filtração e da função tubular, menor eficiência na reabsorção e na concentração da urina e restauração mais lenta do equilíbrio acidobásico[8,16,20,22].

A capacidade de retenção de urina diminui, o esfíncter da uretra enfraquece e surgem as queixas de incontinência e de eliminação de urina mais frequente e em menor quantidade[2,12,17].

Sistema reprodutor

O sistema reprodutor é composto por órgãos (testículos e ovários) que produzem células reprodutivas (espermatozóides e óvulos) e por outros órgãos que transportam, armazenam e nutrem células reprodutivas (vagina, tubas uterinas, útero, duto deferente, uretra e pênis). Reproduz o organismo e produz hormônios que regulam o metabolismo.

Na mulher idosa, as alterações ligadas ao sistema reprodutor iniciam-se na menopausa, quando cessa a capacidade reprodutiva, mantendo-se a libido e o relacionamento sexual. A atividade sexual da mulher na terceira idade depende basicamente de sua história de vida, relacionada ao sexo e ao parceiro, e das alterações físicas e psíquicas decorrentes da menopausa[10,13,18,21].

Sistema sensorial

As habilidades de armazenar, integrar as informações captadas pelos cinco sentidos (visão, audição, olfato, paladar e tato) e reagir a elas decrescem nessa etapa do ciclo vital, provocando alterações no desempenho das atividades da vida diária.

Visão: pode sofrer alterações na percepção de cores, no campo visual, na visão noturna e na visão de perto e de longe, decorrentes de várias causas, como cataratas, glaucoma e degeneração macular relacionada à idade[9,16,19].

Audição: a redução da capacidade auditiva pode ser decorrente de alterações em diferentes etapas do trajeto entre a captação do som pelo ouvido até a sua interpretação no sistema nervoso central. Essas alterações ocorrem progressivamente ao longo do processo de envelhecimento e podem acometer 70% das pessoas com mais de 75 anos. A presbiacusia é a principal delas[3,13,21].

Olfato: as alterações do olfato iniciam-se na meia-idade e progridem ao longo da senilidade, podendo ter repercussões na qualidade de vida, principalmente na nutrição, pois "sentir o cheiro da comida" contribui para despertar o apetite. É, segundo os especialistas, o sentido menos estudado na senilidade[2,3,9,21].

Paladar: a redução do paladar, que ocorre juntamente com o olfato, pode acarretar distúrbios nutricionais, reduzir o interesse pela ingestão de alimentos e, consequentemente, contribuir para a má nutrição. A perda do paladar pode induzir o indivíduo a aumentar a quantidade de sal ou açúcar nos alimentos para melhorar seu sabor. Essas alterações podem ser responsáveis pela dificuldade das pessoas idosas em seguir recomendações dietéticas[2,3,8-10,18].

Tato: é reduzido gradualmente com a senilidade, fato que não está ligado unicamente ao diabetes, como acredita o senso comum. Sua redução interfere em atividades motoras finas ou de defesa contra acidentes[3,10,17,21].

Sistema endócrino

As alterações metabólicas do envelhecimento são decorrentes do efeito do processo de envelhecer sobre as glândulas endócrinas: o metabolismo da glicose diminui, a atividade da tireoide torna-se mais baixa e os hormônios sexuais femininos diminuem por volta dos 75 anos, quando se estabilizam. Podem surgir problemas como diabetes, obesidade e ressecamento de mucosas[14,8,12-14,22].

Sistema cardiovascular

Os efeitos sobre o sistema cardiovascular mais comuns na senilidade são alterações do débito cardíaco e perda de elasticidade das artérias, o que diminui e lentifica o aporte sanguíneo. Como consequência, ocorrem estase venosa e edema de extremidades. Surgem ainda alterações do ritmo cardíaco, caracterizadas pelo prolongamento do tempo de contração, o que ocasiona a necessidade de maior gasto de energia do idoso aos esforços, provocando isquemia, insuficiência cardíaca ou arritmia, caso o indivíduo não saiba como evitar esses agravos[2,3,8,9].

Sistema respiratório

As alterações respiratórias são decorrentes da perda de elasticidade e permeabilidade dos tecidos, o que gera diminuição da capacidade inspiratória e aumento da capacidade residual. A eficácia pulmonar torna-se comprometida, a idosa pode ter dificuldade para tossir e consequentemente expectorar; a limpeza dos brônquios fica prejudicada, o que pode provocar quadros infecciosos. Dependendo de hábitos anteriores, como o fumo, pode surgir o enfisema pulmonar, que é um dos quadros patológicos característicos dessa idade. A mulher na terceira idade queixa-se principalmente de cansaço a esforços, falta de ar e dificuldade em realizar as atividades no mesmo ritmo de anteriormente[10,12,21,23].

Sistema imunológico

A capacidade de defesa do organismo vai diminuindo gradualmente ao longo da idade adulta até se estabilizar por volta dos 85 anos. As alterações imunológicas são decorrentes da dificuldade de adaptação, o que torna o organismo mais vulnerável aos microrganismos pela diminuição dos linfócitos. A mulher na terceira idade torna-se, assim, mais vulnerável às infecções[8,10,18].

ALTERAÇÕES PSICOLÓGICAS

As alterações psicológicas na senilidade estão diretamente ligadas ao estilo de vida da mulher e ao seu preparo para essa etapa da vida. A grande maioria das alterações decorre da solidão e das mudanças físicas, particularmente daquelas que alteram a aparência física, como rugas, obesidade e aparência do cabelo (branco, ralo e quebradiço)[4,9,8,14,20,23].

Como apontado anteriormente, o preparo para adaptar-se ao processo de envelhecimento é a principal tarefa a ser desenvolvida na maturidade.

As alterações de papel em decorrência da aposentadoria e das inúmeras perdas que surgem nessa fase, como a perda do cônjuge, do poder aquisitivo e do papel de provedora, podem provocar grande estresse na idosa, gerando doenças ou dificuldade de concentração, entre outros problemas. As modificações na aparência física, a diminuição do vigor e as dificuldades de realizar algumas tarefas provocam dependência de outras pessoas e comportamento irritável, isolamento e sentimento de inutilidade; fatores que reduzem a autoestima, fundamental para qualquer ser humano[2,12,14,18].

A dificuldade de adaptar-se a novas situações é responsável por um dos quadros clínicos mais frequentes na mulher idosa: a depressão nos seus vários graus, desde uma tristeza constante até um quadro mais grave com comprometimento das atividades físicas e sociais.

As alterações de memória podem ser causadas por problemas biológicos, como diminuição da oxigenação cerebral e problemas com neurotransmissores cerebrais, que geram dificuldades no armazenamento e na recuperação das informações. No entanto, podem estar associadas a outros fatores, como falta de motivação, lentidão nos processos de pensamento e problemas com os órgãos dos sentidos, principalmente visão e audição[2,8,20,21].

Sabe-se que, com o processo de envelhecimento, a memória de fixação torna-se menos intensa e a de evocação se destaca. Isso é constatado pelo prazer de a mulher na terceira idade discorrer sobre fatos de sua vida passada com grandes detalhes. Entretanto, a capacidade de aprendizagem no processo de envelhecimento normal não sofre alterações. Em razão disso, deve-se respeitar o tempo de cada um para aprender[2,8,9,12,18].

PAPEL DO ENFERMEIRO

A atuação na área de gerontologia compete a uma equipe multidisciplinar composta de médicos, geriatras e clínicos, enfermeiros com especialização na área de geronto/geriatria, psicólogos, assistentes sociais, educadores físicos, entre outros. Apesar de normalmente não estarem presentes todos esses especialistas nas unidades de saúde, eles devem compor um grupo de apoio e orientação a ser acionado como colaborador da equipe básica no planejamento e na avaliação dos resultados das ações implementadas.

A forma como a mulher vai se adaptar ao processo de envelhecimento depende basicamente de seu preparo para esse momento. Para o envelhecer saudável, há necessidade de alguns cuidados anteriores a esse estágio da vida: não fumar, beber apenas socialmente, ter alimentação balanceada (sem excessos de carboidratos, gorduras e açúcares), praticar exercícios físicos (caminhadas) e mentais (leitura, jogos, atividades artísticas) e participar de atividades sociais familiares ou na comunidade[2,3,9,10,18].

A atenção à saúde da mulher na terceira idade acontece, em geral, nas unidades básicas de saúde ou em ambulatórios, e a consulta de enfermagem é a melhor forma de realizá-la. Para tanto, o enfermeiro deve estar preparado para essa assistência, pois o sucesso dependerá de seu desempenho e de sua habilidade para desenvolver as ações de educação para a saúde.

O levantamento das necessidades deve ser desenvolvido pela aplicação do histórico de enfermagem (anamnese e exame físico), e as ações cuidativas (condutas) devem ser compartilhadas e atribuídas também à própria mulher na terceira idade. A eficácia dessas ações, a aderência às orientações e aos tratamentos, assim como a participação em programas serão avaliadas nas evoluções de enfermagem realizadas nos retornos da paciente.

Para o desempenho de suas ações, o enfermeiro deve estabelecer com a mulher idosa um relacionamento interpessoal, a fim de criar situações de aprendizagem que lhe permitam encontrar soluções para resolver, enfrentar ou conviver com os problemas decorrentes ou não do processo de envelhecer.

O relacionamento terapêutico é um processo que vai se desenvolver ao longo do período em que a mulher na terceira idade estiver sendo atendida pelo enfermeiro tanto em consultas individuais como em consultas com a mulher e seus familiares ou em grupos de idosas com características semelhantes. A participação de familiares e membros da comunidade deve ser estimulada, particularmente em grupos de atividades e socialização.

A recomendação é que o enfermeiro, após a consulta individual inicial, sempre que possível desempenhe atividades de orientação em grupos, como preparo para as alterações do climatério, prevenção e/ou tratamento de hipertensão, prevenção de acidentes domésticos, reabilitação de quadros patológicos, entre outros[2,10,18,24].

As atividades em grupos são importantes não só por atingirem um número maior de mulheres na terceira idade, como também por desenvolverem novos conhecimentos e aumentarem a autoestima, o altruísmo, a socialização e novas habilidades.

Nesse contexto, a idosa deve ser preparada para enfrentar os problemas físicos e psicológicos decorrentes do envelhecimento. Para tanto, deve haver nas Unidades Básicas de Saúde um espaço para que sejam realizadas discussões grupais sobre a temática.

Como já foi frisado, inúmeros grupos podem ser formados de forma que a dinâmica das discussões enriqueça os temas abordados. Podem ser formados, por exemplo, grupos para discussão de problemas decorrentes do climatério envolvendo mulheres em diferentes estágios, desde aquelas que estão se preparando para entrar no climatério, até as que estão vivenciando o momento e os problemas dele decorrentes, e as idosas que já vivenciaram esse período, contribuindo com informações de como conseguiram superar as dificuldades dessa fase da vida[2,24].

Outros grupos que costumam ser desenvolvidos são os de estímulo para atividades que visam a combater os malefícios do sedentarismo e a propiciar um aumento da sociabilidade, além de promover atividades como caminhadas, passeios culturais ou atividades voltadas a ajudar os demais, como o voluntariado.

Ainda podem ser citados os grupos específicos para atender a patologias decorrentes do envelhecimento, como os de hipertensão, visando à aderência ao tratamento medicamentoso e dietético; os de diabéticas, visando a desenvolver aderência ao tratamento dietético e a ensinar cuidados com ferimentos, particularmente com os pés; os de portadoras de problemas cardiorrespiratórios, para desenvolver aceitação de limitações, aprendizado de formas de desenvolver atividades da vida diária com menos cansaço; os de idosas com déficits de memória, a fim de desenvolver exercícios conjuntos de memorização, entre outros[18,24].

É relevante ressaltar a importância das ações do enfermeiro voltadas às mulheres muito idosas, cuja possibilidade de morte breve pode estar presente. Compete ao enfermeiro ajudar tanto essas mulheres quanto seus familiares na compreensão dos sentimentos que surgem nessa situação. Para tanto, a idosa deve estar muito ciente dos seus próprios sentimentos em relação à morte e ao morrer.

Nesse sentido, a atenção ao comportamento da idosa pode ser revelador e denotar sua preocupação em relação à morte. Alguns sinais, como isolamento, diminuição da participação em conversas, expressão facial de tristeza, choro, ansiedade e medo, podem ser evidenciados pela observação acurada. O enfermeiro deve, assim, valer-se de técnicas de comunicação para validar o observado e levar a idosa a expressar seus sentimentos e pensamentos, permitindo que fale sobre suas percepções sobre a proximidade da morte. A disponibilidade e a empatia do enfermeiro são essenciais nesse processo[2,3,10,24].

O aumento da população de mulheres na terceira idade é uma realidade no país e sabe-se que as instituições de saúde e de ensino não se prepararam para ele. O governo, por intermédio do Ministério da Saúde, tem elaborado programas de atenção à saúde do idoso, salientando a atenção à mulher idosa. Nesse contexto, considera-se fundamental que os profissionais de saúde se especializem para prestar essa assistência tanto nas ações específicas da gerontologia quanto em relação ao trabalho multidisciplinar, sem o qual não se pode cuidar com qualidade. A prevenção de agravos à saúde da mulher idosa é responsabilidade de todos.

PONTOS A REVISAR

- Cientes do crescimento da população idosa e do aumento da expectativa de vida das mulheres idosas, que cuidados as mulheres têm tomado em relação a elas e às outras mulheres de suas famílias?

- Reconhecendo o aumento do número de idosas nos serviços de saúde, como os enfermeiros têm se preparado para atendê-las?
- A importância e a necessidade da interdisciplinaridade no atendimento dessa clientela são percebidas?
- Reconhece-se ser o envelhecimento um processo lento, gradual e inexorável? E que a qualidade de vida da mulher na terceira idade depende de sua capacidade de adaptação às alterações decorrentes do envelhecimento?
- Compreende-se a importância do trabalho preventivo do enfermeiro gerontológico?

ATIVIDADES SUGERIDAS

- Visite uma instituição de assistência a idosos.
- Observe durante algum tempo um grupo de mulheres idosas.
- Descreva seus comportamentos, faça inferências a respeito de como estão se comunicando.
- Aproxime-se do grupo e tente conversar validando o observado.
- Perceba suas necessidades, descreva como atendê-las e pense sobre o assunto.

PROPOSTAS PARA ESTUDO

- Quais são as principais modificações decorrentes das alterações musculoesqueléticas na mulher idosa?
- Descreva como assistir a mulher idosa em um quadro depressivo.
- Quais medidas devem ser tomadas para impedir quedas das idosas no ambiente hospitalar e no domicílio?

EXERCÍCIO DE PENSAMENTO CRÍTICO

- Entendendo o envelhecimento como um processo e considerando que, para a mulher, o início da senescência está mais ligado à menopausa, como e quando se deve prepará-la para esse momento? Qual é o objetivo desse preparo?

Referências bibliográficas

1. Brasil. Ministério da Saúde. Política nacional de Saúde do idoso. Brasília: Ministério da Saúde; 1999.
2. Berger L, Mailloux-Poirier D. Pessoas idosas: uma abordagem global. Lisboa: Lusodidacta; 1995.
3. Caldas CP. Envelhecimento com dependência: responsabilidades e demandas da família. Cad Saúde Pública 2003;19(3):773-81.
4. Demétrio FN. Saúde mental da mulher no climatério. Disponível em: http://www.moreirajr.com.br/revista. Acesso em 16/11/2011.
5. Brasil. Instituto Brasileiro de Geografia e Estatística (IBGE). Censo 2000. Disponível em: http://www.ibge.gov.br/home/estatistica/populacao/perfilidoso/default.shtm. Acesso em 12/02/2005.
6. Brasil. Ministério da Previdência Social. Plano integrado de ação governamental para o desenvolvimento da política nacional do idoso. Brasília: Ministério da Previdência Social; 1997.
7. Brêtas ACP, Oliveira EM de. Envelhecimento, saúde e trabalho: um estudo com aposentados e aposentadas. Acta Paul Enf 2000;13(1):66-79.
8. Freitas EV, Gorzoni ML do, Py L, Cançado FAX, Doll J. Tratado de geriatria e gerontologia. Rio de Janeiro: Guanabara-Koogan; 2002.
9. Duarte YAO, Diogo MJD. Atendimento domiciliar. Um enfoque gerontológico. São Paulo: Atheneu; 2000. p. 102-13.
10. Santos SSC. Enfermagem gerontogeriátrica: da reflexão à ação cuidativa. São Paulo: Robe; 2001.
11. Brêtas ACP. Cuidadores de idosos e o Sistema Único de Saúde (SUS). Rev Bras Enf 2003;56(3):298-301.
12. Roach S. Introdução à enfermagem gerontológica. Rio de Janeiro: Guanabara-Koogan; 2003.
13. Brunner LS. Tratado de enfermagem médico-cirúrgica, 6. ed. Rio de Janeiro: Guanabara-Koogan; 1990. p. 66.
14. Diniz G. Condição feminina: fator de risco para saúde mental? In: Paz MGT, Tamayo A. Escola, saúde e trabalho: estudos psicológicos. Brasília: Ed. UnB; 1999. p. 181-97.
15. Organização Panamericana de Saúde (Opas). Envelhecimento ativo: uma política de saúde. Brasília; 2005. p. 61.
16. Scheneider J. Manual de geriatria. São Paulo: Roca; 1985. p. 403-13.
17. Rodrigues APR, Diogo MJD. Como cuidar do idoso. Campinas: Papirus; 1996. (Coleção Viva idade).
18. Eliopoulos C. Enfermagem gerontológica, 5. ed. Porto Alegre: Artmed; 2005.

19. Ferretti CEL. Como posso melhorar a segurança em casa? Disponível em: http:// www.abraz.com.br/index-arquivos/dicas.htm. Acesso em 02/11/2003.

20. Lueckenotte A. Avaliação em gerontologia. Rio de Janeiro: Reichmann & Affonso; 2011.

21. Papaléo Netto M. Gerontologia: a velhice e o envelhecimento em visão globalizada. São Paulo: Atheneu; 1996.

22. Dugas BW, Dymomd BMD. Enfermagem prática, 4. ed. Rio de Janeiro: Guanabara-Koogan; 1988.

23. Rosa TE da C, D'Aquino Benício MH, Latorre M do RD de O, Ramos LR. Fatores determinantes da capacidade funcional entre idosos. Rev Saúde Pub 2003;37(1):40-8.

24. Zimmerman IG. Velhice, aspectos biopsicossociais. Porto Alegre: Artmed; 2000.

Para saber mais

Veras RP. País jovem de cabelos brancos: a saúde do idoso no Brasil. Rio de Janeiro: Relumé-Dumará; 1994.

13

SAÚDE DA MULHER EM SITUAÇÃO DE EXCLUSÃO SOCIAL

Rosa Aurea Quintella Fernandes
Nádia Zanon Narchi

Pontos a aprender

1. As múltiplas facetas da exclusão social.
2. Como a exclusão se relaciona com os agravos à saúde da mulher.
3. O papel do enfermeiro na promoção da saúde dos socialmente excluídos.

Palavras-chave

Exclusão social, saúde da mulher, enfermagem.

Estrutura dos tópicos

Pobreza e exclusão social. Exclusão social e saúde. Políticas públicas e exclusão: o papel do enfermeiro. Pontos a revisar. Atividades sugeridas. Propostas para estudo. Exercícios de pensamento crítico. Referências bibliográficas.

POBREZA E EXCLUSÃO SOCIAL

INTRODUÇÃO AO TEMA E CONCEITO

A ideia deste capítulo é levar o leitor a refletir sobre "exclusão social", tema árduo e polêmico que faz parte do cotidiano do enfermeiro. Esse profissional, ao cuidar de pessoas que estão inseridas de diferentes maneiras na estrutura social, atende aquelas que se enquadram nas mais diversas matizes da exclusão. Cuida da mulher, do negro e do pobre, pois a exclusão não é apenas uma questão social ou econômica, mas também étnica, racial e de gênero.

Tentou-se sintetizar e trazer para a enfermagem conceitos, ideias e pensamentos de estudiosos do assunto. Não há pretensão de esgotar o tema e sim de provocar reflexões acerca do que é ser excluído e como a exclusão pode interferir na saúde das pessoas, mais especificamente na da mulher.

Para compreender a importância da exclusão social e suas repercussões na saúde da mulher, faz-se necessário conhecer alguns conceitos básicos, as alterações que esses conceitos sofreram em decorrência das mudanças sociais e como eles influenciaram a história da mulher no decorrer dos tempos.

O tema pobreza emergiu explicitamente e começou a ser discutido no início do século XIX. A noção de exclusão é originária da França, onde foi empregada a partir de 1974 por Richard Lenoir, considerado pioneiro no uso e no desenvolvimento do termo "exclusão social"[1,2].

Seu conceito sofreu alterações desde então, em razão das mudanças ocorridas na organização da sociedade e nas relações sociais. Inicialmente, tinha conotação e aceitação restritas e era tido como um fenômeno marginal que não afetava toda a sociedade, isso porque faziam parte dos excluídos as pessoas com algum desajuste social, como os mental e fisicamente incapazes, idosos, inválidos, drogados e delinquentes, entre outros.

Essa visão estigmatizante dizia respeito àqueles que não tinham acesso ao fruto do crescimento econômico[1]. O cenário e a estrutura social vigentes na época permitem compreender que esse conceito fundamentava-se na ideia de que a pobreza existia porque as classes sociais sempre existiram e são partes constituintes das mais diferentes culturas desde todos os tempos, pois a questão da pobreza e da miséria fazem parte da história da humanidade.

A desigualdade é inerente a qualquer sociedade – tradicional, hierárquica ou democrática, feudal ou capitalista – e configura como se dá a distribuição das riquezas nessa sociedade em um determinado contexto histórico-social[2]. Ela nasce da distribuição defeituosa de bens e recursos pelos elementos integrantes de uma sociedade nos seus diferentes estratos.

A igualdade, por sua vez, é uma categoria da esfera pública, produto da ação do homem em sociedade. As sociedades são diferentes entre si na adoção da igualdade como valor das interações sociais ou como critério de distribuição[2].

Conforme exposto, a organização social da época em que o conceito de exclusão social surgiu apresentava-se diferentemente dos dias atuais. A estrutura da sociedade permitia convivência harmônica entre forças opostas que coexistiam e eram interdependentes (explorador e explorado). O explorado estava integrado ao sistema produtivo e usufruía dele como produtor e consumidor. O contexto era de integração e coesão social, os membros da sociedade tinham empregos seguros e uma rede social (familiar) que os apoiava[1]. A partir de 1980, esses conceitos foram alterados em virtude das profundas transformações ocorridas nas interações sociais.

ALTERAÇÃO DO CONCEITO E NOVAS FORMAS DE EXCLUSÃO

Desde a década de 1980, a política econômica mundial levou, e continua levando até os dias de hoje, milhões de pessoas ao empobrecimento. Com a perda do poder de consumo, a fome eclodiu, os recursos diminuíram e, em várias regiões do mundo, doenças ressurgiram[3].

O sistema capitalista, a globalização do capital e a reestruturação do mercado de trabalho foram acompanhados por novas formas de regulação social e econômica. Em decorrência disso, emergiu uma nova forma de pobreza que atingiu os indivíduos integrados na sociedade, que tinham empregos seguros e uma boa rede social[1]. Nesse contexto, o problema da pobreza deixou de estar restrito apenas aos marginalizados e passou a envolver uma crescente parcela da população que sofria com empregos precários, desemprego e falta de *status* social[1].

Na nova pobreza, a categoria dos excluídos não é mais a mesma do termo inicial; engloba os sem trabalho, os supérfluos, os descartáveis e os desnecessários ao sistema produtivo[2]. A alteração da ordem social é um fenômeno mundial, inclusive em países ricos, que também sofrem com desemprego, baixos salários e marginalização de diversos setores da população. Os gastos sociais e muitos benefícios já conquistados foram cortados, e os habitantes das cidades foram atingidos. Estima-se que nos Estados Unidos existam cerca de 30 milhões de pessoas classificadas como famintas[3]. Nessa perspectiva, não é difícil depreender a dimensão da fome e da exclusão nos países pobres e em desenvolvimento.

Na macropolítica global, países considerados periféricos, como os da América Latina, África e parte do continente Asiático, encontram-se praticamente excluídos da ordem econômica[4]. Em relação ao Brasil, a desigualdade social, característica predominante de sua história, agravou-se em decorrências das crises econômicas das décadas de 1970 e 1980, atingindo na década de 1990 os piores índices[2].

A exclusão social é caracterizada hoje pela existência de milhões de brasileiros que vivem em estado de extrema miséria[5]. Segundo o *Atlas da exclusão social no Brasil*[6], das 5.507 cidades, 42% encontram-se na linha de pobreza, sendo a maioria localizada nas regiões Norte e Nordeste. Os indicadores que compõem o índice da exclusão social são: pobreza, violência, escolaridade, alfabetização, desigualdade social, emprego formal e concentração de jovens. Nas regiões mais pobres do país, os indicadores de exclusão caracterizam-se pela quase ausência de escolaridade e baixa possibilidade de ocupação. Nas regiões Sul e Sudeste, tais indicadores relacionam-se com a violência e com a presença de maior escolaridade associada ao desemprego[6].

Assim, o conceito de exclusão social ganha, atualmente, abrangência, sendo entendido como um "processo sócio-histórico caracterizado pelo recalcamento de grupos sociais ou pessoas, em todas as instâncias da vida social, com profundo impacto na pessoa humana, em sua individualidade"[7].

DIMENSÕES DA EXCLUSÃO NO BRASIL

Escorel[5] apresenta diferentes dimensões para a exclusão social no Brasil: a econômica, a social, a cultural/ética e a desumanizadora. A compreensão dessas dimensões e de suas interfaces se faz útil e necessária quando se analisam suas consequências sobre o povo brasileiro. Para a autora[5], a dimensão econômica é determinante por considerar que as pessoas são desnecessárias ao sistema produtivo. Nesse processo, os indivíduos têm uma perda constante e crescente do poder aquisitivo, principalmente em decorrência do desemprego prolongado ou dos empregos informais, o que os encaminha para as linhas de pobreza e impossibilita a mobilidade social, levando-os à exclusão.

Outra expressão dessa problemática encontra-se na dimensão política da exclusão, que é manifestada na manipulação eleitoral, no clientelismo político e nas condições de miserabilidade, impeditivas do exercício dos direitos formalmente garantidos aos brasileiros conforme a Constituição de 1988, dita cidadã. Desse modo, a democracia e a cidadania se processam de maneira segmentada e fragmentada, instituindo modalidades de indivíduos, dos plenos aos não cidadãos. Os direitos existem formalmente, mas o grupo de pessoas excluídas vê-se impossibilitado de apresentar-se na esfera pública e de conseguir tanto expressar seus desejos e interesses quanto de obter o reconhecimento de sua legitimidade social. Nesse contexto, a condição de não cidadão emerge quando grupos humanos não encontram nenhuma lei que os proteja e lhes confira o estatuto de cidadão[5].

Em relação à dimensão social da exclusão, ela é representada pelo deslocamento da pobreza do espaço rural para o urbano e de sua invasão no mundo do trabalho. Entre os moradores de rua, encontram-se, além dos desempregados, famílias de trabalhadores pobres que não conseguem produzir o suficiente para garantir a moradia. Assim, coexistem realidades sociais gritantemente distintas dentro de uma mesma sociedade, o que estabelece uma difícil convivência entre incluídos e excluídos, gerando medo e desconfiança entre as classes, pois os miseráveis são considerados socialmente ameaçadores[5].

A dimensão cultural e ética é caracterizada pela constituição de estereótipos sociais sobre a pobreza (i. e., a discriminação disfarçada é substituída pela ameaça), pois os pobres, outrora dignos de pena, compaixão ou indiferença, passam a ser tratados como objetos de medo e eliminação. Ocorre, desse modo, um processo de banalização e indiferença em relação à miséria. A pobreza passa a ser natural, ninguém se horroriza mais ao ver pessoas pegando comida no lixo, crianças dormindo nas ruas e idosos mendigando o pão de cada dia. Nesse modelo ético, não há responsabilidade nem culpa; a exclusão e o extermínio são vistos como fatalidades[5].

A partir daí, revela-se a dimensão desumanizadora da exclusão, na qual o excluído é privado de sua humanidade, o que permite que a crueldade cometida contra ele não seja devidamente percebida em seu horror. A miséria, assim, desqualifica seu portador, pois retira dele a qualidade de cidadão, de sujeito, de ser humano que tem desejos, vontades e interesses legítimos[5].

Esse quadro, em que os indivíduos perdem sua humanidade, pode resultar na ideia de extermínio, ou seja, incorpora-se ao conceito de exclusão a característica totalitária na qual o pobre é visto como veículo de violência, com consenso na sociedade sobre sua periculosidade e mesmo a de seus descendentes. Surgem, assim, os portadores do estigma de culpados pelos crimes que potencialmente poderão cometer; como a parte perigosa da sociedade que deve ser temida e afastada, que pode ser eliminada, pois ninguém sentirá falta[8,9].

Dessa visão totalitária, surge o medo do pobre e de seu potencial violento, e a ideia de que ele deve ser temido e afastado. Esses sentimentos de desumanização são muito frequentes na sociedade, pois não é incomum observar a associação entre violência e pobreza ou a definição de violência como subproduto da pobreza.

A categorização de Escorel[5] introduz uma visão abrangente de todas as facetas da exclusão social e fornece elementos para refletir sobre a postura dos enfermeiros ante o fenômeno. Como profissionais da saúde, os enfermeiros não estão livres de se depararem com situações em que serão colocados de frente com essas questões, e será importante que tenham tido a oportunidade de pensar criticamente sobre elas. Nesse sentido, a compreensão da determinação social do fenômeno saúde-doença e de suas implicações mostra-se fundamental no estabelecimento das intervenções adequadas e possíveis de serem adotadas.

A realidade é que os serviços de saúde e os profissionais da área não estão preparados para o atendimento dos excluídos pela peculiaridade de suas necessidades de saúde. Tome-se o exemplo da discriminação contra os moradores de rua, cujas características de falta de higiene e mau odor são utilizadas como justificativas para comportamentos e atitudes de rejeição por parte das pessoas e dos serviços que colocam resistência no atendimento a esse grupo populacional. Pela discriminação e pelo desconhecimento das demandas de saúde dessas pessoas, não se consegue articular intervenções específicas e efetivas, fato que reforça a exclusão[10].

EXCLUSÃO SOCIAL E SAÚDE

REPERCUSSÕES DA EXCLUSÃO NA SAÚDE

A exclusão social interfere na saúde do indivíduo na medida em que afeta sua integridade física e sua capacidade de apreender o conhecimento, tornando possível identificar com clareza seu biótipo. Assim, o excluído sofre de envelhecimento precoce e de imaturidade cognitiva[5].

A saúde e as condições de acesso a ela variam de acordo com a condição do indivíduo na estrutura social. Dessa forma, estão fora do alcance dos excluídos a disponibilidade de recursos e a obtenção de tratamentos, modernas tecnologias, medicamentos de última geração e outros benefícios que dão suporte ao indivíduo em estado de desequilíbrio no processo saúde-doença.

Nesse contexto, a situação de pobreza afeta diretamente a saúde dos excluídos, aumenta suas demandas sociais e dificulta seu acesso aos direitos e serviços. Por outro lado, os excluídos estão mais expostos às doenças endêmicas, infecciosas, crônico-degenerativas e traumáticas, e têm maiores dificuldades de acesso à prevenção e à cura desses agravos e maior vulnerabilidade às mortes por causas relacionadas com a violência[5].

Em vários países em desenvolvimento, como o Brasil, a reconstrução econômica e o programa de ajuste estrutural conduziram ao ressurgimento de doenças, dentre elas a tuberculose, a malária e a cólera, frequentemente encontradas nas parcelas mais pobres da população[3].

Como já foi frisado, a pobreza é nociva à saúde de diferentes maneiras, pois além de impedir o acesso às modernas tecnologias e aos medicamentos, impede o acesso aos serviços básicos de saúde. Assim, o pobre geralmente amarga em filas para conseguir consultas, marcar exames e obter materiais e medicamentos, nem sempre os conseguindo a tempo; em razão desses fatores, registram-se mortes sem atendimento. A dificuldade de acesso aos serviços básicos de saúde ainda é uma realidade. Dessa forma, apesar das políticas públicas que almejam a melhoria da assistência à mulher, ainda hoje, em algumas regiões do país, gestantes são obrigadas a dormir em filas na busca de senha para realizar a consulta pré-natal. Nesse sentido, a mulher de etnia negra está muito mais vulnerável, pois tem menos acesso aos serviços de saúde de boa qualidade e corre maior risco de morrer mais cedo por determinadas doenças[11].

Dependendo do grupo em que o excluído se insere, ele terá aumentada a dificuldade de acesso aos serviços de saúde. Haja vista, por exemplo, os indivíduos com HIV/AIDS que retardam a busca pelo tratamento por medo da exclusão que a doença pode representar.

Nessa situação de carência de atendimento, podem também ser englobados os moradores de rua, uma vez que têm sido tratados como um grande problema para a rede assistencial, o que ocasiona tensões nas unidades de serviço[10].

A rede social, o isolamento, a pobreza, a desigualdade social e a hostilidade são fatores que influenciam a saúde dos indivíduos. Como o isolamento atua negativamente tanto na saúde mental quanto na física, algumas pesquisas revelam que os solteiros e os mais isolados socialmente estão mais propensos à tuberculose, aos acidentes e à desordem psiquiátrica, problemas decorrentes da inexistência de uma rede familiar que lhes ofereça suporte e os influencie no cuidado[12].

A pobreza é nociva à saúde em duas direções: primeiro porque as necessidades básicas de alimento, abrigo e água potável são insuficientemente atendidas e segundo porque sua convivência constante ao lado da riqueza contribui para a falta de confiança e coesão social entre os integrantes desses grupos[12].

A concentração da riqueza nas mãos de alguns e o aumento do contingente de pessoas pobres (i. e., o aumento da desigualdade) resultam na deterioração das relações sociais. Para Chossudovsky[3], essa desigualdade gera o *apartheid* social, estimula o racismo e os conflitos étnicos, solapa os direitos das mulheres e aumenta a violência e as mortes.

Conforme afirmado, a exposição constante à hostilidade pode causar danos tanto à saúde física como mental das pessoas. Em contrapartida, a prática do acolhimento e do cuidado contribui para a saúde[13]. Nesse sentido, destaca-se que as desigualdades não são produzidas no campo da saúde, mas podem aí ser reproduzidas[5].

Segundo Carreteiro[14], outro aspecto a ser considerado na assistência é a forma como os indivíduos socialmente excluídos encontram no corpo doente um modo de ter a cidadania reconhecida. O "projeto doença" é utilizado por essas pessoas como forma de escapar dessa situação, ou seja, "transformam" o mal-estar em doença ou "ficam" doentes a fim de fazer parte do sistema de atenção à saúde e calar as angústias do sofrimento de origem social.

Dessa forma, buscar a causa biológica de um mal não pode e nem deve ser a única solução quando se assiste qualquer indivíduo, especialmente o proveniente dessa realidade.

EXCLUSÃO E SAÚDE DA MULHER

Os excluídos podem ser agrupados de diferentes maneiras e pertencer de forma simultânea a vários grupos. No nível de grupos sociais, encontram-se as minorias étnicas, religiosas e culturais; na questão de gênero, as mulheres; pela idade, os idosos e as crianças; na orientação sexual, os homossexuais e os bissexuais; pela aparência física, os obesos, os deficientes físicos, os calvos e os mutilados; no universo do trabalho, os desempregados, os subempregados e os pobres em geral; no universo sociocultural, as pessoas pobres e os habitantes das periferias de grandes centros urbanos; na educação, os pobres em geral e os sem escola[7]. Nessa linha de raciocínio, a mulher pode estar inserida em vários grupos de excluídos, conforme sua etnia, raça, religião, orientação sexual, idade, aparência, situação empregatícia e moradia, entre outros aspectos.

A exclusão social e a saúde da mulher são os focos principais deste capítulo, que passam agora a ser abordados. Como a exclusão repercute na saúde da mulher? Quais são as nuanças dessa díade? É necessário, antes de tudo, contextualizar o histórico da mulher e sua inserção na sociedade desde o início dos tempos.

Sabe-se que para existir em sociedade os homens estabelecem relações entre si e criam a estrutura social que se constitui principalmente de relações de poder. Entre os sexos, esse poder diferencia homens e mulheres, sendo o da mulher sempre inferior ao do homem.

A história androcêntrica da humanidade, na qual o homem ocupa o centro, pode ser considerada a primeira forma de exclusão social da mulher[15]. Assim, desde a antiguidade a mulher é considerada inferior ao homem e, em diferentes momentos dessa trajetória e em diferentes culturas, é colocada em situação de subalternidade.

Por ser o sexo social e historicamente construído como produto das relações sociais, a mulher é discriminada no exercício do poder, na distribuição do trabalho, no controle de sua sexualidade e de seus direitos reprodutivos, entre outros aspectos[15]. Nesse quadro, as estatísticas apontam as mulheres como as numericamente mais excluídas por encontrarem-se fora do emprego formal, dos lugares de decisão e dos benefícios da proteção legal[16].

A mulher no Brasil já conquistou muitos direitos, principalmente a partir da Constituição Federal de 1988, que assegura tratamento igualitário a todos os cidadãos e veta qualquer forma de discriminação. Entretanto, o avanço foi menor do que o esperado, pois a mulher ainda não alcançou cidadania plena e persistem as situações de discriminação de gênero[17].

Para Hannah Arendt[18], para que as mulheres não percam os direitos que já conquistaram e possam expandir essas conquistas, elas precisam exercitar a cidadania. Entretanto, o exercício da cidadania em alguns países não é tarefa fácil para as mulheres, que são consideradas propriedades de seus pais e maridos, ou seja, são subjugadas pelo homem e, ainda hoje, não têm seus direitos de cidadãs reconhecidos. A leitura sobre a situação das mulheres em algumas culturas, principalmente as islâmicas, é ilustrativa para compreender a luta das feministas pelos direitos das mulheres nesses países[19].

Em relação à sua saúde, a mulher é afetada de diferentes maneiras, dependendo da cultura na qual está inserida e do padrão de vida de sua classe social.

Desse modo, a pobreza tem consequências sobre a saúde das mulheres porque, de maneira geral e pelos motivos expostos, elas têm menos fontes de recursos do que os homens. Em muitas culturas, as mulheres ainda têm menos acesso à alimentação e à educação do que seus irmãos e maridos, situação que gera fome crônica, desnutrição e, consequentemente, falta de resistência a infecções e doenças crônicas[12].

A inferioridade e a pouco valia das mulheres em algumas culturas determina sua morte prematura. No Paquistão, uma mulher foi convencida pela sogra a amamentar apenas o filho homem de um parto gemelar, pois estava convencida que a mãe só teria leite para alimentar uma criança e a prioridade era manter viva a criança do sexo masculino (Figura 13.1)[20]. A irmã gêmea do menino morreu em estado de caquexia. Esse fato revela como a valorização do masculino é de tal forma calcada na alma feminina, que ela mesma perpetua as situações de exclusão de gênero.

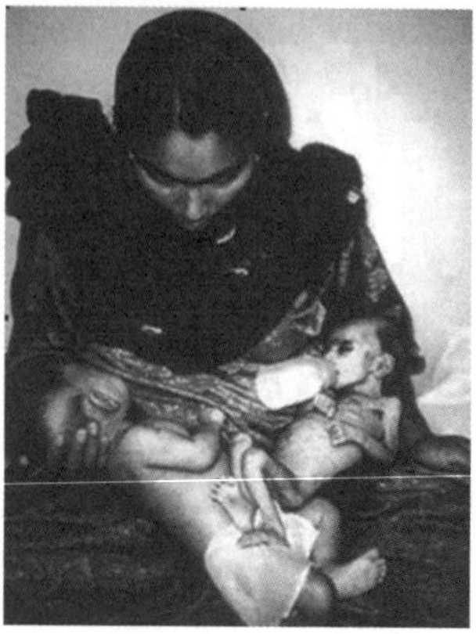

Figura 13.1 A preferência em favor do sexo masculino[20].

A Organização Mundial da Saúde (OMS) estima que 60% das mulheres nos países pobres sejam malnutridas e consequentemente anêmicas, situação que é agravada na gestação. Nesses locais, a morbidade materna é frequentemente encarada como algo inevitável. A taxa de mortalidade é elevada, mas tal índice poderia ser reduzido apenas com a adoção de cuidados básicos de saúde e alimentação. Em algumas partes da África, estima-se que de 10 a 20% das mortes de mulheres no parto sejam em decorrência de anemia[12].

Nos países pobres, a eclosão da epidemia da AIDS representou outro duro golpe na saúde das mulheres e ampliou o leque de fatores de exclusão para o gênero. Para Ávila[16], no caso da AIDS, as relações da vida privada são alteradas e trazem ameaças como a perda de segurança e estabilidade. As relações afetivas são abaladas e provocam a exclusão também no terreno amoroso, o que tira as pessoas de seus nichos de aconchego. Tais ocorrências podem contribuir para agravar ainda mais a saúde das mulheres acometidas por essa condição.

Fatores associados ao gênero também influenciam a saúde da mulher, independentemente da cultura ou da classe social em que ela está inserida. Assim, a coerção e a violência sexual, incluindo o estupro, a esterilização involuntária e o aborto, representam sérios riscos à saúde, certamente potencializados pela impossibilidade econômica das mulheres excluídas.

Dessa forma, as mulheres de classes econômicas privilegiadas estão menos vulneráveis a alguns tipos de agressão, como a escravidão sexual, por exemplo, mas podem sofrer outros tipos de violência sexual. O abuso dessa natureza muitas vezes ocorre dentro da própria família ou por pessoas a ela relacionadas. Nesse quadro, não é raro encontrar "justificativas para o uso da mulher", como noticiado pela revista *Times*, na qual os rapazes de uma escola afirmaram que jamais pretendiam causar mal às garotas, eles queriam só estuprá-las[12].

Nesse sentido, Moraes[21] mostra o resultado de uma pesquisa com dados alarmantes de violência contra a mulher, ou seja, 43% das entrevistadas já haviam sofrido alguma forma de violência por parte de homens, uma em cada dez já havia ficado trancada em casa, 8% foram ameaçadas por arma de fogo e 6% sofreram abusos, sendo forçadas a práticas sexuais indesejadas. No Brasil, a violência é um dos três principais problemas que afligem as mulheres[21].

De sua relação com os homens, podem advir para as mulheres problemas relacionados à violência física e psicológica decorrentes de sua situação de subalternidade ou dependência. Verificam-se ainda problemas reprodutivos e sexuais decorrentes da falta de acesso ao conhecimento e aos serviços de saúde, além de sua dificuldade em negociar com o companheiro a prole, a anticoncepção, o sexo seguro, entre outros aspectos.

Mulheres de todas as classes sociais podem também sofrer violência moral, que corresponde a toda forma de desqualificação da pessoa por pertencer a um determinado sexo, raça ou etnia. Esse tipo de violência associa-se, por exemplo, à exposição da mulher como objeto sexual, com apêndices de nádegas e seios, e à imagem estereotipada como símbolo sexual, muito comum na cultura brasileira[22].

As tradições culturais podem, como já referido, impingir às mulheres sérios problemas relacionados com sua saúde física e mental. Recorda-se o exemplo de algumas sociedades tradicionais em que as mulheres estupradas são duplamente traumatizadas por verem-se forçadas a casar-se com seus estupradores a fim de solucionar uma condição familiar. Nessas culturas, o valor de uma mulher relaciona-se com sua virgindade e faz parte do acordo nupcial.

Em relação ainda às tradições culturais lesivas à saúde do gênero feminino, sabe-se que em alguns países a mulher sofre mutilação pela remoção do seu clitóris e sutura dos grandes lábios, o que acarreta, além da dor, a eliminação do prazer sexual. Além dos danos morais e psicológicos, essa prática pode ocasionar infecções, esterilidade e problemas para o trato geniturinário[12].

A contemporaneidade tem mostrado a mulher assumindo praticamente sozinha o papel de provedora de cuidados e de subsistência da família, geralmente sobrevivendo à custa de subempregos e de exploração. Nessa situação, encontram-se aquelas mulheres pobres, geralmente moradoras de comunidades carentes, das quais dependem filhos, filhas, genros, noras, netos e netas; todos igualmente buscando ou encontrando sustento na informalidade de um sistema econômico cada vez mais excludente. A pobreza associada à falta de informação e à baixa escolaridade também acarreta a exclusão pelo desconhecimento da mulher não só de seus direitos em relação à saúde, como de ações preventivas básicas, fatores que aumentam o risco de agravos.

Trabalhos realizados junto a gestantes que vivem em situação de exclusão demonstram a relação entre a pobreza, a dificuldade de acesso à assistência pré-natal, geralmente de baixa qualidade, e a falta de conhecimento sobre os cuidados básicos em saúde, como os exames de detecção precoce do câncer de mama e do câncer de colo do útero[23,24].

O próprio câncer de colo do útero, que corresponde a aproximadamente de 15% de todos os cânceres femininos e é o segundo tipo mais comum entre as mulheres no mundo, mostra-se problema decorrente da exclusão na medida em que está associado a grupos femininos com maior vulnerabilidade social, nos quais ocorre maior dificuldade de acesso à prevenção, ao diagnóstico e ao tratamento precoce tanto da doença quanto das suas lesões precursoras[25,26].

Outra forma de interferência da condição socioeconômica no bem-estar da mulher é ressaltada pelo fato de elas, muitas vezes, omitirem da família seus problemas de saúde, porque isso poderia implicar gastos que colocariam em risco a sobrevivência do grupo familiar[12].

Conforme exposto, são inúmeras as repercussões negativas da exclusão sobre a saúde da mulher, sejam elas econômicas, culturais ou étnicas. Os enfermeiros não podem, de forma alguma, desconhecer essa realidade e, muito menos, reproduzir atitudes preconceituosas e discriminatórias. A isenção de julgamento deve ser preponderante quando se depara com situações em que a pessoa a ser cuidada não se enquadra nos padrões morais e éticos de costume.

Os enfermeiros não devem, portanto, deixarem-se pautar pelo tipo de padrão assistencial excludente colocado em prática em muitos serviços de saúde. É oportuno citar Ávila[16], que alerta sobre essa problemática ao afirmar que muitas vezes uma pessoa não tem acesso ao direito garantido por lei porque na hora e no espaço de vivenciá-lo se confronta com pessoas que, responsáveis por gerir os serviços públicos, não aceitam que determinada pessoa seja reconhecida como cidadã, porque não se encaixa no seu modelo do que é um indivíduo "clássico" ou no modelo de quem é digno e respeitável.

POLÍTICAS PÚBLICAS E EXCLUSÃO: O PAPEL DO ENFERMEIRO

O conceito de cidadania permite que se dimensione a ideia de exclusão social. Quando se fala de excluídos, a referência são as pessoas que não desfrutam dos direitos básicos que as tornam cidadãs. Estar excluído não é estar fora da sociedade. É muito pior, significa estar dentro da sociedade destituído do bem social[16].

A questão da ausência de cidadania é vivenciada por um contingente imenso da população que enfrenta a segregação na pobreza no Brasil, um dos quatro países do mundo com maior concentração de riqueza e desigualdade social. Essa desigualdade atinge principalmente as mulheres, que são discriminadas e oprimidas, ganham menos que os homens, são mais pobres que eles e assumem maiores responsabilidades familiares e domésticas[22].

Uma situação não resolvida pelo governo do país é o *apartheid* social, ou seja, as profundas desigualdades sociais impeditivas do exercício da cidadania. Muitas vezes, os programas oficiais encaram esse problema de forma parcial, oferecendo soluções capengas, assistencialistas e paliativas para uma problemática que tem origens profundas, é crônica e se arrasta por mais de um século.

A solução do problema não é fácil e não se espera que ocorra a curto prazo, mas é urgente investir em políticas públicas que permitam a inclusão social de milhares de brasileiros que vivem à margem da sociedade.

Nesse sentido, Rattner[27] afirma que a maioria dos programas do governo e das organizações não governamentais (ONGs) não viabiliza a inclusão social por não identificar a dimensão central do fenômeno que constitui a perda de identidade de pertencer a um grupo social. Segundo a autora, a inclusão será viável somente quando as políticas públicas possibilitarem aos excluídos a capacidade de recuperar a dignidade, além dos empregos, do acesso à moradia decente e dos serviços culturais e sociais, como a educação.

As propostas apresentadas por Rattner[27] para viabilizar a inclusão envolvem:

- ampliar e fortalecer os canais de participação social, apostando no contínuo esforço dos excluídos para prosseguir na construção de uma sociedade que reconheça seu direito a ter direitos – os direitos humanos em toda sua plenitude – civis, políticos e sociais;
- investir fortemente na qualificação e na emancipação dos movimentos sociais, ONGs e de outros setores da sociedade civil para que desenvolvam ações propositivas e capazes de fazer com que todos participem eficazmente de negociações e deliberações;
- qualificar agentes governamentais, em todos os níveis, a fim de transmitir e fortalecer neles uma cultura democrática, participativa e solidária;
- capacitar lideranças para implementar políticas inovadoras quanto à melhoria das condições de vida de toda a população e à democratização dos processos de trabalho e de gestão;
- inspirar e potencializar ações políticas institucionais em todos os setores da sociedade, para difundir práticas democráticas ampliadoras da cidadania.

Os autores que tratam do tema exclusão social são unânimes em afirmar que, para que ocorra a inclusão, deve haver educação e informação. Nesse contexto, o enfermeiro deve visualizar seu papel de educador como um poderoso instrumento de auxílio para que a população conheça os meios de alcançar padrões mais elevados de vida e saúde. É fundamental informar o cidadão sobre seus direitos e possibilidades em relação, sobretudo, às políticas públicas. Entende-se que, para viabilizar a inclusão social, é fundamental a participação dos excluídos nessa luta.

Parafraseando Costa (*apud* Xavier[28]), quanto mais bem informados, mais bem situados socioeconomicamente, menos discriminados ou sensíveis à discriminação, mais conscientes dos direitos civis e humanos, e mais protegidos estarão os indivíduos dos riscos em saúde.

A enfermagem precisa admitir que na sociedade há práticas de desigualdade e assumir a politicidade em saúde. É impossível manter-se neutro diante da exclusão. É necessário engajar-se na transformação que só será assegurada se houver a participação popular na formulação das políticas de saúde, de maneira que os benefícios atingidos sejam diferenciados por classe social, gênero, raça/etnia e geração[29].

Nessa perspectiva, é preciso colocar-se junto dos excluídos, entender suas necessidades e lutar ao lado deles pela superação das desigualdades; promover não só ações individuais, mas também participar do debate e das deliberações dos conselhos de saúde, das entidades profissionais e dos foros comunitários e políticos.

No dizer de Martins[30], é preciso transformar a cidadania passiva, acostumada a apenas exigir, em ativa, que participa dos projetos de interesse da sua comunidade, assumindo sua parcela de responsabilidade.

Para que haja melhora na assistência, deve haver parceria solidária entre os profissionais e os usuários na construção de uma nova ética da função pública. Essa atenção deve buscar a conquista da saúde como afirmação do cidadão e de seus direitos, e as péssimas condições de trabalho dos profissionais de saúde não devem ser utilizadas como justificativas para o descompromisso com o atendimento da população[31].

Além do que já foi discutido, Oliveira[13] propõe que o enfermeiro deve:

- admitir que na sociedade há práticas de desigualdade;
- lutar pela sua participação e da população na formulação das políticas de saúde;
- buscar canais efetivos de comunicação direta com os grupos organizados da comunidade;

- recriar relações mais democráticas com os usuários dos serviços de saúde, com os trabalhadores da equipe de enfermagem e com os demais trabalhadores da saúde;
- produzir conhecimentos que levem em conta a determinação social dos fenômenos da saúde e da doença;
- redefinir sua prática assistencial e de ensino na luta pela transformação também de sua subalternidade social.

Esse último item parece fundamental, pois se acredita que os enfermeiros somente estarão prontos para auxiliar na transformação da saúde quando acreditarem na sua potencialidade e quando deixarem de pensar e agir como profissionais de menos valia na assistência.

Considera-se, por fim, que para auxiliar a superação das desigualdades, possibilitar a inclusão e dar nova dimensão aos serviços de saúde, é fundamental ao enfermeiro adotar a prática educativa como um processo de construção de sujeitos e a promoção da saúde como pedra angular de um novo modelo assistencial.

PONTOS A REVISAR

- Relação entre globalização e exclusão social.
- Características e dimensões da exclusão no Brasil.
- Relação entre a exclusão e o totalitarismo.
- Determinantes sociais do processo saúde-doença no Brasil.
- Principais repercussões da exclusão sobre a saúde de indivíduos e grupos populacionais.
- Repercussões da exclusão na saúde da mulher.
- Formas de promover saúde para os socialmente excluídos.

ATIVIDADES SUGERIDAS

- Pesquise reportagens em jornais e revistas acerca das repercussões da globalização e do modelo econômico neoliberal nos países subdesenvolvidos ou em desenvolvimento, inclusive no Brasil.
- Pesquise também reportagens em jornais e revistas sobre a violência em nosso país e a relação estabelecida nesses textos entre

a violência e a exclusão, e em relação aos pobres, à mulher, e aos moradores de favelas ou comunidades carentes.

- Faça uma visita a uma unidade básica de saúde que atenda a uma ou mais comunidades carentes. Procure saber quais são as características das pessoas ali atendidas e quais são os casos que mais aparecem. Procure saber quais são as características das mulheres atendidas e quais são os casos de doença que mais aparecem nessas mulheres.
- Nessa unidade básica de saúde, procure descobrir quais são as atividades de promoção à saúde da mulher desenvolvidas pelos enfermeiros.

Propostas para estudo

- Relacione a teoria da determinação social do processo saúde-doença, apresentada no Capítulo 2, com a questão da exclusão social.
- Descreva os principais agravos à saúde da mulher determinados pela exclusão.
- Discorra sobre as possibilidades de atuação do enfermeiro no processo de construção de sujeitos "plenos" de cidadania.

Exercícios de pensamento crítico

1. Você foi procurado pela líder comunitária de uma favela próxima à unidade de saúde em que trabalha, a fim de desenvolver uma palestra para mulheres daquela localidade sobre temas que se relacionam com cuidados básicos em saúde. Planeje de que forma você abordará esse grupo de mulheres e quais serão as estratégias de ensino que utilizará segundo duas práticas educativas para promover a educação em saúde:

a. Pedagogia tradicional (o professor é responsável e condutor do processo educativo).

b. Pedagogia libertadora (humanista, emancipatória e crítica; possibilita a participação ativa do educando no processo da aprendizagem; trabalha com a cultura popular; trabalha para reconstruir apenas os conceitos prejudiciais em saúde; conhecimentos são produzidos nas relações que se estabelecem no grupo).

Referências bibliográficas

1. Bhalla AS, Lapeyre F. Poverty and exclusion in a global world. Nova York: St. Martin's Press; 1999. p. 2-5.
2. Escorel S. Vidas ao léu: trajetória de exclusão social. Rio de Janeiro: Fiocruz; 1999.
3. Chossudovsky M. A globalização da pobreza: impactos das reformas do FMI e do Banco Mundial. São Paulo: Moderna; 1999.
4. Escorel S. Estudo revela que a exclusão social atinge 42% dos municípios brasileiros. Disponível em: http://www.revistaepoca.globo.com/Revista/Epoca/0,,EMI35147-15223,00-ESTUDO+REVELA+ QUE+ EXCLUSAO+ SOCIAL+ATINGE+DOS+MUNICIPIOS+ BRASILEIROS.html. Acesso em 31/05/2002.
5. Escorel S. Exclusão social e saúde. Saúde em Debate 1994;43:38-43.
6. Pochmann M, Amorim A. Atlas da exclusão social - Agenda não liberal da inclusão social no Brasil. Sâo Paulo: Cortez; 2004.
7. Exclusão social. Que bicho é esse? Disponível em: http://www. conteudoescola.com.br/artigos/28/95-exclusao-social-que-bicho-e-esse-i. Acesso em 31/05/2005.
8. Escorel S. Exclusão social – fenômeno totalitário na democracia brasileira. Saúde Sociedade 1993;2(1)41-58.
9. Santos GA. Medo e exclusão social: um estudo sobre a morte, o medo dos pobres e o medo de pobres. [Tese]. São Paulo: Instituto de Psicologia da Universidade de São Paulo; 1998.
10. Carneiro Junior N, Nogueira EA, Lanferini GM, Ali DA, Martinelli M. Serviços de saúde e população de rua: contribuição para um debate. Saúde e Sociedade 1998;7(2):47-62.
11. Riscado JL de S, Oliveira MAB de, Brito AMBB de. Vivenciando o racismo e a violência: um estudo sobre as vulnerabilidades da mulher negra e a busca de prevenção do HIV/Aids em comunidade remanescentes de Quilombos,em Alagoas. Saúde Soc 2010;19(supl.2).
12. Wermuth LA. Global inequality and human needs: health and illness in an increasingly unequal world. Boston: Allyn and Bacon; 2003.
13. Oliveira MA de C, Bertolozzi MR, Egry EY, Fonseca RMGS da. Globalização e saúde: desafios para a enfermagem em saúde coletiva no limiar do terceiro milênio. Saúde e Sociedade 1998;7(2):3-18.
14. Carreteiro TC. A doença como projeto. In: Sawaia B (org.). As artimanhas da exclusão: análise psicossocial e ética da desigualdade social. 2. ed. São Paulo: Vozes; 2001. p. 87-95.
15. Fonseca RMGS. A educação e o processo de inclusão-exclusão social da mulher: uma questão de gênero. Rev Bras Enferm 1995;48(1)51-9.
16. Ávila MB. Direitos reprodutivos, exclusão social e Aids. In: I Seminário de Direitos Reprodutivos, Exclusão Social e Aids, s.d. p. 11-21.

17. Castanho MAB. Questões de gênero no processo de exclusão social: a violência doméstica contra a mulher e o acesso à justiça. Revista Eletrônica da Ordem dos Advogados do Brasil, Seção do Paraná 2008;(2).

18. Bezerra HJS de A. Cidadania no espaço público como fator de empoderamento da mulher à luz de Hannah Arendt. In: VI Encontro Anual da ANDHEP - Direitos Humanos, Democracia e Diversidade. Brasília; 2010.

19. Rial C. Princesas, sufragistas, islâmicas, laicas, onguistas, escritoras – a luta feminista no Irã: entrevista com Azadeh Kian-Thiébaut. Rev Estud Fem 2008;16(1).

20. Sterken E. Riscos de se alimentar um bebê com fórmulas. Canadá: Infact; 2006.

21. Brasil. Secretaria Especial de Políticas para as mulheres.Pacto Nacional de Enfrentamento à violências contra a mulher. Brasília; 2007.

22. Moraes MLQ de. Cidadania no feminino. In: Pinsky J, Pinsky CB. História da cidadania. São Paulo: Contexto; 2003. p. 495-512.

23. Fernandes RAQ. Estudo da morbimortalidade materna e perinatal e a qualidade da assistência pré-natal. Rev Paul Enferm 2001;20(2)57-67.

24. Fernandes RAQ, Narchi NZ. Conhecimento de gestantes de uma comunidade carente sobre os exames de detecção precoce do câncer cérvico-uterino e de mama. Rev Bras Cancerol 2002;48(2)223-30.

25. Gesteira SM dos A, Lopes RLM. Ano 2000... E o câncer cérvico-uterino ainda é um problema de saúde pública no país. Rev Baiana Enf 2000;13(1/2)93-101.

26. Piato S. Tratado de ginecologia. Porto Alegre: Artes Médicas; 1997. p. 302-14.

27. Rattner H. Sobre exclusão social e políticas de inclusão. Rev Espaço Acadêmico 2002;(18).

28. Xavier I de M. Cidadania, gênero e saúde: a mulher e o enfrentamento da Aids. Rev Enferm UERJ 1996:89-100.

29. Fonseca RMGS da F, Bertolozzi MRA. A epidemiologia social e a assistência à saúde da população. In: Associação Brasileira de Enfermagem (ABEn). A classificação das práticas de enfermagem em saúde coletiva e o uso da epidemiologia social. Brasília; 1997. p. 1-59.

30. Martins PC, Cotta RMM, Mendes FF, Francheschinni S do CC, Priore SE, Dias G, et al. Conselhos de saúde e a participação social no Brasil: matizes da utopia. Physis 2008;18(1).

31. Cohn A. Estado, políticas públicas e saúde. In: Canesqui AM (org.). Ciências sociais e saúde. São Paulo: Hucitec, Abrasco; 1997. p. 157-72.

14

PARTICIPAÇÃO DAS MULHERES NA VIDA SOCIAL

SÍLVIA LÚCIA FERREIRA

PONTOS A APRENDER

1. Como a divisão sexual do trabalho determina os papéis de homens e mulheres nos diferentes espaços sociais.
2. Como se configura a responsabilidade das mulheres na promoção e na preservação da saúde na família e na comunidade.
3. O papel dos movimentos feministas na defesa da saúde das mulheres.
4. Identificação e análise do papel das enfermeiras no conjunto das lutas pelo direito à saúde.
5. Como se dá a participação das mulheres no controle social do SUS.

PALAVRAS-CHAVE

Trabalho feminino, trabalho masculino, enfermeiras e saúde, divisão sexual do trabalho, mulheres e saúde, movimentos sociais, movimento feminista, direito à saúde, controle social.

ESTRUTURA DOS TÓPICOS

Divisão sexual do trabalho: lugares de mulheres e lugares de homens na sociedade. Lugares de mulheres e lugares de homens na família. A mulher e os espaços de poder. Responsabilidade das mulheres na promoção e na preservação da saúde na família e na comunidade. Mulheres e movimentos sociais organizados: o exemplo do movimento feminista em saúde. Participação das enfermeiras no conjunto das lutas pelos direitos à saúde. Participação das mulheres no controle social do SUS. Pontos a revisar. Resumo. Propostas para estudo. Exercícios de pensamento crítico. Referências bibliográficas. Para saber mais.

DIVISÃO SEXUAL DO TRABALHO: LUGARES DE MULHERES E LUGARES DE HOMENS NA SOCIEDADE

Em virtude da divisão sexual do trabalho, mulheres e homens desempenham atividades diferenciadas nos diversos espaços sociais (na casa e na família, na escola, no trabalho, em espaços de lazer). Em razão do sexo biológico, meninas e meninos são socializados de modo diferente, perpetuando-se a noção de que as mulheres são naturalmente aptas para tarefas femininas e os homens, para as masculinas. Os modelos culturalmente reconhecidos como femininos e masculinos definem os princípios morais e os modos de vestir, de agir e de pensar. Todas as sociedades conformam uma determinada divisão de trabalho, sempre com base no sexo do indivíduo. No entanto, existem muitas variações culturais, e o que se considera como um trabalho adequado para mulheres em uma sociedade pode ser uma tarefa tipicamente masculina em outra.

O processo de diferenciação de papéis se inicia com o nascimento, mediante os diferentes modos de socialização e de condicionamento social. Assim, mulheres e homens são condicionados desde a mais tenra infância para o desempenho de diversas funções e para que tenham capacidades e aspirações diferentes. Em grande parte das sociedades, as funções das mulheres incluem não apenas o cuidado da casa e da família, como também o papel de conselheira, de organizadora de grupos para resolver problemas sociais, de liderança na comunidade, entre outros. Todos esses papéis são vividos de modo concomitante, estejam as mulheres desempenhando ou não atividade remunerada, ou seja, inseridas ou não formalmente no mercado de trabalho.

Em grande parte das sociedades, continua profundamente arraigada nas tradições e nos costumes a ideia de que a divisão do trabalho entre os membros da família é mais complementar do que competitiva. As mães e os pais são modelos para filhas e filhos, respectivamente, perpetuando-se assim um determinado tipo de distribuição das funções de geração em geração. Ainda que não haja razão para que as tarefas domésticas, culturalmente destinadas às mulheres, não possam ser desempenhadas com a mesma eficácia pelos homens, não há notícias de que em algum lugar os homens tenham substituído totalmente as mulheres nessas tarefas[1]. O modelo de complementaridade encontra-se, do mesmo modo, no mercado de trabalho, em forma da tipificação e da oferta de empregos em função do sexo e da criação de grupos de trabalhadores que não competem entre si. Assim, pode-se observar a existência de verdadeiros guetos ocupacionais e/ou profissionais, como no caso da enfermagem, em que há predominância de mulheres, ou no de metalúrgicos, em que predominam os homens. Mesmo que atualmente, por força da conquista do movimento feminista, as mulheres ocupem alguns postos de trabalho tradicionalmente masculinos, como a pilotagem de avião ou o cargo de executivo em empresas, essas conquistas são ainda consideradas exceções e essas mulheres são sempre destacadas como "mulheres corajosas" ou "mulheres de sucesso".

Observa-se, entretanto, o contrário quando se depara com homens em profissões femininas: entra em julgamento não a certeza da sua capacidade intelectual, pois já se considera que aquele é um trabalho fácil, mas surgem dúvidas sobre a sua opção e sobre os reais motivos que o fizeram trilhar aquele caminho, sendo que sua escolha profissional quase nunca é celebrada pela família. É comum encontrar jovens que foram aprovados no vestibular para enfermagem ou nutrição e, em vez de comemorarem, perguntam-lhe: "Mas você vai fazer outro vestibular para medicina, não é mesmo?", ou "Por que enfermagem?", "Por que nutrição?".

Atualmente, já há maior aceitação social com relação à participação de homens em profissões femininas como a enfermagem, já que o mercado de trabalho nessa área é considerado estável e em expansão, sem as ameaças do desemprego, tão comuns na sociedade atual. Outro fato a ser considerado é a necessidade efetiva de participação masculina nas atividades domésticas, por força da saída da mulher para o mercado de trabalho. Assim, as atividades de cuidar de crianças, alimentá-las e levá-las ao colégio passam a ser gradativamente compartilhadas com os homens e a fazer parte do comportamento esperado para "homens modernos". Desse modo, as resistências sociais diminuem na ocupação desses postos de trabalho.

LUGARES DE MULHERES E LUGARES DE HOMENS NA FAMÍLIA

No Brasil, aproximadamente 26% das mulheres são chefes de família, ou seja, são econômica e socialmente responsáveis pelo seu sustento. Apesar dessa evidência, há ainda o costume, socialmente arraigado, de reconhecer no homem o papel de provedor, cabendo às mulheres a função de complementar a renda familiar.

Outro aspecto a ser observado é a distinção entre funções de mercado, destinadas aos homens, e as que escapam do mercado de trabalho, destinadas às mulheres. Todas as tarefas de manutenção e preservação da vida, desenvolvidas na casa e na comunidade, são invisíveis, informais e socialmente desvalorizadas. Desse modo, as iniciativas para ampliação da renda familiar, realizadas na casa por alguns membros da família, mas sob a liderança das mulheres, continuam sendo vistas como complementares, de ajuda à renda principal do pai de família.

Na família, mães e avós assumem todos os papéis de reprodução social: os cuidados com a alimentação, a água, o consumo de energia elétrica, a educação e o lazer, a manutenção das boas relações entre os membros da família e das pessoas, que posteriormente se agregam a esta, a administração dos recursos financeiros, com providências para que não falte alimentação a todos, entre outras medidas. São as principais responsáveis pela reprodução dos valores morais e éticos exigidos na sociedade, continuadamente reforçados na escola, na igreja e na convivência social ao longo da vida.

O fato de as mulheres exercerem um importante papel no comportamento das crianças (tanto na família como na escola) tem particular importância nos locais em que certos fatores do comportamento contribuem consideravelmente no perfil de mortalidade e morbidade. Assim, podem educar e advertir crianças e adolescentes durante o período de formação para os efeitos adversos de determinadas formas de comportamento.

Como o perfil de mortalidade aponta as causas externas (mortes por acidentes e violência), acometendo principalmente a população masculina jovem, é importante que todos os membros da família adotem modelos de conduta e assumam maior responsabilidade, por meio de uma educação não sexista, estimulando comportamentos masculinos menos agressivos e competitivos e de maior solidariedade.

Essa mudança por certo refletirá também na diminuição da violência doméstica e sexual a que estão submetidas as adolescentes e mulheres em idade adulta. Uma educação não preconceituosa em relação a *gays* e lésbicas poderá diminuir os constrangimentos sociais a que esses grupos são submetidos, diminuindo a possibilidade de adoecimento e morte. Por certo, uma educação também livre de preconceitos raciais, especialmente contra negras e negros, pode diminuir os riscos de enfermidades e mortes que o racismo provoca.

A MULHER E OS ESPAÇOS DE PODER

O Brasil passou por um processo de mudanças profundas no setor saúde na busca de um modelo de assistência mais justo e pela democratização do Estado. Tal processo teve como marco a VIII Conferência Nacional de Saúde, quando foram sistematizados princípios e diretrizes da Reforma Sanitária: a ampliação do conceito de saúde, reconhecido por meio da Constituição de 1988 como direito de todos e dever do estado; a instituição do SUS; o apoio à participação popular; além da ampliação do orçamento para investimentos sociais[2].

A VIII Conferência Nacional de Saúde culminou com a discussão sobre a municipalização, que, conforme Dantas[3], trata da atribuição à gestão municipal da capacidade de definir, junto com a população, os rumos da atenção à saúde numa determinada área de abrangência, por meio da autonomia da gestão e da descentralização dos recursos financeiros.

A municipalização desencadeou um processo de fortalecimento da autonomia político-gerencial dos municípios e da elevação da sua capacidade técnico-operacional quanto ao planejamento, à programação, ao controle gerencial e à operacionalização de ações voltadas ao enfrentamento dos problemas de saúde em seu território.

Testa[4] afirma que o exercício do poder na área de saúde é um jogo, de ação individual e coletiva, movido por forças conflitantes e interesses particulares, corporativos coletivos e sociais. Esse autor categoriza o poder em saúde como técnico, administrativo e político, sendo cada um deles a capacidade de um indivíduo, um grupo social, uma instituição, ao qual se refere: o primeiro a informação, o segundo aos recursos e o terceiro aos grupos sociais.

O fato de o município representar cada vez mais esse espaço de poder por conta da autonomia que adquire com o processo de municipalização, vem ampliando a responsabilidade do gerenciamento do sistema de saúde pela Secretaria Municipal, o que acaba por colocar no centro desse espaço de poder, os(as) Secretários(as) Municipais de Saúde.

Fonsêca[5] destaca que essa nova configuração do Sistema Municipal de Saúde vem permitindo que os cargos de gestão sejam cada vez mais desempenhados por profissionais com formação direcionada à capacitação técnico-administrativa para condução da gestão municipal e não só por lideranças políticas locais.

Para Costa[6], a maioria das mulheres, ao ingressar nos espaços públicos, desenvolve atividades análogas às que realiza na esfera doméstica. Ao incorporar-se ao mercado de trabalho, a mulher desempenha atividades que refletem o trabalho que tradicionalmente realiza no lar, ou seja, tarefas que, em geral, representam uma projeção social do trabalho doméstico, quando não é simplesmente o próprio trabalho doméstico realizado com remuneração, como é o caso das empregadas domésticas.

Entretanto, na esfera pública, os municípios são, na prática, espaços em que as mulheres se destacam um pouco mais na sua atividade política formal, constituindo-se em um espaço privilegiado de atuação política. Isso é resultado, em grande parte, das facilidades que as mulheres encontram para conciliar a atividade política com as responsabilidades e afazeres domésticos, já que, ao atuarem na esfera pública (seja na produção social ou na política formal e/ou informal), não conseguem livrar-se de seus labores domésticos. A dupla jornada está presente na vida das mulheres, que exercem cargos públicos, militam em partidos ou sindicatos, atuam no parlamento etc. Para muitas, a atividade política vem a constituir-se em uma jornada a mais de trabalho além das duas que já têm[6].

Massolo *apud* Costa[6], confirma que é em torno do âmbito municipal onde a maioria das mulheres se socializam e atuam politicamente, estabelecem constantes relações com as autoridades locais como gestoras dos equipamentos e subsídios, e realizam múltiplas atividades que vinculam a problemática da vida cotidiana com demandas coletivas e associações comunitárias.

Portanto, o município representa um valioso espaço para o estudo da participação política da mulher e a análise de suas especificidades, pois é a esfera do poder formal, na qual se distingue, de forma mais tênue, a relação entre o público e o privado[6].

Há, entretanto, uma distribuição bastante diferenciada por sexo, quando se analisam espaços de maior poder político, como as prefeituras e as câmaras de vereadores. Nas eleições municipais, no período entre 1997 e 2001, 415 municípios indicaram 391 homens e 24 mulheres eleitos para as prefeituras. Dos 4.528 vereadores eleitos, 3.992 eram do sexo masculino e 546 do sexo feminino.

Um dos problemas indicados por estudiosos(as) desse tema, para compreender a baixa representatividade feminina na política, decorre da construção do processo liberal democrático que, ao privilegiar a esfera pública, reforça a exclusão das mulheres. Portanto, garantir a democratização da esfera pública também deve levar a rever o privado, politizando-o e, por conseguinte, democratizando-o.

Há, portanto, no âmbito do poder local, particularidades que precisam ser estudadas para se compreender de que maneira as relações de gênero, de classe e etnia perpassam esses espaços, como os enfermeiros gerenciam as secretarias, como articulam este espaço com outros na elaboração e implementação de políticas, superando a visão estritamente técnica da profissão, como resolvem os problemas de saúde específicos das mulheres (p. ex., a violência doméstica e conjugal), dentre outras preocupações.

ALGUMAS CARACTERÍSTICAS DO PERFIL DESEJADO PARA UM(A) GESTOR(A) DA SAÚDE

Para que o processo de regionalização da saúde seja implantado se deve considerar as prioridades definidas nas agendas de saúde nacional, estadual e municipal, promovendo adequações necessárias nos respectivos Planos Municipais de Saúde para incorporar as diretrizes e estratégias estabelecidas pelas Normas Operacionais de Assistência à Saúde (NOAS)[7].

Para implantação da NOAS-SUS 01/2001 é necessário, para nortear todo o planejamento, ter conhecimento da situação de saúde da população e de suas necessidades prioritárias de atenção, visando a direcionar os recursos que são disponibilizados por meio da Programação Pactuada Integrada (PPI), além de viabilizar novos recursos para garantir a equidade no acesso às ações e serviços de saúde, o que contribui para melhoria da situação de saúde da população[8].

Para fazer a análise da situação de saúde, o(a) gestor(a) deve buscar reconhecer o perfil social, demográfico e epidemiológico da população, identificar problemas de saúde prioritários e analisar a capacidade instalada, o fluxo de usuários e a situação geográfica. Deverá também estabelecer as normas para que o controle social seja efetivo, por meio do pleno funcionamento do Conselho Municipal de Saúde. Espera-se que haja um pleno e efetivo funcionamento das instalações de saúde, cuja exigência mínima é a de possuir capacidade técnica e operativa para a resolução dos problemas de saúde. Além dessas, muitas outras características são desejáveis para compor o perfil técnico, político e administrativo das pessoas que ocupam o cargo de gestor da saúde.

RESPONSABILIDADE DAS MULHERES NA PROMOÇÃO E NA PRESERVAÇÃO DA SAÚDE NA FAMÍLIA E NA COMUNIDADE

As mulheres também desempenham um importante papel na promoção e na preservação da saúde tanto no seio da família como na comunidade em que vivem. Na família, é possível identificar várias ações: a) decisão sobre a atenção à saúde para todos os membros; b) responsabilidade pela criação dos filhos; c) provisão, produção, seleção, preparação e distribuição de alimentos; d) prestação de cuidados à saúde de todos os membros, incluindo as crianças, os adultos, os idosos, os doentes (em convalescença e reabilitação) e os portadores de deficiências; e) manutenção da guarda de todos os registros relativos à saúde (cartão de vacinas, exames); f) transporte e acompanhamento dos membros da família aos serviços de saúde; g) compra e administração dos medicamentos das pessoas com afecções crônicas.

Na comunidade, as ações se organizam em grupos ou redes de apoio, que podem ser de vizinhança, por afinidade familiar, por identidade de interesses e outras modalidades. Os agrupamentos podem se formar com base em necessidades identificadas que precisam de resolução imediata, como a violência, a gravidez na adolescência, a exposição dos jovens às drogas etc.

A identificação das prioridades de ação pelo poder público deve levar em conta que mulheres e homens também as expressam de forma diferente. Por exemplo, para definir a distribuição de energia elétrica nos espaços urbanos, os homens podem apontar como prioritário o campo de futebol, as quadras e as praças onde se reúnem para o jogo com os amigos. As mulheres podem indicar o trajeto da escola noturna e as ruas em que acontecem mais estupros.

As mulheres na comunidade, principalmente as que já possuem tradição de participação em associações e conselhos, estão constantemente preocupadas com problemas coletivos e com sua resolução. Assim, podem-se encontrar os mais diferentes arranjos para captação de recursos, tanto financeiros como materiais, externos à ação do poder público.

Por exemplo, em uma comunidade em que as mulheres sofrem constantes agressões físicas dos maridos, companheiros e outros familiares, elas resolveram comprar apitos e, cada vez que uma estava sendo ameaçada, ela própria ou a vizinha começava a apitar, acender as luzes das casas e seguir em direção à vítima. Em pouco tempo, tal foi a cobertura da mídia que uma delegacia especial foi criada e atualmente, com a violência sob controle, outros equipamentos sociais foram criados.

MULHERES E MOVIMENTOS SOCIAIS ORGANIZADOS: O EXEMPLO DO MOVIMENTO FEMINISTA EM SAÚDE

Aqui, serão discutidas a importância e a participação das mulheres organizadas para ampliar e garantir os seus direitos, com base em uma breve retrospectiva sobre o movimento feminista e como esse movimento tem colaborado para a saúde. É importante afirmar que muitas das conquistas atuais, completamente incorporadas ao cotidiano, decorreram de lutas políticas das mulheres organizadas em movimentos sociais.

O movimento feminista e o de mulheres se confundem em alguns momentos na sua trajetória, mas, como movimentos sociais, distinguem-se na especificidade das lutas. Para Sardenberg e Costa[9], o movimento de mulheres luta por causas gerais que podem beneficiá-las, como contra a carestia empreendida em momentos de alta inflação, por creches e por melhorias para o bairro ou para a cidade. Em contrapartida, o movimento feminista tem como foco a luta pelos direitos das mulheres.

No Brasil, ambos os movimentos empreenderam lutas pelo direito à saúde, mas inegavelmente é o movimento feminista, que tem dado maior visibilidade a temas como sexualidade, aborto, violência, morte materna, contracepção, garantindo que essas questões, outrora relegadas ao campo da individualidade e da subjetividade feminina, transformassem-se no que hoje se conhece como direitos sexuais e direitos reprodutivos.

É também a partir desse movimento que a sexualidade se constituiu como objeto de estudos tanto no campo das ciências sociais como no da saúde. Para conformar esse campo de saber em saúde, diferentes disciplinas foram criadas, inicialmente de forma atomizada, com base nas concepções de normal e patológico, saúde/doença e corpo/mente. Essa classificação binária ainda marca fortemente a área, apesar dos avanços alcançados pelas discussões das organizações não governamentais (ONGs), principalmente as organizações homossexuais (*gays* e lésbicas), que têm questões fundamentais no campo da vida sexual e da sexualidade, sobretudo com relação às doenças sexualmente transmissíveis, como HIV/AIDS. A incorporação do conceito de gênero para análise dos problemas e dos serviços de saúde trouxe também muita contribuição aos atuais estudos.

BREVE RETROSPECTIVA SOBRE O MOVIMENTO FEMINISTA E A SAÚDE DAS MULHERES

Desde o início da década de 1980, principalmente após o retorno das exiladas políticas, promovido pelo movimento da anistia internacional, as mulheres brasileiras nos grandes centros urbanos começaram a discutir e a reivindicar mudanças relativas à sua liberdade sexual e ao direito de ter ou não filhos. Esse movimento empreendeu um conjunto de lutas que culminaram em conquistas efetivas no texto constitucional de 1988. São exemplos dessas conquistas a criação do Conselho Nacional dos Direitos da Mulher (CNDM) e a sua efetiva parceria com o movimento sanitário, que possibilitou a construção de uma proposta que trouxe mudanças significativas na forma de atendimento dos serviços públicos de saúde, e o Programa de Assistência Integral à Saúde da Mulher (PAISM).

Também é desse período a criação de ONGs* com sistemas alternativos de atendimento à saúde que, apesar de restritos a uma parcela da população (mulheres de classe média, intelectuais), constituíram-se em verdadeiros laboratórios, possibilitando que esse modelo assis-

* Podem-se citar algumas ONGs que participaram de forma decisiva nesse processo: em Recife, destaca-se o trabalho do SOS Corpo; em São Paulo, o Sempreviva Organização Feminina (SOF), a casa da Mulher de Grajaú e o Coletivo Feminista Sexualidade e Saúde; em Goiânia, o Transas do Corpo.

tencial alternativo oferecesse suporte ao sistema oficial que estava sendo moldado com o PAISM[10]. Nessas ONGs, além do atendimento diferenciado às mulheres, criou-se um espaço para a capacitação de profissionais em um verdadeiro e saudável casamento da teoria feminista com a prática. O exercício de trabalhar com equipes multidisciplinares diferenciadas (antropólogos, sociólogos, assistentes sociais, enfermeiros, médicos) trouxe a possibilidade de discussão da saúde sob ângulos teóricos diferentes e inovadores, tornando a rígida área da saúde muito mais permeável a outros campos do conhecimento.

Do final da década de 1980 até meados da de 1990, o movimento feminista adotou formas mais agressivas em relação à luta pela descriminalização do aborto e contra a violência doméstica e sexual, em resposta à prisão de profissionais de saúde acusados de praticarem o aborto e ao assassinato de mulheres sem a punição dos culpados, casos defendidos como atentado à honra masculina.

Os serviços de atendimento ao aborto legal (nos casos de estupro e risco de morte para a mulher, na rede pública de saúde), constituíram importante marco no conjunto dessas conquistas. Destacam-se também os centros de atendimento às vítimas de violência, que têm tentado articular-se aos serviços de saúde, trazendo a necessidade de visibilizar a violência pelos registros de atendimento. Em alguns Estados brasileiros, grupos organizados, em parcerias com as Câmaras Municipais, institucionalizaram a contracepção de emergência nos serviços de saúde.

Desse modo, observa-se que na área da saúde algumas mudanças foram introduzidas com o deslocamento do movimento feminista rumo à academia, seguindo a mesma tendência das outras áreas do conhecimento. Em 1991, foi criada a Rede Feminista de Saúde e Direitos Reprodutivos, uma ONG que articula os núcleos/grupos e militantes da área. Essa rede tem sido a instância aglutinadora das discussões e dos debates sobre a saúde da mulher e tem interferido decisivamente na elaboração e no monitoramento das políticas públicas.

PARTICIPAÇÃO DAS ENFERMEIRAS NO CONJUNTO DAS LUTAS PELOS DIREITOS À SAÚDE

O fato de a enfermagem ser uma profissão eminentemente feminina, cujo objeto de trabalho, o cuidado, é historicamente atribuído às mulheres, permite uma posição privilegiada em relação aos outros profissionais, no que concerne aos cuidados com a saúde das mulheres e à identificação com as lutas específicas.

O fato de ser uma profissão majoritariamente exercida por mulheres (auxiliares, técnicas e enfermeiras) fornece elementos para que estudiosos se debrucem para proceder à análise sobre como se organiza esse trabalho, quem são e como são essas profissionais, o que acontece quando esse cuidado é exercido por homens, entre outros aspectos.

Algumas iniciativas isoladas resultaram em transformações substanciais para a enfermagem, especialmente no que concerne ao modo de atendimento às mulheres nos serviços de saúde, ou ao modo de organizar e repassar os conteúdos nos cursos de graduação. Por exemplo, pode-se citar que em 1987, na Escola de Enfermagem da Universidade Federal da Bahia, um pequeno grupo de professoras[**], que no ano seguinte fundou o Grupo de Estudos sobre Saúde da Mulher (GEM), e participou, no Congresso Brasileiro de Enfermagem, de um curso de capacitação para oitenta enfermeiras de todo o Brasil, promovido por um grupo de feministas, coordenado por Maria José de Lima, enfermeira e feminista do Rio de Janeiro. Essa experiência serviu para repensar a forma de atendimento às mulheres realizado por essas profissionais, já que as vivências possibilitaram a reflexão sobre a identidade das mulheres e a reprodução de relações de poder no espaço dos serviços de saúde.

Essa primeira experiência coletiva, que propiciou o convívio de profissionais de saúde historicamente resistentes a mudanças com a rebeldia e a irreverência das feministas, permitiu uma melhor adequação da metodologia de oficinas, que seria vastamente usada no movimento de mulheres para o desenvolvimento da cidadania feminina. Esse ato mudou definitivamente a forma de discussão do tema "Saúde da mulher" nos Congressos Brasileiros de Enfermagem (CBEn), introduzindo-se com base nisso uma perspectiva feminista. Vários grupos de estudos foram criados a partir dessa data nos cursos de enfermagem, e realizaram-se importantes mudanças curriculares nos programas de graduação de várias escolas.

Em grupos de estudo, em redes ou de modo solitário, muitas enfermeiras, educadoras, ativistas, líderes políticas nas entidades de

** Professoras: Sílvia Lúcia Ferreira, Enilda Rosendo do Nascimento e Sonia Maria Passos.

classe, gerentes de serviços e secretárias de saúde têm articulado suas propostas com a de outros atores pela justiça social, na luta contra a pobreza, pela saúde sexual e reprodutiva, e pela conquista do poder político das mulheres.

São também essas profissionais, principalmente nas escolas de enfermagem, nos cursos de pós-graduação, que provocam profundas discussões sobre a assistência com base em uma perspectiva de gênero[10].

PARTICIPAÇÃO DAS MULHERES NO CONTROLE SOCIAL DO SUS

O controle social é entendido como intervenção da sociedade organizada nas ações do Estado e na gestão dos gastos públicos[11]. No caso da saúde, significa a apropriação pela sociedade do conjunto de meios e instrumentos que permita a ela exercer controle e fiscalização das ações e dos serviços de saúde que são oferecidos. Os principais canais de participação são os conselhos (locais e municipais) e as conferências (municipais, estaduais e nacionais).

O desempenho das mulheres no complexo papel de controle do Sistema Único de Saúde (SUS) depende de vários fatores: conhecimento das tecnologias sanitárias em uso, da oferta e da distribuição de serviços de saúde, do modo de distribuição dos recursos humanos, do funcionamento dos órgãos colegiados deliberativos e de vários outros temas, tempo disponível para organizar reuniões da sua comunidade e levar as demandas aos conselhos (local e municipal de saúde), capacidade de formular políticas no âmbito das conferências; capacidade de monitorar as políticas ou ações implementadas.

A participação qualificada das mulheres nesses espaços é de suma importância, pois elas utilizam a maioria das ações dos serviços de saúde. Por exemplo, as ações especificamente dirigidas ao fenômeno reprodutivo, como gravidez, parto, aleitamento materno e puerpério; as que se referem ao adoecimento, não diretamente ligado à reprodução; as destinadas a outras pessoas sob a sua responsabilidade, como crianças, jovens e idosos. Além de serem as usuárias majoritárias dos serviços, as mulheres devem também ocupar espaços de poder na cena política da saúde, já que representam a maioria no mercado de trabalho de saúde.

A construção da cidadania e de direitos para as mulheres necessita, pois, de árdua caminhada. É importante que os profissionais de saúde, e de modo particular os de enfermagem, sejam parceiros nessa luta por meio de um trabalho solidário, participativo e, acima de tudo, de compromisso com as mulheres.

PONTOS A REVISAR

- As sociedades sempre diferenciaram os papéis de homens e mulheres, tomando por base o sexo biológico. Existe uma tendência de acreditar que esse direcionamento é natural, assim os homens seriam naturalmente criativos, objetivos, agressivos e apropriados para ocuparem cargos em espaços públicos. Com base nisso, as mulheres seriam naturalmente mais sensíveis, menos criativas, mais doces e apropriadas para o exercício dos trabalhos no espaço do lar e da família.
- Os papéis de homens e mulheres são socialmente construídos e mutáveis ao longo do tempo. A divisão social do trabalho determina os espaços de homens e mulheres na família, no mercado de trabalho e na comunidade.
- Há na sociedade o entendimento de que as mulheres não têm aptidão para a política e que esse espaço é muito mais apropriado para os homens.
- As conquistas referentes ao direito à saúde são fruto das lutas empreendidas pelos movimentos sociais organizados. No caso da saúde das mulheres, deve-se ao movimento feminista a conquista pelos direitos sexuais e reprodutivos.
- As mulheres desempenham importante papel na promoção e na preservação da saúde, no âmbito da família e da comunidade.

RESUMO

- Este capítulo abordou a participação das mulheres na vida social, em especial na saúde, com base no entendimento da divisão sexual do trabalho. Identificou a responsabilidade das mulheres na promoção e na preservação da saúde, na família e na comunidade, e discutiu o papel das enfermeiras e dos enfermeiros nesse contexto. Apontou também a participação do movimento feminista na defesa da saúde das mulheres.

Propostas para estudo

- Identifique na sua família e/ou no seu bairro os papéis desempenhados por homens e mulheres e a importância desses papéis para a sociedade. Tente identificar no conjunto das atividades quem as desempenha e quais oferecem remuneração.
- Identifique na sua família as atividades de promoção e preservação da vida e da saúde e quem as desempenha.
- Visite serviços de saúde e conselhos municipais de saúde e identifique as demandas e participações das mulheres.
- Visite uma organização comunitária e identifique como se dá a participação das mulheres e como suas demandas são levadas aos poderes locais constituídos.

Exercícios de pensamento crítico

1. Luciane e Fernanda, estudantes de enfermagem, devem apresentar um trabalho sobre as escolhas profissionais, identificando os motivos que levaram rapazes e moças a escolherem a profissão de enfermagem. Os rapazes afirmam que não existem escolhas profissionais baseadas no sexo, exige-se apenas a capacidade intelectual. As moças afirmam que, além da competência para o vestibular, a aptidão para o cuidado é social e historicamente construída. Quais argumentos desse texto podem ser utilizados para uma avaliação consistente sobre escolhas profissionais?
2. Ítala e Ane são estudantes de enfermagem e participam também da associação comunitária do seu bairro. Acreditam que podem mudar a realidade participando mais ativamente do Conselho Municipal de Saúde, mas não têm ainda muita clareza sobre o seu papel, têm pouco tempo livre e as famílias de ambas as pressionam para que se

dediquem apenas aos estudos, para que tenham autonomia financeira e possam se casar. Elas não sabem como devem conciliar os estudos, a sua participação na família e o papel que têm na comunidade, e às vezes se perguntam se lugar de mulher é na política. Quais aspectos desse contexto podem ser utilizados para fortalecer a decisão de Ítala e Ane de maior participação social, já que se consideram agentes de mudança na sociedade?

Referências bibliográficas

1. Organización Mundial da la Salud (OMS). Función de las mujeres en la asistencia sanitaria. Genebra; 1988.
2. Paim JS. Saúde e estrutura social: introdução ao estudo dos determinantes sociais da saúde. In: Silva LMV da. Saúde coletiva. Textos Didáticos. Salvador: Centro Editorial e Didático/UFBA; 1994. p. 35-45.
3. Dantas TCC. Gerência em Unidade Básica de Saúde: a prática da enfermeira. Feira de Santana: Ed. Universidade Estadual de Feira de Santana; 2001.
4. Testa M. Pensar em saúde. Porto Alegre: Artes Médicas; 1992. p. 116-27.
5. Fonsêca M das GM. Mulheres e poder na saúde: estudo de enfermeiras secretárias municipais de saúde no Estado da Bahia. [Dissertação de mestrado]. Salvador: Programa de Pós-Graduação da Escola de Enfermagem, Universidade Federal da Bahia; 2001.
6. Costa AAA. As donas no poder. Mulher e política na Bahia. Salvador: NEIM/UFBA - Assembleia Legislativa da Bahia; 1998.
7. Brasil. Ministério da Saúde. Secretaria de Assistência à Saúde. Implantação da NOAS-SUS: Recomendações aos gestores estaduais e municipais para o processo de regionalização da assistência. Brasília; 2001. Disponível em: http://www.saude.gov.br.
8. Brasil, Ministério da Saúde. Secretaria de Assistência à Saúde regionalização da assistência à saúde: aprofundando a descentralização com equidade no acesso Série A. Normas e Manuais Técnicos. Brasilia 2002.
9. Sardenberg CMB, Costa AAA. Feminismo e feministas. Revista Baiana de Enfermagem 1993;1(2):5-29.
10. Ferreira SL. O movimento feminista e a formulação de políticas de saúde, ações e desafios. In: Sales CMV, Amaral CCG, Silveira GG. Feminismo: memória e história. Fortaleza: Imprensa Universitária; 2000. p.97.
11. Correia MVC. Que controle social? Os conselhos de saúde como instrumentos. Rio de Janeiro: Fiocruz; 2003. p. 53-86.

Para saber mais

Costa AAA, Sardenberg CM, Passos ES. Programa de sensibilização de professores para uma educação não discriminadora. Salvador: Redor, Neim; 1999.

Ferreira SL. Mulher e serviços de saúde, o processo de trabalho em distritos sanitários. Salvador: Ultragraph; 1999.

Ferreira SL. As políticas públicas e a saúde da mulher no Brasil. In: Ferreira M, Alvares MLM (orgs.) Os saberes e os poderes das mulheres: a construção do gênero. São Luís: Redor; 2001. p. 167-76.

Universidade de São Paulo (USP). Núcleo de Estudos da Mulher e Relações Sociais de Gênero (NEMGE). Ensino e educação com igualdade de gênero na infância e na adolescência. Guia prático para educadores e educadoras. São Paulo: Universidade de São Paulo; 1996.

15

SAÚDE DA MULHER NO PROGRAMA DE SAÚDE DA FAMÍLIA

LOURDES BERNARDETE DOS SANTOS PITO ALEXANDRE

PONTOS A APRENDER

1. O Programa de Saúde da Família (PSF) como estratégia de concretização do Sistema Único de Saúde (SUS).
2. A diferença entre o modelo tecnoassistencial tradicional daquele que o SUS necessita concretizar.
3. As funções dos profissionais de saúde no PSF.
4. As funções da equipe de PSF quanto ao cuidado da saúde da mulher no contexto familiar.

PALAVRAS-CHAVE

Sistema Único de Saúde (SUS), Programa de Saúde da Família (PSF), família, modelo tecnoassistencial.

ESTRUTURA DOS TÓPICOS

Introdução. Evolução dos conceitos em saúde da mulher. Mudança do modelo de atenção à saúde no SUS: aposta no Programa de Saúde da Família (PSF). O PSF como porta de entrada no sistema pela atenção básica. Trabalho embasado no conceito de vulnerabilidade. Pontos a revisar. Atividades sugeridas. Propostas para estudo. Exercícios de pensamento crítico. Referências bibliográficas. Para saber mais.

INTRODUÇÃO

A evolução dos conceitos sobre saúde, que vem ocorrendo desde 1948, também tem se revertido em interferências no modo de pensar e agir no tocante ao que circunda a política de saúde da mulher. Segundo definição clássica da OMS, a saúde como estado de completo bem-estar físico, mental e social e não meramente a ausência de doença ou enfermidade, embora já traduza certa preocupação com a inclusão de uma visão multidimensional, ainda se baseia fortemente em um modelo biomédico.

Em redefinições posteriores, a saúde passa a enfatizar a construção de espaços, possibilidades de desenvolvimento, preservação e evolução dos direitos e deveres. Nessa perspectiva, a saúde passa a ser de responsabilidade de todos os setores e as instituições que podem influenciar no bem-estar dos indivíduos e das comunidades. Assim como ocorreu com a saúde, incluindo conceitos mais amplos e integrais, o mesmo vem acontecendo, nas duas últimas décadas, com os conceitos de saúde materna, saúde sexual e reprodutiva e saúde da mulher.

EVOLUÇÃO DOS CONCEITOS EM SAÚDE DA MULHER

Embora tal discussão conceitual não esteja finalizada, o pensamento atual sobre o tema impõe algumas associações de ideias com a teoria de conjuntos da matemática. A saúde da mulher conteria o subconjunto de saúde reprodutiva, que conteria o subconjunto de saúde materna. A saúde da mulher seria, então, determinada por aspectos políticos, culturais, econômicos e biológicos, reconhecendo a validade das experiências das mulheres, suas opiniões sobre saúde e suas experiências de saúde.

Galvão[1] afirma que "cada mulher deveria ter oportunidade de alcançar e manter sua saúde, tal como definida por ela própria, no seu mais alto potencial". Tais evoluções conceituais vêm interferindo nas mudanças e reelaborações no tocante ao Programa de Atenção Integral à Saúde da Mulher (PAISM).

O PAISM iniciou-se na década de 1980, baseado em experiências programáticas verticais que o antecederam, como o Programa de Controle do Câncer de Colo Uterino e de Câncer de Mama e o Programa de Prevenção da Gravidez de Alto Risco, Planejamento Familiar, Amamentação e Atenção ao Período Pós-parto. O PAISM foi pioneiro, mesmo no cenário mundial, ao propor a atenção à saúde reprodutiva e não mais a utilização de ações isoladas de planejamento familiar[1].

O PAISM abrange um modelo conceitual muito avançado e integral, no qual se abordam todos os aspectos da saúde da mulher durante seu ciclo vital: atenção ao pré-natal, ao parto e ao pós-parto, lactação, prevenção de câncer, atenção ginecológica, planejamento familiar e tratamento para a infertilidade, diagnóstico e tratamento de DSTs, diagnóstico e tratamento das doenças ocupacionais e mentais, e expansão de cobertura para a atenção às adolescentes e mulheres na pós-menopausa.

Apesar de o PAISM não ter sido totalmente implementado, esse é um compromisso de pessoas e instituições em defesa à consolidação dos princípios do SUS de integralidade e equidade.

MUDANÇA DO MODELO DE ATENÇÃO À SAÚDE NO SUS: APOSTA NO PROGRAMA DE SAÚDE DA FAMÍLIA (PSF)

O modelo assistencial ainda hegemônico e pautado na concepção flexneriana tende a lutar pela privatização total das ações médicas, admitindo a intervenção do Estado no campo da saúde pública de forma basal e complementar, cuja receita é a oferta de um pacote mínimo e fragmentado, como campanhas, educação sanitária e alguns postos de serviços para ação junto a problemas coletivos específicos[2]. Nesses casos, a lógica predominante na organização da atenção à saúde é a atenção individual, curativa e centrada em procedimentos mais racionalizadores do ponto de vista do mercado[3].

O SUS constitucional, que adveio do Movimento da Reforma Sanitária, acredita num modelo de atenção à saúde que seja democrático, que atenda às reais necessidades das pessoas/comunidades, que trabalhe sobre a égide dos conceitos de humanização e que, para tanto, utilize as informações epidemiológicas sobre o território e a comunidade nele inserida.

Segundo PAISM[4], o modelo assistencial pode ser entendido como a combinação dos saberes e das técnicas utilizados para resolver os problemas e atender às necessidades de saúde da população.

Para Teixeira[5], o modelo assistencial inclui três dimensões:

- gerencial – relativa à condução do processo de reorganização das ações e dos serviços;
- organizativa – estabelecimento das relações de referência e contrarreferência;
- técnico-assistencial – relações entre os sujeitos das práticas e seus objetivos de trabalho.

Para que uma mudança ocorra de fato, é necessário alterar essas três dimensões.

Por ser uma estratégia de consolidação do SUS, o PSF deve possuir um modelo de assistência que se proponha a superar o atendimento centrado na demanda espontânea e no doente, incluindo ações de prevenção de riscos e agravos e de promoção à saúde da população residente na área de abrangência do território que lhe cabe. O significado principal dessa proposta é mudar o objeto de ação da doença para os problemas de saúde e seus determinantes, e o sujeito da ação ou do trabalho, no que se refere ao plano relacional e no sentido ético, político e cultural.

Para realizar o intento de mudança do modelo assistencial, o PSF deve ter como características básicas de proposta de modelo de assistência a constituição de uma rede hierarquizada e complementar de atenção à saúde, o caráter multiprofissional das equipes de trabalho, a utilização de informação epidemiológica para o planejamento e a programação de saúde, e a busca de concretização da integralidade das práticas na atenção à saúde.

Associada ao modelo concebido de vigilância à saúde e promoção à saúde, o PSF tem a possibilidade de preencher algumas lacunas que possui, a fim de não só facilitar a ação de educação e mobilização popular, mas incorporar o início de ações intersetoriais no território adstrito pelo programa[5].

Realizando uma junção dos conceitos de vigilância à saúde, promoção à saúde e PSF, tem-se a real possibilidade de construção de um modelo assistencial preconizado pelo SUS, que se sustentaria nas seguintes propostas:

- reconhecimento da saúde como conceito positivo e multidimensional;

- envolvimento de uma rede de questões de saúde;
- integração de ideias da saúde pública, educação em saúde e políticas públicas, possibilitando ultrapassar as ações centradas na prevenção e no controle das doenças;
- utilização de ações educativas que contemplem abordagens facilitadoras e integradoras e estratégias diversas[1];
- superação da dicotomia entre as práticas coletivas (vigilância sanitária e epidemiológica) e individuais (ambulatorial e hospitalar);
- trabalho mediante um suporte da descentralização, com reorganização dos serviços e das práticas no nível local;
- incorporação de novos sujeitos, extrapolando os costumeiros técnicos e gerentes, envolvendo a população organizada;
- ampliação do objeto de trabalho para além das determinações clínico-epidemiológicas que incidem nos âmbitos individual e coletivo, incluindo as determinações sociais que afetam as condições de vida da população;
- inclusão de outros saberes que possibilitem estimular a mobilização, a organização e a atuação de diversos grupos;
- inclusão de outros setores, governamentais e não governamentais;
- conhecimento profundo sobre as condições de vida, a saúde e o acesso a ações e serviços de saúde, o que ocorrerá por meio da identificação minuciosa do território que será priorizado. As informações para esse fim abrangerão aspectos demográficos, socioeconômicos, político-culturais, epidemiológicos e sanitários.

O PSF COMO PORTA DE ENTRADA NO SISTEMA PELA ATENÇÃO BÁSICA

Em que pesem todas as dificuldades inerentes ao sistema político e econômico vigente no mundo, no Brasil, o SUS representa a política social mais avançada, pois, além de promover a assistência médico-individual em todo o país, oferece uma nova qualidade de ações à coletividade[6].

Apesar das inúmeras dificuldades com a falta de recursos e da crise social, que produzem ainda mais doenças e agravos à saúde, tem ocorrido um grande número de experiências de sucesso em todo o Brasil ao longo do tempo, como a implantação dos Sistemas Locais de Saúde (Silos) na Bahia, o projeto "Em defesa da vida", em Campinas, a "Cidade saudável", em Curitiba e o Programa de Saúde da Família (PSF) em todo o país[6,7].

Segundo Campos[8], espera-se que a atenção básica em saúde se realize resolvendo-se 90% da demanda clínica e, ao mesmo tempo, executando-se a maioria das ações de saúde pública. Isso, no entanto, não ocorre em razão da ineficácia de ação à atenção dos centros de saúde para o PSF e dos agentes de saúde do PSF.

É preciso criar uma porta de entrada assegurada no sistema de saúde, que ofereça ao médico de família e às equipes locais o controle das internações e a utilização dos recursos especializados públicos e privados. Uma alternativa é radicalizar as noções de autocuidado e autonomia para pacientes, famílias e comunidades[8,9].

A construção da integralidade do cuidado em saúde no PSF tem sua ênfase na implantação e no fortalecimento da atenção básica à saúde pela expansão e pela qualificação da equipe do PSF, com a incorporação das ações programáticas estratégicas, nas quais devem constar a atenção à gestante e à mulher, com oferta do planejamento familiar, e a prevenção do câncer de colo do útero e de mama.

A equipe, entretanto, necessita diminuir sua fragilidade para conseguir gerar a integralidade na assistência. A existência de mecanismos eficazes de referência e contrarreferência, com a participação ativa de especialistas na orientação diagnóstica e terapêutica que dê suporte ao médico de família e contribua para mantê-lo atualizado, é condição indispensável para o êxito da difusão e da implantação do novo modelo assistencial que poderá vir a ser hegemônico na organização e na prática de saúde[10].

TRABALHO EMBASADO NO CONCEITO DE VULNERABILIDADE

A proporção de mulheres que morrem pela falta de assistência durante a gravidez, o parto e o puerpério ainda é bastante importante e expressiva no Brasil. As mulheres grávidas correm o risco de sofrer complicações no decorrer da gestação, sendo então um período crítico em suas vidas. Além disso, as mulheres representam atualmente 49% dos adultos infectados pelo HIV em todo o mundo[11].

O Programa de Humanização no Pré-natal e Nascimento, instituído pelo Ministério da Saúde, em 2000, baseou-se na análise das necessidades de melhorar a saúde das mulheres durante o período crítico de gravidez, parto e puerpério, bem como a saúde da criança, aperfeiçoando o acesso, a cobertura e a qualidade do acompanhamento. Na região adstrita do PSF, todas as gestantes deverão ter acompanhamento pré-natal o mais cedo possível. O ideal é que a primeira consulta de pré-natal ocorra até o quarto mês de gestação, para que a gestante seja atendida religiosamente até o final da gravidez. Se ela faltar à consulta de pré-natal, cabe ao agente comunitário realizar visita domiciliar, a fim de agendar nova consulta e verificar o ocorrido.

A gestante deverá ter participado, no mínimo, de seis consultas de pré-natal. Uma no primeiro trimestre, duas no segundo trimestre e três no terceiro trimestre de gestação, com a garantia de acompanhamento do médico e da enfermeira e realização de exames laboratoriais.

A primeira consulta deve contemplar o acolhimento da mulher, com respeito às condições emocionais referentes àquela gestação e abordagem que venha a esclarecer dúvidas e curiosidades daquele momento de sua vida. Além desses primeiros cuidados, deverão ser realizados o teste diagnóstico da gravidez e os primeiros cuidados educativos com vistas à geração de autocuidado e à adesão ao pré-natal.

Os exames laboratoriais preconizados são ABO-RH (grupo sanguíneo ABO do tipo RH – na primeira consulta), VDRL (laboratório de pesquisa de doenças venéreas – na primeira consulta e próximo à trigésima semana da gestação), hemograma completo, PPF, urina I, glicemia de jejum, sorologias para toxoplasmose, HIV (após esclarecimento e concordância verbal), hepatite B e rubéola.

As atividades de acompanhamento da gestante estão devidamente descritas e protocoladas em diversas secretarias de saúde e publicações ministeriais[12].

Não só a gestante necessita de apoio, mas também sua família. Portanto, por volta da 36ª semana de gestação, a família deverá receber uma visita visando a promover o envolvimento de todos no cuidado com a gestante e futura puérpera, bem como com o recém-nascido que está por vir, além de favorecer discussão sobre as adaptações necessárias para a inclusão do novo membro familiar.

A educação em saúde no decorrer do acompanhamento do pré-natal deverá ser generosa e farta, incluindo os seguintes aspectos: fisiologia do corpo, evolução do feto, sexualidade, aspectos emocionais, atividade física, alimentação, autocuidado e estima, mitos e tabus, imunização, amamentação, cuidados com o recém-nascido, sinais de parto, tipos de parto, puerpério, planejamento familiar, gestantes vítimas de violência, gravidez na adolescência e depressão pós-parto.

As gestantes devem também ser orientadas quanto à identificação de sinais que indiquem risco para a gravidez, como ocorrência de hemorragia genital, edema de mãos e face, cefaleias contínuas, dor abdominal, vômito persistente, febre e calafrios, disúria, perda de líquido pela vagina e modificações significativas da frequência e da intensidade dos movimentos fetais.

A gestante e a família devem ter conhecimento do local em que ocorrerá o nascimento do bebê, com eventuais visitas à maternidade ou à casa de parto.

Após o nascimento do bebê, cabe à enfermeira do PSF realizar uma visita domiciliar à puérpera até o sétimo dia após o parto para proceder à identificação de possíveis intercorrências e orientações que se façam necessárias tanto do cuidado à puérpera como em relação ao recém-nascido e a outros familiares.

Embora o acompanhamento à gestante seja uma das prioridades ministeriais do atendimento do PSF, a equipe deve estar atenta a outros tipos de atendimento necessários à saúde da mulher no decorrer das reuniões de equipe, para detectar problemas com as famílias e indicar a realização de intervenções em saúde.

A equipe de saúde da família – composta por um médico, um enfermeiro, de um a dois auxiliares de enfermagem e de cinco a seis agentes comunitários de saúde – deve identificar a realidade epidemiológica e sociodemográfica das famílias adstritas, reconhecer os problemas de saúde prevalentes, identificar os riscos aos quais a população está sujeita, planejar as atividades para conseguir a modificação dos determinantes do processo saúde-doença, atender à demanda espontânea e programada, utilizar corretamente o sistema de referência e contrarreferência, promover a educação em saúde gerando autonomia e autocuidado, e realizar e incentivar as ações intersecretariais.

O alcance de tal intento necessita da realização de um trabalho em equipe, de forma sensível, empática e habilidosa, uma vez que normalmente o PSF está formado para o atendimento da população mais pobre e, portanto, mais vulnerável a intercorrências com a sua saúde.

Embora a atenção à gestante seja uma das prioridades ministeriais de atenção no PSF, cabe à equipe de saúde da família captar os principais problemas de cada família e tecer planejamentos no sentido de conduzir a resolução dos problemas.

PONTOS A REVISAR

- O SUS como política de saúde que pretende uma mudança do modelo assistencial à saúde: uma mudança do sujeito e do objeto do cuidado.
- O PSF como favorecedor da mudança do modelo assistencial e promotor do acesso ao cuidado à saúde da mulher, da gestante, da adolescente, entre outras situações.
- A importância em conhecer a morbidade e a mortalidade da população feminina na região adscrita do PSF, a fim de favorecer o planejamento de ações cabíveis.
- A atenção à saúde da mulher obedecendo aos princípios de humanização e acolhimento.

ATIVIDADES SUGERIDAS

- Contate uma unidade de saúde do Programa de Saúde da Família e visite algumas famílias em que haja uma gestante e/ou puérpera para compreender a inserção e a função da mulher na família, a aceitação familiar à gestação, o acesso à assistência à saúde própria e de seus filhos e os riscos à saúde aos quais está submetida.
- Acompanhe a consulta da gestante e/ou a visita domiciliar à puérpera e a seu recém-nascido.

PROPOSTAS PARA ESTUDO

- Identifique e explique o que é modelo assistencial e quais são as mudanças propostas.

- O que é PSF e qual a sua pretensão?
- Quais são as atividades pertinentes ao atendimento às mulheres no PSF?
- A população feminina interfere no acesso à assistência à saúde?

Exercícios de pensamento crítico

1. Conhecendo a população feminina residente na área de abrangência na qual trabalha e seus desgastes, faça uma reflexão sobre quais seriam as melhorias assistenciais a tais mulheres que mereceriam ser realizadas a curto, médio e longo prazo.
2. Conheça uma unidade de saúde da família e reflita sobre as causas dos transtornos à saúde das mulheres por meio de pesquisa das informações do Sistema de Informação da Atenção Básica (Siab) e faça uma crítica sobre a atuação dos profissionais de saúde do PSF.

Referências bibliográficas

1. Galvão L. Saúde sexual e reprodutiva, saúde da mulher e saúde materna: a evolução dos conceitos no mundo e no Brasil. In: Galvão L, Diaz J. Saúde sexual e reprodutiva no Brasil. São Paulo: Hucitec; 1999. p. 165-79.
2. Merhy EE. Em busca do tempo perdido: a micropolítica do trabalho vivo em saúde. In: Merhy EE, Onocko R (orgs.) Agir em saúde: um desafio para o público. São Paulo: Hucitec; 1997. p. 71-112. (Saúde em Debate – Série Didática).
3. Campos GW de S. Considerações sobre a arte e a ciência da mudança: revolução das coisas e reforma das pessoas – o caso da saúde. In: Cecílio LC de O (org.) Inventando a mudança na saúde. São Paulo: Hucitec; 1994. p. 29-87. (Série Didática, 3).
4. Paim JS. A reorganização das práticas de saúde em distritos sanitários. In: Mendes EV (org.). Distrito sanitário: o processo social de mudança das práticas sanitárias do Sistema Único de Saúde. 2. ed. São Paulo: Hucitec; 1994. p. 187-220.
5. Teixeira CF. A mudança do modelo de atenção à saúde no SUS: desatando nós, criando laços. *Saúde em Debate* 2003;27(65).
6. Gouveia R, Palma JJL. O SUS: na contramão do neoliberalismo e da exclusão social. In: Gouveia R, Palma JJL. Saúde pública, suprema lei: a nova legislação para a conquista da saúde. São Paulo: Mandacaru; 2000.

7. Silva Junior AG. Modelos tecnoassistenciais em saúde: o debate no campo da saúde coletiva. [Tese]. Rio de Janeiro: Escola Nacional de Saúde Pública do Rio de Janeiro; 1996.
8. Campos GWS. Análise crítica das contribuições da saúde coletiva à organização das práticas de saúde no SUS. In: Fleury S (org.) Saúde e democracia: a luta do Cebes. São Paulo: Lemos; 1997. p. 113-24.
9. Mendes EV. Os grandes dilemas do SUS. Salvador: Casa da Qualidade; 2001.
10. Brasil. Ministério da Saúde. Saúde da família: uma estratégia de organização dos serviços de saúde. Brasília: Ministério da Saúde; 1997.
11. Costa EMA, Carbone MH. Saúde da família: uma abordagem interdisciplinar. Rio de Janeiro: Rubio; 2004.
12. São Paulo: Atenção à saúde da mulher: protocolo de enfermagem. 3. ed. São Paulo: SMS; 2004.

PARA SABER MAIS

Freitas CM. A vigilância da saúde para a promoção da saúde. In: Czeresina D, Freitas CM (orgs.) Promoção da saúde. Rio de Janeiro: Fiocruz; 2003. p. 141-59.

16

HUMANIZAÇÃO COMO PRINCÍPIO NORTEADOR DO CUIDADO À MULHER

Octavio Muniz da Costa Vargens
Jane Márcia Progianti
Luciane Marques de Araújo

Pontos a aprender

1. A humanização do cuidado.
2. As características dos modelos tecnocrático e humanístico de assistência à saúde da mulher.
3. Os princípios que devem nortear a prática do cuidado sob a óptica da humanização.
4. As tecnologias não invasivas de cuidado de enfermagem e suas influências na humanização do cuidado à mulher.
5. As estratégias a serem desenvolvidas pelo enfermeiro em sua prática cotidiana para a implementação do cuidado humanizado.

Palavras-chave

Humanização, paradigma de assistência, cuidado, enfermagem, tecnologias de cuidado, saúde da mulher.

Estrutura dos tópicos

Humanização como política pública de saúde da mulher. Humanização no cotidiano da enfermagem ao cuidar de mulheres. Pontos a revisar. Atividades sugeridas. Propostas para estudo. Exercícios de pensamento crítico. Referências bibliográficas. Para saber mais.

HUMANIZAÇÃO COMO POLÍTICA PÚBLICA DE SAÚDE DA MULHER

Desde a década de 1970, as mulheres vêm se organizando na luta por seus direitos à saúde e à vida plena, por seus direitos reprodutivos e pelo exercício de sua sexualidade e de sua cidadania. Nessa época, as primeiras feministas brasileiras estreitaram seus laços com a sociedade num movimento de engajamento social, em que suas reivindicações ganharam maior expressão política.

Como resultado desse processo, foi editado no Brasil o Programa de Assistência Integral à Saúde da Mulher (PAISM), em 1983. Esse documento oficial, em consonância com os princípios da Reforma Sanitária, que ocorreu em 1986-1988, considera a mulher em sua integralidade e cunha os princípios que hoje são reconhecidos como os da humanização[1]. Por que então falar em humanização depois de passados mais de vinte anos da edição desse programa? Será porque o que se faz no cuidado às pessoas é desumano? Fato é que, no contexto da saúde como direito, as ideias ligadas à humanização do cuidado vêm ganhando cada dia mais espaço entre os diferentes grupos de profissionais que se ocupam do cuidado das pessoas. A enfermagem e os enfermeiros não estão desconectados dessas ideias.

A Organização Mundial da Saúde (OMS) refere-se à humanização quando propõe uma assistência que tem por objetivo assegurar à mulher (mãe) e à criança uma vida saudável com o mínimo possível de intervenção, que seja compatível com a segurança. Alerta ainda que deve haver uma razão válida para intervir sobre os processos naturais[2]. No mesmo sentido, a Rede Nacional Feminista de Saúde[3] salienta que a humanização refere-se ao respeito e à promoção dos direitos das mulheres e crianças a uma assistência baseada na evidência científica da segurança e na eficácia, e não na conveniência de instituições ou profissionais.

O Ministério da Saúde[4], atento a essas questões, lançou em 2000, por meio de diversas portarias, o Programa de Humanização do Parto e Nascimento, que apresenta duas características marcantes: o olhar para a integralidade da assistência obstétrica e a afirmação dos direitos da mulher incorporados como diretrizes institucionais. Esse programa constitui uma confirmação de que a humanização deveria nortear o cuidado à mulher como política pública.

A enfermagem também tem se dedicado ao estudo e à prática da humanização do cuidado aos usuários de seus serviços. Waldow[5], enfermeira cientista dedicada ao estudo do cuidar e do cuidado, afirma ser o cuidado humano uma forma de estar no mundo. Portanto, é um existir pleno de responsabilidade, é preservar a natureza, a dignidade humana, a espiritualidade e é contribuir na construção da história, do conhecimento e da vida. O cuidado, então, é um processo de crescimento e de amadurecimento, ou seja, estratégia para atribuir à mulher maior poder.

Waldow enumera os seguintes objetivos do cuidado humano: aliviar, confortar, apoiar, ajudar, favorecer, promover, restabelecer e fazer. Além de aliviar o sofrimento humano, busca manter a dignidade e facilitar meios para manejar as crises e experiências de viver e morrer. Destaca também que o cuidado humano não é uma atividade técnica.

Nessa perspectiva, a humanização no e do cuidado de enfermagem remete aos modelos paradigmáticos que norteiam esse cuidado. Nesse sentido, Davis-Floyd[6] aponta os três modelos paradigmáticos que convivem no âmbito do cuidado à saúde, sobretudo das mulheres: tecnocrático, humanístico e holístico, este último ainda de modo muito incipiente.

Nos modelos assistenciais, hoje em grande discussão, o tecnocrático caracteriza-se por rápidas visitas médicas, máquinas que ficam entre o médico e o paciente, hierarquia e rotinas hospitalares rígidas, visão de que a morte é sempre uma derrota, intervenções agressivas visando ao resultado a curto prazo e prioridade do profissional em detrimento da mulher. Nesse modelo, ainda hegemônico, o corpo é visto como uma máquina, separado da mente e dividido em partes. A mulher é considerada uma máquina imperfeita e o bebê, um produto manufaturado. É guiado pela racionalidade científica, mesmo quando as evidências que sustentam seu modo de cuidar não são confiáveis[6].

Em contraposição, no modelo humanístico, o cuidador estabelece uma conexão com o indivíduo como um todo, alia à tecnologia o cuidado humano, equilibra as necessidades do paciente com a instituição, tenta mudar o ambiente hospitalar e flexibilizar as rotinas. Nesse modelo, o corpo não é visto como uma máquina e sim como um organismo; baseia-se na conexão entre corpo e mente e acredita-se que é impossível tratar sintomas físicos desprezando seus componentes psíquicos[6].

Desse modo, no âmbito da assistência à mulher, toda racionalidade científica, que gere práticas de cuidado invasivas, desnecessárias para a natureza feminina e que são empregadas com base em critérios que privilegiam o profissional ou a instituição, é considerada violência. Portanto, as práticas geradoras de cuidados invasivos são agentes da desumanização.

Esse modo de pensar permite considerar essas práticas desaconselháveis em razão de sua característica invasiva que, em todas as dimensões, não respeita a natureza ou a fisiologia do indivíduo, reduzindo-o à condição de objeto passivo da assistência. Essas práticas fortalecem a submissão do indivíduo, causando-lhe sofrimento, constrangimento ou danos à integridade do seu corpo. É contra essa prática que se apresenta a humanização.

Surgem, assim, as práticas consideradas recomendadas e que permitem um cuidado humanizado, ou seja, as tecnologias não invasivas de cuidado.

TECNOLOGIAS NÃO INVASIVAS DE CUIDADO COMO CAMINHO PARA A HUMANIZAÇÃO

Ao estudarem a assistência ao parto, Vargens e Progianti[7] apresentam e discutem tecnologias não invasivas de cuidado de enfermagem, e apontam os princípios fundamentais para seu desenvolvimento e sua prática da seguinte forma:

- o profissional de enfermagem não quer ser protagonista do processo de cuidar, pois tem convicção de que os sujeitos protagonistas são as mulheres;
- esse profissional não vê o processo de cuidar unicamente como um processo biológico, mas reconhece a possibilidade de outras experiências, como aquelas decorrentes de influências culturais, sociais, ambientais e místicas;
- o enfermeiro acredita que o processo é de cuidar e não de controlar. Admite o uso da intuição como indicativo de procedimentos de cuidado, em contraposição ao uso de práticas que estimulam a racionalidade;
- ele defende o respeito à privacidade e à segurança. Entende que procedimentos que invadam o corpo devem ser realizados a partir da decisão compartilhada com a mulher, o que a coloca na posição de protagonista do processo.

Esses princípios por si sós oportunizam o desenvolvimento de maneiras de cuidar que atendam ao conceito fundamental de cuidado humano, como entendido pela enfermagem atualmente[5]. É certo que diferentes maneiras de pensar o cuidado, em consonância com o paradigma humanístico, geram práticas ou procedimentos de cuidado também diferentes. Este capítulo tem como objetivo destacar a ideia de cuidado que envolva as várias dimensões da relação entre os sujeitos partícipes do processo; a ideia de prática que represente a manifestação concreta dessas várias dimensões do cuidado; além da ideia de procedimento como a operacionalização das práticas que tornam visível o fazer do profissional e que pressupõem uma habilidade específica.

Tecnologias não invasivas de cuidado envolvem cuidado, prática e procedimento, acrescentando-se a elas a característica fundamental de não invasão do corpo, da mente e da privacidade do ser.

E o que é não invadir? Nesse sentido, defende-se o princípio de que, quando o sujeito compartilha decisões sobre como ser cuidado, a invasão não existe, mesmo que os procedimentos de cuidar toquem partes íntimas ou internas do corpo biológico ou do corpo sociocultural.

Para que seja possível o desenvolvimento das tecnologias não invasivas de cuidado, faz-se necessário incorporar a disposição interna da desmedicalização como uma atitude propiciadora da humanização. Nesse contexto, desmedicalizar implica o profissional permitir a si mesmo adotar atitudes que refutem ou questionem os dogmas da assistência tecnocrática e, portanto, libertar-se das verdades impostas pela racionalidade científica. Ao mesmo tempo, proporciona ao sujeito do cuidado a libertação da invasão fundamental da medicalização[7]. Assim, a atitude desmedicalizada constitui um instrumento básico para o desenvolvimento de tecnologias não invasivas de cuidado e, por conseguinte, da humanização.

HUMANIZAÇÃO NO COTIDIANO DA ENFERMAGEM AO CUIDAR DE MULHERES

Tomando por base os princípios norteadores das tecnologias de cuidado, apresentam-se as estratégias que podem ser empregadas pela enfermagem no seu cotidiano de cuidado de mulheres.

No processo de cuidar de mulheres, o comportamento afetivo da enfermagem contribui com a satisfação da mulher, sua participação no planejamento dos cuidados, sua aderência aos tratamentos, sua qualidade de vida e sua recuperação. Esse comportamento afetivo privilegia a construção de um vínculo, de uma relação de confiança entre o profissional e o sujeito do cuidado, essencial para o cuidado humanizado[8]. O comportamento afetivo significa encorajar, ser amigável, demonstrar preocupação, fornecer segurança, chamar a mulher pelo nome, tocar e não abandonar.

Desse modo, a comunicação é instrumento primário para o cuidado humanizado à mulher e deve ser realizada de forma verbal e não verbal[9]. De nada adiantará o domínio das habilidades técnicas exigidas pelo profissional de enfermagem se este não conseguir estabelecer um vínculo de confiança com as mulheres e se não for capaz de identificar as pistas não verbais demonstrativas dos problemas que as afligem e que requerem seus cuidados[10]. Essas pistas são expressas por meio de tom, timbre, modulação da voz, expressão facial, gestos, postura corporal, modo de sentar, qualidade do olhar, sorriso e assim por diante.

Para agir em consonância com os princípios de que não quer ser o protagonista do processo de cuidar e de que não vê esse processo unicamente como um processo biologizado, utilizando-se das tecnologias não invasivas de cuidado, o profissional de enfermagem deve dar liberdade à mulher para que ela possa manifestar suas necessidades, seus medos, suas ansiedades e suas vontades; isso significa ouvi-la, mas não apenas na linguagem verbal.

Essa ideia pode ser mais bem compreendida quando, por exemplo, a mulher fecha as pernas no momento do exame ginecológico. Na verdade, ela se fecha em si e diz, por meio desse gesto, que não quer ser invadida em seu corpo, em sua intimidade, ou, ainda, que teme descobrir-se portadora de alguma doença. Nesses casos, a prática de oferecer a essa mulher a oportunidade de introduzir o espéculo vaginal e visualizar a si mesma por meio de um espelho constitui uma tecnologia não invasiva de cuidado, pela qual a paciente toma posição ativa no processo, reconhece sua condição e decide sobre si.

Essa maneira de proceder ao exame é estratégia fundamental para propiciar à mulher o conhecimento do próprio corpo que, por sua vez, colabora para a tomada de sua consciência, de como e quem ela é. Isso representa uma forma de empoderamento da mulher, condição essencial para a humanização. Assim, foi a habilidade de ouvir e observar a mulher que propiciou ao profissional colocar-se na posição de não protagonista no cuidado, reconhecendo-o não apenas como um processo biológico.

Nessa mesma maneira de pensar o empoderamento da mulher, pode-se citar o autoexame das mamas. Durante muitos anos, essa forma de detecção foi considerada como procedimento básico e fundamental para o diagnóstico precoce e atividade essencial no programa de prevenção do câncer de mama, embora até hoje não se constitua hábito de vida das mulheres. Com o desenvolvimento dos conhecimentos sobre a patologia, sob a óptica da racionalidade científica, o autoexame deixou de ser considerado uma atividade essencial. Nesse sentido, o Consenso de Mama, editado pelo Ministério da Saúde/Instituto Nacional do Câncer, em 2004, prioriza a mamografia e outros procedimentos mais eficazes no diagnóstico precoce da lesão em detrimento do autoexame. Aqui, o profissional de enfermagem, que prioriza o conhecimento do próprio corpo como condição essencial para o cuidado humanizado, certamente há de reconhecer no ensino e na incorporação do autoexame das mamas uma tecnologia não invasiva de cuidado importante para o empoderamento. Por meio dele, a mulher toca seu corpo e ocupa-se em olhar para si.

O profissional, quando acredita que o processo é de cuidar e não de controlar, age de modo a não impor à mulher suas crenças no que se refere ao que seria melhor para ela. Age em favor da fisiologia feminina e respeita o ritmo, o tempo e as decisões naturais da mulher. Reconhece a capacidade da mulher em criticar suas ideias e, a partir de então, se vê em condições de decidir junto com ela pelo melhor caminho a ser adotado. Reconhece-a como cidadã de direitos.

Isso fica evidente quando o enfermeiro encaminha a parturiente ao banho, por exemplo, em substituição ao uso da ocitocina exógena. A ocitocina é um instrumento de controle do parto por interferir em seu processo natural, geralmente em favor do profissional e não da parturiente. Substitui o tempo natural do parto pelo tempo desejado pelo profissional, o que caracteriza invasão desse tempo e da mulher em seu partejar. Em contraposição, o uso da água constitui um meio de ajudar a mulher a vivenciar o parto no seu tempo natural, pois contribui para a liberação dos hormônios necessários, incluindo aí a ocitocina endógena, para a harmonização prazerosa da mulher com a dor do trabalho de parto[11]. Aqui, o uso da água constituiu tecnologia não invasiva de cuidado.

Uma outra situação em que se evidenciam essas ideias é no campo da contracepção, quando, por exemplo, a mulher que, tendo prole constituída e numerosa, procura meios de evitar a gravidez sem, contudo, perder a capacidade de engravidar novamente quando assim o desejar. Após disponibilizar um espaço para troca de vivências e conhecimentos sobre os inúmeros métodos contraceptivos, bem como os insumos, a mulher decide pela adoção de método não definitivo e o profissional insiste em forçar uma opção pela laqueadura tubária. Nessa atitude, está implícita a ideia de controle do corpo, da prole e da sexualidade da mulher, sem respeitar sua decisão. Nesse caso, o respeito à decisão e a garantia do acompanhamento do uso do método escolhido pela mulher, proporcionado pela disponibilização de espaço de troca, caracterizam uma tecnologia não invasiva de cuidado, por meio da qual o enfermeiro cuida da mulher, e não procura controlar seus processos naturais ou suas decisões.

O profissional que defende o respeito à privacidade e a segurança no processo de cuidar da mulher entende que a forma como dá significado às experiências de vida pode não coincidir com o significado dado pela mulher de quem cuida. Desse modo, o que para o enfermeiro pode representar a segurança e o respeito à privacidade, pode não ser entendido pela mulher da mesma forma.

Um ambiente acolhedor representa instrumento importante para a humanização, principalmente por oportunizar a livre manifestação das subjetividades, da intuição e de outras experiências decorrentes de influências culturais, sociais, ambientais e místicas, além daquelas decorrentes da racionalidade medicalizada ou tecnocrática. Por oportunizar essas experiências, esse ambiente constitui um caminho para o respeito à privacidade e para a segurança desejada pela mulher.

A esse respeito, pode-se dizer que o ambiente das unidades de saúde de modo geral, hospitalares e da rede básica, configurou-se ao longo do tempo muito mais como espaço que privilegia a atuação dos profissionais do que como acolhimento para as pessoas que precisam dos serviços. Transformar esses ambientes é um desafio, pois significa romper definitivamente com o modelo tecnocrático de assistência ali cristalizado bem no âmago de seu símbolo maior: o hospital ou o consultório. Significa, por exemplo, admitir uma reordenação do espaço físico, do mobiliário e da circulação de pessoas de modo a atender às expectativas da mulher e não apenas favorecer ergonômica ou tecnicamente o profissional. Assim, por que a mesa ginecológica ou a mesa de parto têm de ser daquele modelo, impondo à mulher aquela posição? Por que as salas de parto têm que serem caracteristicamente salas cirúrgicas? Por que as cenas de cuidado à mulher precisam de tantos figurantes ou atores se entende-se que ela é a protagonista? Por que ocorre a imposição de rotinas rígidas? Sabe-se que, por todas essas questões, esses ambientes são opressores e inibidores da manifestação das subjetividades.

Desse modo, quando o enfermeiro em seu consultório elimina a mesa para a entrevista, na verdade elimina uma barreira física e simbólica (por tudo o que ela representa) no espaço da comunicação com a mulher e, por consequência, para o acolhimento. Da mesma forma, quando o profissional reconhece como imprescindível a reorganização dos centros obstétricos nos hospitais, de modo a atender individualmente cada mulher, está dando o primeiro passo em direção à criação de um ambiente acolhedor. A eliminação das salas de parto, de modo a permitir à mulher parir no próprio espaço em que ocorreu o trabalho de parto, constitui iniciativa essencial para a humanização do cuidado à mulher parturiente. Similarmente, permitir a presença de um acompanhante de sua escolha e limitar ao mínimo possível a presença de outras pessoas (profissionais), que habitualmente participam da cena do parto e do nascimento, também constitui iniciativa essencial para a humanização do cuidado.

PONTOS A REVISAR

- Reconhece-se a humanização como política pública, como movimento social de direitos reprodutivos e como um princípio fundamental para o cuidado de enfermagem à mulher?
- Conhecem-se as concepções de humanização que vêm sendo mais aceitas e incorporadas pela enfermagem no Brasil em

sua prática cotidiana, isto é, as propostas realizadas por Waldow[5,12] e pela OMS[2]?

- Reconhece-se o desenvolvimento e o emprego de tecnologias não invasivas de cuidado de enfermagem como um caminho seguro para a implementação de uma maneira humanizada de entender a mulher e cuidar dela?
- No contexto da humanização, há uma reflexão sobre conceitos de cuidado, prática, procedimento e tecnologia de cuidado?
- Entende-se o questionamento dos dogmas paradigmáticos do modelo tecnocrático como condição essencial para a implementação dessa prática humanizada?
- Reconhecem-se nas experiências cotidianas de cuidado à mulher exemplos que ilustrem essas ideias?
- Reconhece-se que a ideia de humanização como princípio norteador do cuidado à mulher compreende muito mais do que a cortesia, a amabilidade ou a maneira polida de receber e tratar a mulher, e que essas manifestações não constituem por si sós maneiras humanizadas de cuidar?

ATIVIDADES SUGERIDAS

1. Visite uma casa de parto, cenário habitual do emprego de tecnologias de cuidado de enfermagem como norteadoras da prática e da política de humanização do parto e do nascimento.
2. Entreviste mulheres que tiveram partos em maternidades tradicionais e também vivenciaram a experiência de parir em uma casa de parto.
3. Entreviste profissionais que atuem na consulta de enfermagem à mulher, buscando sua percepção das dificuldades, facilidades e estratégias adotadas para a implementação do cuidado humanizado.

PROPOSTAS PARA ESTUDO

- Conceitue cuidado humanizado.
- Descreva as características básicas dos modelos tecnocrático e humanístico de assistência.

- Aponte os princípios norteadores do emprego de tecnologias não invasivas de cuidado de enfermagem como estratégias para a humanização.
- Apresente situações de cuidado à mulher que exemplifiquem as estratégias de humanização do cuidado a partir do emprego de tecnologias não invasivas de cuidado de enfermagem.

Exercícios de pensamento crítico

1. O quadro de morbidade e mortalidade da mulher brasileira é caracterizado pela alta incidência de mortes desnecessárias, que poderiam ser evitadas com atitudes humanizadas e medidas de pouca complexidade. Estabeleça uma correlação entre humanização do cuidado, perfil de morbidade e mortalidade da mulher brasileira e sua qualidade de vida.
2. No Brasil, as taxas de cesarianas ultrapassam em muito o preconizado pela OMS. A medicalização excessiva, característica do modelo tecnocrático de assistência, é frequentemente apontada como causa determinante dessas altas taxas de cesarianas. Ao mesmo tempo, essas cesarianas, por serem desnecessárias, vêm sendo apontadas como causa do alto índice de mortes maternas. Desenvolva uma reflexão crítica sobre o parir e o nascer de forma humanizada e a redução dos índices de cesarianas no Brasil.

Referências bibliográficas

1. Brasil. Ministério da Saúde. Atenção integral à saúde da mulher: bases de ação programática. Brasília; 1984.
2. World Health Organization (WHO). World health day: safe motherhood. Genebra: WHO; 1998.
3. Rede Nacional Feminista de Saúde. Direitos sexuais e direitos reprodutivos. Dossiê humanização do parto. São Paulo; 2002.
4. Brasil. Parto, aborto e puerpério: assistência humanizada à mulher. Brasília; 2001.
5. Waldow VR. O cuidado humano: reflexões sobre o processo de enfermagem *versus* processo de cuidar. Revista de Enfermagem da Universidade Estadual do Rio de Janeiro 2001;9(3):284-93.

6. Davis-Floyd R. The technocrtatic, humanistic and holistic paradigms of childbirth. International Journal of Gynecology and Obstetrics 2001;75:S5-S23.
7. Vargens OMC, Progianti JM. O processo de desmedicalização da assistência à mulher no ensino de enfermagem. Revista da Escola de Enfermagem da USP 2004;38(1):46-50.
8. Progianti JM, Vargens OMC. As enfermeiras obstétricas frente ao uso de tecnologias não invasivas de cuidado como estratégia na desmedicalização do parto. Escola Anna Nery 2004;8(2):194-7.
9. Silva MFP. O papel da comunicação na humanização da atenção à saúde. Bioética 2002;10:73-8.
10. Canella P, Maldonado MT. Recursos de relacionamento para profissionais de saúde. Rio de Janeiro: Reichmann e Affonso; 2003.
11. Odent M. A cientificação do amor. São Paulo: Terceira Imagem; 2000.
12. Waldow VR. Cuidado humano: o resgate necessário. Porto Alegre: Sagra-Luzzato; 1998.

Para saber mais

Ministério da Saúde (Br). Instituto Nacional do Câncer. Controle do câncer de mama: documento de consenso. Rio de Janeiro, 2004.

Nascimento NM, Progianti, JM, Novoa RI, Oliveira TR, Vargens OMC. Tecnologias não invasivas de cuidado no parto: a percepção das mulheres quanto ao uso. Escola Anna Nery Revista de Enfermagem 2010;14(3):456-61.

Progianti JM, Vargens OM da C. As enfermeiras obstétricas frente ao uso de tecnologias não invasivas como estratégias na desmidicalização do parto. Rev de Enf 2004;8(2):194-7.

Seibert SL, Salgado APA, Vargens OMC, Progianti JM. Refletindo sobre as tecnologias não invasivas de cuidado de enfermagem obstétrica. Revista Técnico-Científica de Enfermagem, RECENF, caderno da ABENFO 2010;26;294-9.

Torres JA, Santos I, Vargens OMC. Construindo uma concepção de tecnologia de cuidado de enfermagem obstétrica: estudo sociopoético. Texto & Contexto 2008;17(4):656-74.

17

PERSPECTIVA MASCULINA DA SAÚDE DA MULHER

Luiza Akiko Komura Hoga

Pontos a aprender

1. A relevância da temática na atualidade.
2. As complexas relações entre os comportamentos masculinos na esfera sexual e reprodutiva e a saúde da mulher.
3. O impacto dos fatores do contexto sociocultural sobre os comportamentos masculinos e sua relação com a saúde da mulher.
4. As possibilidades da inserção da perspectiva masculina na saúde da mulher.

Palavras-chave

Saúde da mulher, homem, masculinidades, gênero.

Estrutura dos tópicos

Introdução. Compreensão das vivências masculinas no campo da saúde sexual, reprodutiva e da mulher. Possibilidades da prática assistencial. Pontos a revisar. Atividades sugeridas. Propostas para estudo. Exercícios de pensamento crítico. Referências bibliográficas. Para saber mais.

INTRODUÇÃO

Alguns problemas do âmbito da saúde da mulher adquiriram complexidade crescente e relevância no Brasil, com impacto marcante sobre o padrão epidemiológico dessa área. Trata-se de uma realidade que indicou a necessidade de novas abordagens nas pesquisas, e o tradicional enfoque, até então restrito à área materno-infantil, foi gradativamente ampliado e passou a integrar temas relativos à sexualidade e às relações sociais de gênero[1]. Atualmente, observa-se um crescente aumento da quantidade de pesquisas e publicações abordando essas temáticas, inclusive a perspectiva masculina da saúde sexual e reprodutiva. Esse enfoque ainda requer muito investimento por parte dos pesquisadores, pois ainda é restrito se comparado à perspectiva feminina.

Estudos sobre masculinidades começaram a ser realizados em algumas localidades da Europa, do Canadá e dos Estados Unidos, onde surgiram organizações de homens com o intuito de discutir a respeito das mudanças nas relações afetivas, sexuais e de gênero. As transformações sociais e a evolução crescente dos papéis femininos provocaram o surgimento desse tipo de discussão. Havia urgência na obtenção de conhecimentos a respeito do universo dos homens homossexuais em razão da problemática relacionada à AIDS, que aumentava rapidamente em várias partes do mundo. Configurou-se um cenário em que os homens passaram a ser vistos como seres que tinham necessidades e direitos na esfera sexual e reprodutiva[2].

Reflexões sobre essas temáticas, iniciadas em amplos setores da sociedade e que tiveram continuidade nas universidades, contribuíram para clarear alguns pontos. Havia certo consenso relativo à premissa de que a melhoria dos indicadores de saúde das mulheres estava intimamente relacionada às mudanças de comportamento dos homens na esfera sexual e reprodutiva[2]. Eram transformações requeridas, sobretudo, no tocante às atitudes masculinas diante das doenças sexualmente transmissíveis, em especial a AIDS, e ao maior envolvimento masculino nas práticas de anticoncepção.

Surgiu a ideia da organização de um evento para discutir questões correlatas em uma esfera ampla, para tornar possível a proposição de recomendações em âmbito mundial. Sob liderança do movimento feminista internacional, foram realizadas a Conferência

Internacional de População e Desenvolvimento (CIPD), na Cidade do Cairo, em 1994, e a Conferência Mundial sobre a Mulher (CMM), em Pequim, em 1995[1].

A tomada de medidas para aumentar a responsabilidade masculina em saúde reprodutiva foi uma das recomendações feitas. Sugeriu-se que as ações estivessem associadas à área do direito, sobretudo com relação ao controle das questões pertinentes à sexualidade, à saúde sexual e reprodutiva e à decisão livre a respeito dessas questões da vida, sem coerção, discriminação e violência.

Relações sexuais e reprodutivas harmônicas requerem o respeito e o consentimento do homem e da mulher. Ambos devem assumir conjuntamente suas responsabilidades e consequências advindas do comportamento sexual adotado. Recomendou-se que os projetos de educação para a saúde e de assistência incluíssem a perspectiva masculina em suas ações[2]. A partir de então, houve um crescente aumento no número de pesquisas com enfoque direcionado aos homens, suas vivências no âmbito da sexualidade, seus papéis sociais, as relações de gênero e as demais temáticas relacionadas à saúde materna, sexual, reprodutiva e da mulher.

Medidas de ordem legal e operacional relativas à responsabilidade dos homens na saúde reprodutiva já existiam no Brasil em momento anterior à Conferência do Cairo. A Constituição Brasileira[3], promulgada em 1988, em seu artigo 226, parágrafo 7, reconhece o direito de mulheres e homens de tomar uma decisão livre em relação às práticas relativas à sexualidade e à reprodução. O artigo 10º, parágrafo primeiro, do Ato de Disposições Transitórias, garante licença-paternidade de cinco dias.

Outras medidas foram conquistadas após a Conferência. A Lei do Planejamento Familiar de 1998 possibilitou que a vasectomia fosse feita no Sistema Único de Saúde (SUS)[4]. O novo Código Civil[5] de 2003 passou a reconhecer a igualdade de direitos e obrigações de pais e mães na criação dos filhos, a igualdade de direitos entre filhos do casamento e de fora dele, e a estender prerrogativas do casamento às uniões de fato. O homem deixou de ser o chefe da sociedade conjugal, e a responsabilidade masculina com a reprodução aumentou, podendo o juiz averiguar alegação de paternidade por parte da mulher e determinar investigação de paternidade se o suposto pai não atender à notificação ou recusar-se a reconhecer o filho alegado.

O artigo 224 do Código Penal considera crime o não pagamento da pensão alimentícia[6].

O Ministério da Saúde também tem tomado medidas para propiciar maior envolvimento masculino na saúde reprodutiva. Criou-se o Programa de Humanização do Nascimento e Parto[5], que preconiza a inserção do pai como acompanhante durante o trabalho de parto e pós-parto imediato. No âmbito do Estado de São Paulo, a Lei n. 10.241[7], de 17 de março de 1999, que dispõe sobre os direitos dos usuários dos serviços e das ações de saúde no Estado, prevê a presença do acompanhante de escolha da mulher no decurso da assistência ao período gravídico-puerperal.

Muitos foram os recentes avanços na esfera dos direitos reprodutivos. Apesar disso, muitos homens, que desejam participar mais ativamente dos processos sexuais e reprodutivos, continuam enfrentando dificuldades nessa área. No cotidiano da assistência à saúde, é possível observar que eles desconhecem ou apresentam dificuldades para compreender as transformações que ocorrem nas mulheres no decorrer de seu curso da vida, como as corporais e emocionais dos períodos pré-menstrual, gravídico-puerperal e do climatério e na fase senil.

Dificuldades de compreensão no campo da relação com a própria sexualidade e com o corpo podem provocar vivências de sentimentos ambíguos e causar sofrimento. São experiências consequentes à desinformação e à mudança rápida dos papéis masculinos na sociedade. Profissionais de saúde devem estar aptos para o atendimento dessas demandas, sobretudo as relacionadas à esfera sexual, e para a consideração dos desejos e das necessidades segundo a perspectiva dos próprios homens, visto que persistem a escassez e a inadequação de serviços voltados ao âmbito sexual e reprodutivo do público masculino[1].

É preciso ter em conta a existência de um imaginário social que considera homens doentes como seres fragilizados. Entretanto, a existência de representações sociais acerca do ser homem, associando-o a boas condições de saúde e virilidade, não significa a ausência de problemas de saúde. Ao contrário, eles também enfrentam, além das doenças crônicas, outras relacionadas à disfunção erétil, ao tabagismo, ao etilismo e às dificuldades afetivas, emocionais e sociais, que exercem impacto sobre a saúde e o bem-estar[8].

Apesar dessa realidade, os homens apresentam maiores dificuldades que as mulheres para expor seus problemas para os profissionais que podem prestar-lhes assistência[9]. A maioria deles não tem o hábito de frequentar serviços de saúde com a finalidade da prevenção; só o fazem quando surge uma emergência. Isso resulta em uma assistência à saúde fragmentada, pois os homens não chegam a ser atendidos em sua dimensão integral.

Todos os níveis de atenção à saúde, desde as unidades básicas de saúde até os serviços com maior grau de especialização, devem incorporar a saúde sexual e reprodutiva também na perspectiva masculina. Isso irá contribuir para que homens e mulheres possam desfrutar de sua sexualidade e sua saúde de forma mais plena.

COMPREENSÃO DAS VIVÊNCIAS MASCULINAS NO CAMPO DA SAÚDE SEXUAL, REPRODUTIVA E DA MULHER

Resultados de pesquisas realizadas na perspectiva masculina são expostos, pois trata-se de conhecimentos preciosos para compreender a complexa relação existente entre atitudes e comportamentos masculinos no âmbito sexual e reprodutivo e a saúde da mulher.

Existe uma diversidade nos padrões de masculinidade vivenciados pelos homens, já que eles são fortemente influenciados pelas crenças e pelos valores culturais de cada contexto social. Trata-se da pluralidade que dificulta a elaboração de uma definição homogênea a respeito do significado do "ser homem" na atualidade. São padrões em processo rápido e contínuo de transformação que dificultam ao homem assumir posicionamentos precisos em relação a seus papéis sociais[2].

Embora haja compartilhamento, entre homens e mulheres, das opiniões relativas às responsabilidades cotidianas, como tarefas domésticas e dos gastos financeiros, os homens continuam se sentindo responsáveis pela manutenção de sua autoridade moral. Eles sentem necessidade de reafirmar sua responsabilidade em relação às decisões tomadas no contexto familiar[2].

As mulheres fazem um vínculo claro entre a vida reprodutiva e a saúde. Os homens, por sua vez, não conseguem estabelecer essa relação de forma direta e sentem dificuldades em associar a reprodução a um processo de intimidade e de relação com seu próprio corpo. Rapazes na adolescência ou no início da idade adulta não chegam a criar e a desenvolver marcas em seu imaginário relativas à consciência reprodutiva. Eles tendem a associar a ejaculação ao prazer e não ao seu potencial genitor. As moças, por sua vez, percebem-se como potenciais geradoras de filhos. Essas diferenças permitem concluir que, na fase da adolescência, a paternidade não é tão óbvia para os homens quanto a maternidade é para as mulheres[9].

A existência da condensação de significados entre potência, fertilidade e sexualidade indica possibilidades no campo educativo e de intervenção direcionadas aos grupos masculinos. A concepção da sexualidade masculina direcionada à conquista, a relações sem limite e à busca de prazer tem implicações quando inserida no campo da educação para a sexualidade e a saúde reprodutiva. Há que se considerar o interesse cognitivo que jovens de ambos os sexos podem apresentar em relação a essas temáticas. Os rapazes possuem grande interesse pelo corpo sexual e as moças, mais pelo corpo reprodutivo, em detrimento do corpo sexual e erótico[9].

Estudo desenvolvido junto a operários da construção civil revelou que a vida sexual desses homens, incluindo sua saúde sexual, é vista como algo muito simples, centrada geralmente no pênis e em sua capacidade de ereção. Os próprios homens avaliaram que não tinham muito a aprender sobre o funcionamento do próprio corpo. O interesse por esse tipo de aprendizado estava restrito basicamente ao mecanismo de ereção, caracterizado por um funcionamento externo do órgão genital. Apresentaram ainda certa facilidade para discorrer a respeito do funcionamento do corpo feminino. A atenção deles estava voltada à conquista sexual e amorosa, e eles moviam também seu interesse em direção à saúde das mulheres na perspectiva da solidariedade. Os homens estimam que as mulheres merecem atenção e cuidado em razão da complexidade feminina, e eles movem-se impulsionados pelo desejo da conquista. Trata-se de constatações de pesquisas que podem fornecer subsídios importantes para o desenvolvimento das políticas públicas no campo da educação e da assistência para a saúde sexual, reprodutiva e da mulher[9].

Os homens consideram que cabe às mulheres coordenar e tomar para si a responsabilidade pelas decisões e ações de contracepção. Acreditam que as mulheres gerenciam esses aspectos, visto que os processos ocorrem efetivamente no corpo feminino. Muitos se colocam em posição de subordinação à liderança feminina, no âmbito reprodutivo, e acabam deparando-se com a paternidade não planejada, o que acaba modificando o rumo de suas próprias vidas. Tal ocorrência leva à necessidade de assumir responsabilidades, e esse dado é utilizado para avaliar o grau de seriedade de um homem, segundo a visão deles. Consideram que o casamento, que ocorre nesse contexto, é uma instância reguladora do comportamento sexual e reprodutivo. Homens que se sentem "vitimados" pela paternidade precoce ou não desejada tornam-se posteriormente mais eficientes em relação ao controle da fertilidade, o que pode determinar maior preocupação com o uso de contraceptivos, sobretudo o preservativo[9].

Mulheres moradoras de uma comunidade de baixa renda revelaram que os homens não se preocupam com as práticas de anticoncepção como deveriam, e elas, em razão desse comportamento, enfrentam dificuldades. Com frequência, eles não utilizam preservativos alegando diminuição no prazer sexual. Também desestimulam ou até proíbem que suas parceiras utilizem o dispositivo intrauterino por temerem danos ao útero, cuja preservação é considerada vital para a manutenção da feminilidade e da capacidade reprodutiva, aspectos muito valorizados culturalmente. Nessa pesquisa, constatou-se que as percepções e expectativas das próprias mulheres e de suas atitudes diante da anticoncepção fundamentam-se em valores androcêntricos e são a eles subordinadas[10].

Homens dessa mesma comunidade destinam a responsabilidade de evitar filhos à mulher. Eles passam a adotar medidas anticoncepcionais apenas nos casos em que a mulher já experimentou todas as possibilidades nesse campo e não possuem mais alternativas. O preservativo masculino não costuma ser utilizado no casamento com a finalidade da anticoncepção. Quando o fazem, o objetivo primeiro é destinado à prevenção das DSTs/AIDS, sobretudo em relacionamentos extraconjugais[11].

A realidade dessa comunidade tem provavelmente correspondência com muitas outras, e o conjunto se reflete nos dados epidemiológicos brasileiros. O preservativo era utilizado apenas por 5,2% dos casais em união no Brasil, segundo dados de 1996. A utilização desse recurso apresentou aumento em 2002, época em que era utilizado para prevenir gravidez e doenças sexualmente transmissíveis: 11% entre os parceiros fixos, 55% na primeira relação e 58% com parceiras eventuais[9].

A primeira opção anticoncepcional recai primordialmente sobre os métodos femininos, ficando a vasectomia como um dos últimos recursos utilizados. Homens vasectomizados revelaram que esse recurso é adotado para superar os inúmeros problemas do âmbito da anticoncepção enfrentados pelas mulheres. Aqueles que chegaram a realizar vasectomia tiveram de superar muitos preconceitos a respeito do método. Os principais estavam relacionados ao temor ou ao receio da desvalorização como pessoas, em razão da condição de homem esterilizado. Alegou-se a possibilidade de diminuição do autoconceito, que é decorrente do imaginário social negativo existente em relação à vasectomia, que considera que esse procedimento pode afetar o desempenho sexual. O valor atribuído à capacidade reprodutiva masculina, cuja preservação é muito valorizada, também está associado[12].

O que favorece o pouco envolvimento masculino nas questões reprodutivas é o fato de muitos desses homens sofrerem a precariedade de conhecimentos para reverter tal realidade. Os homens relataram a ausência de educação sexual na família, de modo que os conhecimentos que adquiriram foram obtidos em outras fontes, nas conversas informais mantidas com amigos, os quais, por sua vez, também não possuem informações fidedignas a respeito desses assuntos[11].

De forma similar, uma pesquisa realizada com brasileiros descendentes de japoneses demonstrou que "a relação homem-mulher se constrói vivendo, aprendendo e melhorando com as experiências"[13], um aprendizado obtido com a experiência, uma trajetória caracterizada por muitos erros e acertos. Homens desse grupo étnico também não receberam orientação sexual na família, e o que conheciam a respeito foi conseguido fora de casa, na escola e com os amigos.

A perspectiva masculina da saúde sexual e reprodutiva tem sido alvo da atenção da autora deste capítulo, que tem desenvolvido algumas pesquisas sobre essa temática. Homens que tentam envolver-se com maior profundidade com questões sexuais e reprodutivas e que buscam conhecimentos e assistência nessa área alegam muitas dificuldades para encontrar profissionais ou serviços que disponibilizem tais recursos. Chegam a criticar a denominação "saúde da mulher", que os exclui sistemática e oficialmente da assistência. Eles não sabem a quem recorrer quando desejam obter informações fidedignas sobre a própria saúde e as características próprias às fases do curso da vida do homem e da mulher, fator considerado essencial para incrementar a participação masculina na saúde sexual, reprodutiva e da mulher[11].

Essa realidade contribui também para a ocorrência de uma grande quantidade de gravidezes não planejadas e de suas consequências no âmbito da saúde perinatal, sobretudo os abortamentos provocados e as mortes maternas. A problemática da gravidez na adolescência acarreta sérias consequências à sociedade, sobretudo a diminuição da duração das gerações e o decorrente impacto na qualidade da assistência à saúde materna, as maiores demandas educacionais e a diminuição da escolaridade, conjunto cujo resultado é o aumento contínuo da dívida social brasileira.

A respeito da gravidez não planejada pelo casal, uma pesquisa visando a conhecer as atitudes masculinas diante dessa questão revelou que os fatores determinantes são muitos: as experiências pessoais que os homens tiveram na infância com as figuras paterna e materna, a experiência pessoal prévia de contato com filhos, a idade dos homens e, sobretudo, o tipo de vínculo mantido com suas parceiras antes da ocorrência da gravidez.

Um aprofundamento no estudo da relação entre vínculo marital e as atitudes masculinas diante da gravidez não planejada constatou que quanto maior o grau de vínculo entre os parceiros, maiores as probabilidades de o homem acompanhar a gravidez, registrar os filhos, fornecer ajuda financeira e manter contato com eles. A respeito da relação entre vínculo marital e ocorrência de gravidez, ficou evidente que os casados permaneceram no mesmo estado civil; entre os namorados, cerca da metade deles rompeu a relação e a outra parte se casou. Entre os parceiros sem nenhum tipo de vínculo prévio à gravidez, nenhum estabeleceu vínculo após a notícia da gravidez. O nascimento de um filho não constituiu fato que tenha levado à união de um casal se entre eles não havia vínculo prévio à gravidez. Esses dados foram confirmados por outro estudo desenvolvido com homens com características socioeconômicas e culturais distintas, que tinham compartilhado da experiência do aborto. Constatou-se que o vínculo frágil com a parceira foi uma das principais justificativas da decisão pelo aborto e que o envolvimento masculino nas práticas anticoncepcionais é mediado pelo tipo de relacionamento mantido entre os casais, sendo a responsabilidade pela anticoncepção atribuída preponderantemente às mulheres. A possibilidade de os homens virem a assumir a gravidez é diretamente proporcional à estabilidade e ao grau de vínculo existente entre o casal.

Mulheres que são surpreendidas pela gravidez não planejada vivenciam, no decurso da gravidez, uma grande incerteza em relação ao próprio futuro e ao de seu filho[14]. Trata-se de uma condição que provoca grandes danos à saúde física e, sobretudo, mental, com consequências sérias no âmbito da perinatologia.

Muitas vezes, a gravidez não planejada tem continuidade. Entretanto, muitas permanecem indesejadas até o nascimento do filho, o que pode acarretar também muitos prejuízos para a saúde da mãe e do filho, com impacto significativo sobre os psiquismos materno e fetal, que são cruciais para ambos. Outras vezes, acaba resultando em abortos provocados e submetendo a mulher a grandes riscos de morbidade e mortalidade.

A experiência do aborto, tenha sido ele provocado ou não, causa muitas consequências às pessoas diretamente envolvidas. Homens que compartilharam da experiência do aborto espontâneo de suas parceiras vivenciaram muitos sentimentos, como tristeza, infelicidade, abalo emocional, traumas psicológicos e afetivos, depressão e mágoa. Aqueles que compartilharam da experiência do aborto provocado relataram também vivências relacionadas à discriminação social e sentiram-se culpados e arrependidos em relação ao ocorrido[15].

A ausência de orientação e de apoio psicológico constituíram queixas constantes das narrativas de homens que compartilharam da experiência do aborto. Identificou-se uma demanda não atendida, visto que os homens expressaram o desejo de uma atenção capaz de reconhecer suas necessidades e dimensionar a complexidade do significado do aborto, que não se restringe à dimensão biológica, mas afeta o âmbito psicológico masculino com grande intensidade. Os homens denunciaram a falta de sensibilidade dos profissionais de saúde diante do sofrimento característico da experiência, tanto do aborto espontâneo como do provocado.

Homens que compartilham as alterações físicas e emocionais, características do ciclo gravídico-puerperal, ficam muitas vezes angustiados pelo fato de não compreenderem o que de fato está ocorrendo nessa fase e por não saberem que atenção fornecer a cada uma das situações surgidas. Não é raro o início de desentendimentos entre os casais, os quais se tornam intransponíveis no futuro e acabam resultando em separação, com consequências para todos os envolvidos. Trata-se de um indicativo importante da necessidade de inclusão dos homens nos grupos de orientação no pré-natal, que, via de regra, são restritos à participação das gestantes. Salienta-se que questionamentos sobre as modificações que as mulheres apresentam nessa fase fazem parte da vida da maioria dos homens, independentemente de seu grau de instrução e inserção socioeconômica e cultural, muito embora muitos deles apresentem dificuldades na exposição de suas dúvidas. Muitos também vivenciam sentimentos de rejeição e sentem que suas mulheres destinam-lhes pouca atenção, sobretudo na fase de puerpério. Esses aspectos não podem permanecer alheios à atenção dos profissionais que prestam assistência perinatal.

Algumas pesquisas demonstram grandes lacunas na assistência, que necessitam ser preenchidas pelo conjunto de profissionais que constituem as equipes responsáveis pela provisão de cuidados à saúde.

POSSIBILIDADES DA PRÁTICA ASSISTENCIAL

Torna-se desnecessário reiterar a importância de considerar a perspectiva masculina, e todas as suas consequências, na assistência à saúde da mulher. Ressalta-se, entretanto, que a inclusão dos homens e da perspectiva masculina na assistência não deve ser feita com o objetivo único de promover o bem-estar das mulheres. Nesse sentido, não é possível permanecer continuamente com uma atitude restrita à identificação de lacunas ou com o discurso do não preenchimento e de desempenho adequado dos papéis sociais por parte dos homens. A adoção desse posicionamento não favorece a reconstrução de processos sociais e a abertura à inovação, com consequente visualização de novas possibilidades no pensamento e desenvolvimento da assistência. Esses aspectos constituem os principais desafios relacionados à inclusão da perspectiva masculina e à promoção da saúde da mulher[2].

A superação desses desafios requer a inserção dos homens, de forma mais substantiva, no cenário da saúde e o enfoque mais claro da questão dos direitos reprodutivos. Tal prerrogativa leva à necessidade de rever conceitos e ações no âmbito da formulação, do desenvolvimento e da avaliação de políticas públicas.

Muitos pesquisadores concordam que é preciso construir estratégias diferentes para homens e mulheres, porque o sentido que os dois sexos atribuem ao corpo sexual e reprodutivo é diferente. Existem, portanto, demandas distintas para homens e mulheres no campo da educação e da assistência em saúde da mulher, sobretudo no âmbito da saúde sexual e reprodutiva.

Na perspectiva masculina, os homens requerem a desmistificação relativa à concepção de que seus corpos são simples e mecânicos e que, portanto, não requerem conhecimento ou maiores estudos. Urge a necessidade de reverter uma ideia prevalente no meio masculino de que o conhecimento do funcionamento do corpo tem como objetivo único a conquista amorosa. Ao contrário, deve-se disseminar a noção de que o corpo masculino também necessita ser adequadamente conhecido, pois assim torna-se possível cuidar dele, destinar-lhe tratamento e conquistar qualidade de vida e dignidade.

Esforços devem ser direcionados com o objetivo de desfazer o emaranhado simbólico existente entre o sentido de fertilidade, potência/ereção do pênis e sexualidade, que se encontra por demais condensado. Busca-se com isso propiciar o desenvolvimento de novos processos cognitivos, comportamentais, afetivos e sexuais entre os homens, pois esses mecanismos influenciam diretamente o bem-estar e a saúde da mulher[16].

Essas transformações poderão ocorrer apenas quando o estudante de enfermagem puder discutir a respeito dessas questões sem preconceitos e com base em dados científicos. É nessa fase que os valores e prerrogativas de cada profissão, assim como o modo de visualizar e desenvolver a assistência, são incorporados e passam a constituir os alicerces de sua formação.

Ao pensar sobre qualquer âmbito da assistência à saúde, é fundamental que haja a devida contextualização sociocultural, para que o cuidado oferecido seja significativo do ponto de vista dos usuários. É importante resgatar o histórico do homem, seus estilos de vida e valores socioeconômicos, políticos e religiosos. No contexto brasileiro, importa considerar também as profundas desigualdades sociais existentes entre as famílias e comunidades que vivem nas cidades e nas zonas rurais das diversas regiões brasileiras. A diversidade na origem étnica também é uma realidade, o que significa a existência de diferenças no tocante às questões de saúde, práticas alimentares, crenças e valores, princípios filosóficos, entre outros que influenciam de forma significativa as relações entre os membros da família, as gerações e as práticas de saúde da esfera sexual, reprodutiva e da mulher.

Experiências adquiridas com o contato direto com comunidades de baixa renda permitiram constatar diferenças marcantes no significado atribuído à saúde e, portanto, às práticas a ela relacionadas entre os profissionais e usuários de saúde. A tentativa de compreensão e a consequente consideração dos inúmeros fatores que envolvem tais diferenças é fundamental para o profissional de saúde alcançar a satisfação de seus pacientes. Preliminarmente ao planejamento das ações de assistência à saúde, há necessidade de ponderar sobre tais questões. A sistematização desse tipo de conhecimento requer pesquisas junto aos usuários dos serviços, para tornar possível captar a perspectiva deles. O hábito da pesquisa deve ser inerente à prática assistencial, pois tal associação possibilita constante autocrítica das práticas cotidianas, o que é fundamental para alcançar a qualidade do cuidado. Um dos eixos que compõem a avaliação do cuidado é a satisfação dos usuários dos serviços de saúde, segundo a perspectiva deles.

Um maior envolvimento masculino na saúde reprodutiva requer a inserção dessa questão no contexto social vivido atualmente pelas famílias brasileiras que enfrentam dificuldades no trabalho. Várias reflexões devem permear o dia a dia dos profissionais de saúde, inclusive os relativos às dificuldades que os homens enfrentam para exercitar sua cidadania. Alguns questionamentos podem facilitar tais reflexões:

- É possível o pai, na atual conjuntura social, fazer uso da prerrogativa de gozar cinco dias de licença-paternidade, conforme previsto em lei?
- A instituição de saúde e os profissionais estão devidamente preparados para prestar assistência adequada ao pai acompanhante durante a assistência ao ciclo gravídico-puerperal?
- Os homens, e até mesmo as mulheres, desejam efetivamente participar do trabalho de parto?
- A mulher sob os cuidados do profissional de saúde possui família?
- Qual é o tipo de família?

É necessário ter em mente que existem pessoas que não possuem família ou perderam contato com seus familiares, ao longo do tempo, por inúmeras razões. O que é possível pensar e agir diante dessas questões? Essas reflexões devem fazer parte do cotidiano profissional para se evitar posicionamentos unilaterais que desconsiderem os variados contextos de vida de homens, mulheres e suas famílias.

A respeito dos resultados de pesquisas expostos neste capítulo, existem enfoques direcionados aos homens que podem promover a qualidade da assistência à saúde da mulher. A adequação nos horários de oferecimento de diferentes grupos de educação, para a saúde ou a expansão do leque de possibilidades a grupos de adolescentes, pré-natal, planejamento familiar, entre outros, é fundamental para que os homens possam efetivamente participar deles sem sofrer riscos ou prejuízos no âmbito privado, sobretudo no que se refere ao trabalho.

Salienta-se a importância da utilização adequada dos recursos audiovisuais e da linguagem no desenvolvimento de práticas educativas em saúde. A linguagem utilizada deve ser compreensível e significativa do ponto de vista dos participantes. A escuta atenta às demandas e a atitude isenta de preconceitos e julgamentos em relação às experiências relatadas pelos homens são aspectos fundamentais. Importa também estabelecer uma forma de comunicação aberta e de não julgamento dos comportamentos masculinos contrários aos preconizados socialmente. São cuidados que assumem importância crucial quando se trata de discutir a respeito de valores e estilos de vida relevantes no âmbito da saúde sexual e reprodutiva. Trata-se de medidas que evitam que os profissionais assumam o papel de juízes dos comportamentos das pessoas. Aos provedores da assistência à saúde cabe alertar sobre práticas potencialmente prejudiciais à saúde de todas as pessoas envolvidas.

Atividades educativas voltadas ao grande público masculino também constituem importantes recursos para promover a saúde da mulher. Programas com enfoque direcionado ao combate dos mitos existentes em relação às DSTs, à AIDS, ao preservativo e à vasectomia podem ser expandidos e desenvolvidos em instituições de saúde e educação. A participação dos homens, que podem relatar suas experiências pessoais de forma realista, constitui importante recurso no que se refere à educação sexual e às discussões relativas à sexualidade.

Nos trabalhos de educação para a saúde que envolvem temáticas relativas à sexualidade, às relações de gênero, à saúde reprodutiva, entre outros, é preciso destinar atenção ao fato de os homens nem sempre se sentirem suficientemente livres para expor suas experiências, suas dúvidas e seus questionamentos em público, sobretudo para profissionais do sexo feminino e ou na presença de mulheres. Existe, portanto, a necessidade de oferecer aos homens as oportunidades para que eles possam expor seus mitos e crenças de forma espontânea.

Esses foram aspectos ressaltados por homens que se submeteram à vasectomia. A assistência em planejamento familiar deve estar inserida em um processo sistemático de orientação quanto a todos os métodos anticoncepcionais existentes, inclusive o detalhamento de cada recurso. Tal sistematização propicia segurança, clareza, confiança e perda do medo e do preconceito, e todo esse conjunto de fatos é considerado importante por homens que decidem submeter-se à vasectomia[12].

Esse procedimento, que pode ser considerado simples do ponto de vista dos profissionais, pode ser sinônimo de apreensão na perspectiva dos usuários. A atenção profissional deve ser destinada para preparar adequadamente os homens que vão se submeter à vasectomia. Uma alternativa para promover esse aspecto da assistência pode ser a utilização de filmes que demonstrem a realização completa do procedimento. Esse recurso é muito eficiente no esclarecimento de dúvidas sobre a anestesia e o processo cirúrgico propriamente dito, com vistas à diminuição prévia de seus receios.

Muitos homens se sentiram demasiadamente expostos durante a realização da vasectomia, o que indica que mais atenção deve ser direcionada à preservação da sua intimidade. São cuidados que cabem de modo mais específico à enfermagem, que deve dispensar atenção a tais aspectos.

Homens vasectomizados demonstraram despreocupação em relação às DSTs e à AIDS, o que os coloca na condição de grande suscetibilidade e dependência do comportamento sexual de suas parceiras sexuais. Deve-se reconhecer que existem expressões de comportamento sexual, tanto masculino como feminino, que não se adaptam ao que seria o modelo normativo da sociedade. Em muitas culturas, o homem apresenta maior probabilidade de envolver-se em relações com mais de uma parceira, ficando mais exposto a adquirir e transmitir DSTs e AIDS. O uso do preservativo como estratégia de prevenção dessas doenças tem pouca prevalência no Brasil, embora os índices de utilização tenham apresentado aumento nos últimos anos. Nesse sentido, há que se alertar para o fato de a atitude passiva das mulheres trazer dificuldades para a negociação do uso de preservativos pelos parceiros sexuais[9].

As mulheres laqueadas, por sua vez, também não estão preocupadas com a questão das DSTs e da AIDS, pois muitas não requerem o uso da camisinha por parte de seus parceiros. Associando-se os dados da perspectiva masculina nessa questão e considerando a prevalência alta de laqueadura entre mulheres brasileiras e sua suscetibilidade às doenças sexualmente transmissíveis, chega-se a um grave problema de saúde pública, sobretudo em razão da hegemonia masculina nas questões sexuais e reprodutivas[17].

A respeito de homens que compartilharam da experiência do aborto, constataram-se demandas relativas ao reconhecimento de suas necessidades e ao dimensionamento da complexidade que envolve o significado do aborto[15], que não se restringe à dimensão biológica, mas afeta o âmbito psicológico com grande intensidade. Cabe aos profissionais tentar superar a pouca sensibilidade diante do sofrimento ocasionado pelo aborto, tenha sido ele provocado ou espontâneo. Muitas vezes, o sentimento de perda que permeia a experiência do aborto pode ser potencializado pela má qualidade da assistência recebida nos serviços de saúde. A inclusão da perspectiva masculina na assistência ao processo de abortamento e, sobretudo, a relevância demonstrada pelos profissionais a aspectos que extrapolam o físico constituem formas de auxiliar na elaboração da perda, considerada importante no processo de cuidar.

Preconiza-se que a atenção à mulher, a seu companheiro e aos seus familiares no decurso do abortamento e no período pós-aborto deva ser desenvolvida por meio de um conjunto de ações. Devem ser garantidos o acolhimento, realizado de forma humanizada, a informação, o aconselhamento e a competência profissional com uso de tecnologia apropriada. O cumprimento desses requisitos requer comprometimento profissional, assim como o respeito à dignidade e aos direitos individuais dos usuários de saúde[18].

Muitas são as possibilidades de promoção de saúde da mulher com consideração mais apropriada à perspectiva masculina. Considera-se relevante proporcionar oportunidades para que os homens posicionem-se como participantes ativos no processo reprodutivo, por meio da inclusão deles na assistência, de forma sistemática, com consideração às perspectivas clínicas, emocionais, espirituais, socioculturais, assim como as de gênero que permeiam o conjunto. Isso constitui um desafio, cuja superação deve ser almejada pelo conjunto de profissionais direta ou indiretamente envolvidos com a assistência[18].

PONTOS A REVISAR

- Demandas para integração da perspectiva masculina na assistência à saúde da mulher.
- Transformações dos papéis sociais desempenhados por homens e mulheres.
- Medidas legais relativas à maior responsabilização masculina na saúde sexual e reprodutiva.
- Avanços na esfera dos direitos reprodutivos.
- Masculinidade e sociedade.
- Papéis sociais masculinos em transformação.
- Contexto sociocultural e comportamento masculino na esfera sexual e reprodutiva.
- Atitudes masculinas e os eventos do curso da vida da mulher.
- Visualização de novas possibilidades no campo do pensamento e das ações assistenciais.

ATIVIDADES SUGERIDAS

- Entreviste homens de diversas inserções socioculturais, a fim de identificar o que pensam sobre as ações relativas à esfera sexual e reprodutiva, e quais são suas experiências nas diversas fases do curso da vida do homem e da mulher. Quais similaridades e diferenças existem entre os diversos homens e entre eles e você?
- Participe de uma atividade educativa em grupo com a presença de mulheres e seus respectivos parceiros. Tente identificar as facilidades e as dificuldades encontradas no desenvolvi-

mento desses grupos. Quais são as possibilidades de superação das dificuldades? O que é possível fazer para promover a qualidade da atividade desenvolvida?

- Desenvolva uma atividade com os próprios colegas de classe com a finalidade de discutir crenças e valores relativos à sexualidade e experiências próprias relativas à educação sexual na infância e na adolescência. Identifique as similaridades, as diferenças e as facilidades e dificuldades enfrentadas. Quais são as possibilidades para promover maior envolvimento masculino nas questões sexuais e reprodutivas no próprio meio em que se vive?

Propostas para estudo

- Identifique as demandas atuais da perspectiva masculina da saúde da mulher.
- Explique a importância do conhecimento prévio das crenças e dos valores relativos às masculinidades e aos papéis masculinos que permeiam a vida das mulheres para a assistência à saúde da mulher.
- Discuta a respeito da realidade de vida das mulheres e sobre as possibilidades e restrições impostas pela perspectiva masculina.

Exercícios de pensamento crítico

1. Este capítulo apresentou os inúmeros e complexos fatores oriundos da perspectiva masculina que influenciam a saúde das mulheres. Considere como as relações da esfera sexual e reprodutiva podem se estabelecer entre homens e mulheres que namoram, trabalhadores do sexo feminino, mulheres que tiveram experiências de gravidez não planejada, mulheres cujos parceiros se recusam a utilizar preservativos.
2. Adriana, uma estudante do ensino médio, engravidou sem ter planejado. O pai da criança é um namorado que conheceu há pouco tempo. Seus pais estão lhe dando respaldo financeiro, mas não aceitam a situação e pediram para ela ir morar em uma pensão. Seu namorado não tem certeza da paternidade mesmo que ela afirme que ele foi

seu primeiro namorado. Quais são as consequências dessa situação sobre as vivências de Adriana nas demais etapas e esferas de sua vida? Qual é o impacto social de uma gravidez não planejada?

Referências bibliográficas

1. Aquino EML, Araújo TVB, Marinho LFB. Padrões e tendências em saúde reprodutiva no Brasil: bases para uma análise epidemiológica. In: Giffin K, Costa SH. Questões de saúde reprodutiva. Rio de Janeiro: Fiocruz; 1999. p. 187-205.
2. Arrilha M. Homens, saúde reprodutiva e gênero: o desafio da inclusão. In: Giffin K, Costa SH. Questões de saúde reprodutiva. Rio de Janeiro: Fiocruz; 1999. p. 455-67.
3. Brasil. Constituição de 1988. Constituição da República Federativa do Brasil, 1988. Revista dos Tribunais; 1989.
4. Brasil. Lei n. 9.263, de 12 de janeiro de 1996. Regula o § 7º do artigo 226 da Constituição Federal, que trata do planejamento familiar, estabelece penalidades e dá outras providências. Revista Literária do Direito 1996:12.
5. Brasil. Ministério da Saúde. Secretaria de Políticas de Saúde. Área Técnica da Saúde da Mulher. Parto, aborto e puerpério: assistência humanizada à mulher. Brasília: Ministério da Saúde; 2001.
6. Brasil. Código Penal: Decreto-Lei n. 2.848, de 7 de dezembro de 1940, 34. ed. São Paulo: Saraiva; 1996.
7. São Paulo (Estado). Lei n. 10.241, de 17 de março de 1999. Dispõe sobre os direitos dos usuários dos serviços e das ações de saúde no Estado e dá outras providências. Diário Oficial do Estado 1999;51:109.
8. Corrêa S. Saúde reprodutiva, gênero e sexualidade: legitimação e novas interrogações. In: Giffin K, Costa SH. Questões de saúde reprodutiva. Rio de Janeiro: Fiocruz; 1999. p. 39-49.
9. Kalckmann S, Batista LE. O desafio da inclusão de homens em programas de saúde reprodutiva. In: Vilela WV (org.) Investigar para o SUS: construindo linhas de pesquisa. São Paulo: Instituto de Saúde; 2002. p. 123-28.
10. Hoga LAK. À mercê do cotidiano da anticoncepção: a mulher seguindo o seu caminho. [Tese]. São Paulo: Escola de Enfermagem da Universidade de São Paulo; 1995.
11. Hoga LAK, Alcântara AC, Lima VM. Adult male involvement in reproductive health: an ethnographic study in a community of São Paulo city, Brazil. Journal Transcultural Nursing 2001;12(2):107-14.
12. Manhoso FR, Hoga LAK. Men's experiences of vasectomy in the Brazilian Public Health Service. International Nurs Review 2005;52:101-8.

13. Hoga LAK, Alcântara AC, Lima VM. Envolvimento masculino em saúde reprodutiva: estudo etnográfico entre brasileiros nikkeys. Acta Paul Enf 2000;(13):201-4.
14. Jeneral RBR, Hoga LAK. A incerteza do futuro: a vivência da gravidez em uma comunidade brasileira de baixa renda. Revista Mineira Enfermagem 2004;8(2):268-74.
15. Rodrigues MML. Homens e aborto: narrativas sobre as experiências compartilhadas. [Dissertação]. São Paulo: Escola de Enfermagem da Universidade de São Paulo; 2004.
16. Souza RM. Paternidade em transformação: o pai singular e sua família. [Tese]. São Paulo: Pontifícia Universidade Católica de São Paulo; 1994.
17. Oliveira EAA, Hoga LAK. The process of seeking and undergoing surgical contraception: an ethnographic study in a Brazilian community. Journal Transcultural Nursing 2005;16(1):5-14.
18. Vilela W. O monitoramento da plataforma de ação da Conferência Internacional sobre População e Desenvolvimento no Brasil. Jornal Rede Feminista de Saúde 2004;(26):1-12.

Para saber mais

Comunicação em sexualidade. Disponível em: http://www.ecos.org.br.

Consorcio Latinoamericano de Anticoncepción de Emergencia. Disponível em: http://www.clae.info.

Family Health International. Disponível em: http://www.fhi.org.

Instituto Papai. Disponível em: http://www.ufpe.br/papai.

Núcleo de Estudos da Mulher e Relações Sociais de Gênero (NEMGE). Disponível em: http://www.usp.br/nemnge.

Portal da sexualidade. Disponível em: http://www.portaldasexualidade.com.br.

Rede Feminista de Saúde. Disponível em: http://www.redesaude.org.br.

Revista Internacional de Estudio sobre Masculinidades. Disponível em: http://www.estudiosmasculinidades.buap.mx.

World Association for Sexual Health. Declaration of Sexual Rights. Disponível em: http://www.worldsexualhealth.org/sites/default/files/Declaration_ of_ Sexual_ Rights.pdf. Disponível em: http://www.worldsexology.org.

18

QUALIDADE DE VIDA E A SAÚDE DA MULHER

MILENA BUTOLO VIDO
ROSA MARIA SCANAVINI

"A quantidade da vida é uma decisão divina, mas a qualidade da vida é uma decisão humana"

PONTOS A APRENDER

1. O significado da expressão "qualidade de vida".
2. A importância do conceito de qualidade de vida.
3. O papel da Política Pública de Assistência Integral à Saúde da Mulher.
4. Reflexão sobre qualidade de vida e saúde da mulher.

PALAVRAS-CHAVE

Qualidade de vida, saúde da mulher, enfermagem.

ESTRUTURA DOS TÓPICOS

Qualidade de vida e o processo saúde-doença. Qualidade de vida. Saúde da mulher e qualidade de vida. Pontos a revisar. Atividades sugeridas. Propostas para estudo. Exercício de pensamento crítico. Referências bibliográficas.

QUALIDADE DE VIDA E O PROCESSO SAÚDE-DOENÇA

As condições de vida e de saúde, no último século, têm melhorado de forma contínua e sustentada na maioria dos países, graças aos progressos políticos, econômicos, sociais e ambientais, assim como aos avanços na saúde pública e na medicina[1].

Estudos de diferentes autores e relatórios sobre a saúde mundial e da região das Américas apontam para a melhoria das condições de vida principalmente na América Latina, onde a expectativa de vida após a Segunda Guerra Mundial cresceu de 50 para 69 anos em 1995. Contudo, as mesmas organizações não deixam de ressaltar que, a par dessas melhorias, é evidente a permanência de profundas desigualdades nas condições de vida e de saúde entre países subdesenvolvidos, suas regiões e seus grupos sociais[2,3].

Particularmente em países como o Brasil e outros da América Latina, a péssima distribuição de renda, o analfabetismo e o baixo grau de escolaridade, assim como as condições precárias de habitação e ambiente, têm um papel muito importante nas condições de vida e saúde.

Considerando a sociedade atual, um aspecto que influencia na qualidade de vida é a saúde, uma vez que a doença limita a atividade humana, dificulta a produção e aumenta os gastos e o número de pessoas empobrecidas, todas são condições inadequadas de vida causadoras da doença[1].

A principal resposta social que tem ocorrido aos problemas de saúde é a assistência curativa e individual, embora já tenha sido identificado que as medidas preventivas e a promoção da saúde, assim como a melhoria das condições de vida em geral, foram de fato, em muitos países, as razões fundamentais para a melhoria dessa questão de saúde[4,5].

A relação entre qualidade de vida, condições de vida e saúde está suficientemente evidenciada. Assim, a pobreza e as más condições de vida, trabalho e nutrição são causas de doenças e necessitam não apenas de ações curativas de saúde, mas de amplas reformas sociais e econômicas. Para o setor saúde influenciar de forma positiva na qualidade de vida, é preciso investir no campo da prevenção à saúde e consequentemente em sua promoção[1,5,6].

A saúde, a educação, o trabalho, o lazer, a segurança, a previdência social, a proteção à maternidade e à infância e a assistência aos desamparados constituem os direitos sociais dos brasileiros. Parte desses direitos refere-se ao que se denominam necessidades humanas básicas (psicobiológicas, psicossociais e psicoespirituais), as quais são imprescindíveis para manter um estado de equilíbrio dinâmico, sobretudo a saúde. Esse estado de saúde, como norte de qualidade de vida, representa condições dignas de trabalho, renda, alimentação, nutrição, educação, moradia, saneamento, transporte e lazer, assim como o acesso a esses bens e serviços essenciais, e o reconhecimento e proteção dos direitos dos indivíduos, como sujeitos das ações e dos serviços de assistência em saúde[7].

Dessa maneira, para que se alcance a qualidade de vida estabelecida como meta, faz-se necessário o envolvimento e compromisso da sociedade como um todo, de forma a impulsionar os processos de mudança necessários para o seu cumprimento[7].

A promoção da saúde representa, atualmente, uma estratégia promissora para enfrentar os múltiplos problemas que afetam as populações humanas, baseando-se na articulação de saberes técnicos e populares e a mobilização de recursos institucionais e comunitários, públicos e privados, para o enfrentamento e a resolução desses problemas.

O conceito moderno de promoção da saúde surgiu e se desenvolveu, de forma mais vigorosa nos últimos vinte anos, nos países em desenvolvimento e da Europa Ocidental.

Para a Organização Mundial da Saúde (OMS), a promoção da saúde é um processo de capacitação da comunidade para atuar na melhoria da sua qualidade de vida e saúde, incluindo uma maior participação no controle desse processo[1].

A saúde se promove proporcionando condições de vida decente, boa condição de trabalho, educação, cultura física e formas de lazer e descanso. A saúde é entendida não como um objeto em si, mas como um recurso fundamental para a vida cotidiana. Dessa maneira, a nova concepção de saúde importa uma visão afirmativa que a identifica com o bem-estar e a qualidade de vida, e não simplesmente com ausência de doença. A saúde deixa de ser um estado estático, biologicamente definido, para ser compreendida como um estado dinâmico, socialmente produzido[8].

Nesse contexto, a intervenção visa não apenas a diminuir o risco de doenças, mas aumentar as chances de saúde e de vida, implicando uma intervenção multi e intersetorial sobre os chamados determinantes do processo saúde-enfermidade, que constituem a essência das políticas públicas saudáveis.

A saúde se relaciona à qualidade das interações que o ser humano desenvolve no decorrer de todo o seu processo de viver, ou seja, o processo de transformação do ser humano, que tem início antes mesmo de sua concepção, pelo modo de viver de seus pais e depois no útero materno e por meio de sua atuação no mundo, em um movimento de momentos de felicidade e infelicidade, prazer e dor, alegrias e tristezas e satisfação ou não de desejos que repercutem no ambiente[5].

Proporcionar saúde significa, além de evitar doenças e prolongar a vida, assegurar meios e situações que ampliem a qualidade de vida "vivida", ou seja, ampliem a capacidade de autonomia e o padrão de bem-estar que, por sua vez, são valores socialmente definidos, importando em valores e escolhas[1,5].

Levando-se em consideração o "viver saudável", mesmo quando em vigência de situações de doença, são necessárias mudanças dos paradigmas vigentes para outros que possibilitem novas formas de pensar-fazer o mundo, especialmente rever os conceitos de qualidade de vida, percebendo a saúde como processo e produto desta. A proposta é repensar sobre as formas de cuidar da vida individual e coletiva, seja em casa, no trabalho, na comunidade e na sociedade de uma maneira geral[5].

QUALIDADE DE VIDA

CONSTRUINDO E ANALISANDO O CONCEITO DE QUALIDADE DE VIDA NO DECORRER DOS TEMPOS

A busca pelo significado da expressão "qualidade de vida" (QV) é tão antiga quanto a civilização. Desde a Antiguidade, diferentes referenciais filosóficos procuram conceituar qualidade de vida que, na visão aristotélica, referia-se aos sentimentos relacionados à felicidade, realização e plenitude[9,10].

Pigou, em seu livro sobre economia e bem-estar, publicado em 1920, relacionou a qualidade de vida ao suporte governamental oferecido às classes menos favorecidas e avaliou seu impacto na vida das pessoas e nas finanças nacionais[8].

Há indícios de que a expressão surgiu pela primeira vez na literatura médica na década de 1930, por meio de um levantamento feito com base em estudos que continham em seu objetivo a definição e que faziam referência à avaliação da qualidade de vida[8].

Em meados da década de 1970, Campbell tentou explicar as dificuldades que cercavam a conceituação da expressão qualidade de vida, definindo-a como: "uma vaga e etérea entidade, algo sobre a qual muita gente fala, mas que ninguém sabe claramente o que é"[8].

Os vários significados atribuídos para a qualidade de vida estão de acordo com as perspectivas econômicas, demográficas, antropológicas, bioética e, mais recentemente, ambiental e de saúde pública[11].

A partir do início da década de 1990, a OMS criou o Grupo de Qualidade de Vida (The WHOQOL Group)[3] que definiu QV como a percepção do indivíduo de sua posição na vida e no contexto da cultura e do sistema de valores em que vive e em relação aos seus objetivos, expectativas, padrões e preocupações. Destacam-se com base nisso dois aspectos relevantes do conceito de qualidade de vida: a subjetividade e a multidimensionalidade.

A subjetividade trata da percepção da pessoa sobre seu estado de saúde e sobre os aspectos não médicos, seu contexto de vida e a maneira como o indivíduo avalia a sua situação pessoal em cada uma das dimensões relacionadas à qualidade de vida. A multidimensionalidade refere-se ao reconhecimento de que o constructo é composto por diferentes dimensões[3]. A identificação dessas dimensões tem sido objeto de pesquisa científica e estudos empíricos que utilizaram tanto metodologias qualitativas quanto quantitativas.

Duas tendências quanto à conceituação do termo na área da saúde são identificadas: QV como conceito mais genérico e amplo aparentemente influenciado por estudos sociológicos que não consideram as disfunções ou os agravos; e a qualidade de vida relacionada à saúde (QVRS) que aborda aspectos mais diretamente associados às enfermidades ou às intervenções em saúde[8].

Pode-se notar acentuado crescimento, nas duas últimas décadas, dos esforços voltados para o amadurecimento conceitual e metodológico do termo QV na linguagem científica.

Morreim[12] afirma que qualidade de vida "não é um objeto ou coisa, mas um julgamento de valores referentes a certas circunstâncias (...) é aquilo que a pessoa julga ser e muda cada vez que a pessoa muda seu pensamento". Portanto, dependendo do momento de vida em que essa pessoa está inserida, ela modifica seus valores, o que leva a pensar que a qualidade de vida não é um conceito estático, mas dinâmico.

As definições de qualidade de vida têm incluído indicadores subjetivos e objetivos de fenômenos físicos e psicológicos. Indicadores objetivos comumente utilizados como medidas de qualidade de vida são: salário, moradia e funções físicas; ao passo que os subjetivos referem-se à experiência de vida, ou melhor, à percepção do significado dessas experiências individuais, não considerando apenas os indicadores objetivos[13].

Ter qualidade de vida depende, pois, de fatores intrínsecos e extrínsecos que geram uma conotação diferente de qualidade de vida para cada indivíduo, decorrente da sua inserção na sociedade[14].

Nesse contexto, considera-se qualidade de vida uma expressão de difícil conceituação, com uma gama variada de significados, tendo em vista seu caráter subjetivo, complexo e multidimensional, com diversas possibilidades de enfoque e inúmeras controvérsias teóricas e metodológicas para a exploração do seu conceito.

INSTRUMENTOS DE MEDIDA E PADRÕES GERAIS

Diversos instrumentos de mensuração têm sido construídos na tentativa de sintetizar a complexidade da noção de qualidade de vida e de sua relatividade *vis-à-vis* nas diferentes culturas e realidades sociais. Alguns tratam a saúde como componente de um indicador composto, outros têm, no campo da saúde, o seu objeto propriamente dito[15].

Entre os primeiros instrumentos elaborados, talvez o mais conhecido e difundido seja o Índice de Desenvolvimento Humano (IDH), elaborado pelo Programa das Nações Unidas para o Desenvolvimento (PNUD). Esse índice foi criado com a intenção de deslocar o debate sobre desenvolvimento, de aspectos puramente econômicos, como nível de renda, produto interno bruto e nível de emprego, para aspectos de natureza social e também cultural. Embutida nesse indicador encontra-se a concepção de que renda, saúde e educação são três elementos fundamentais da qualidade de vida de uma população. O IDH baseia-se na noção de capacidades (i. e., tudo aquilo que uma pessoa está apta a realizar ou fazer)[15].

A Organização Mundial da Saúde (OMS) desenvolveu recentemente um instrumento para avaliar qualidade de vida – WHOQOL-100 – numa perspectiva transcultural, com versão em português. Nessa concepção, qualidade de vida é um conceito subjetivo, multidimensional e que inclui as facetas positiva e negativa da vida. A positiva inclui a mobilidade, o desempenho de papel e o contentamento, e nas negativas, a fadiga, a dor, a dependência de medicação e os sentimentos negativos.

Na abordagem proposta pelo WHOQOL Group, estão envolvidos seis domínios: psicológico, físico, nível de independência, relações sociais, ambiente, e espiritualidade/religião/crenças pessoais. Cada domínio é sintetizado por vários subdomínios que constituiriam a qualidade de vida.

No âmbito médico, desenvolveram-se também instrumentos de avaliação de qualidade de vida focalizados inicialmente sobre a ideia de complementar as análises de sobrevida. Com a evolução dos estudos, esses instrumentos integraram análises de custo-utilidade, ou seja, a qualidade de vida dos pacientes deveria avançar um patamar melhor do que o anterior à intervenção[15].

Ao que se refere à área específica da enfermagem, podem-se destacar os trabalhos sobre qualidade de vida produzidos por Carol Estwing Ferrans, pesquisadora do Departamento de Enfermagem Médico-Cirúrgica da Escola de Enfermagem da Universidade de Ilinois, Chicago, que desde 1982 vem trabalhando com estudos sobre qualidade de vida, em colaboração com outros pesquisadores, e desenvolveu um instrumento de mensuração da qualidade de vida que está traduzido para doze idiomas, inclusive o português.

Essa autora faz uma crítica às abordagens tradicionais de desenvolvimento de conceitos, pois considera que os resultados produzidos carecem de coesão e poder explicativo. Dessa forma, desenvolveu um modelo conceitual de qualidade de vida baseado numa variedade de abordagens metodológicas, cujo objetivo foi subsidiar a criação de um instrumento de medida desse conceito. Assim, optou por uma abordagem individualística; visão ideológica em que os próprios sujeitos pudessem definir o que representa para eles qualidade de vida. O sujeito é questionado sobre a avaliação que faz de sua própria qualidade de vida em relação a domínios específicos da vida. A essência da qualidade de vida baseia-se na experiência de vida de cada pessoa e só a ela cabe julgá-la, de acordo com seus valores e preferências[16].

Após uma ampla revisão da literatura, Ferrans destacou seis grandes núcleos intrínsecos ao conceito de qualidade de vida: capacidade de viver uma vida normal, capacidade de viver uma vida socialmente útil (utilidade social), capacidade natural (física e mental), alcance de objetivos pessoais, felicidade/afeto e satisfação com a vida[17,18].

A satisfação com a vida foi considerada pela autora o núcleo que converge à abordagem individualística, uma vez que os outros aspectos, vida normal, utilidade social, capacidade natural e alcance de objetivos, não necessitam obrigatoriamente de avaliação pessoal, pois podem acontecer por outrem[16].

A percepção subjetiva do nível de felicidade e de satisfação em relação aos diferentes aspectos da vida é o principal determinante no julgamento positivo ou negativo da qualidade de vida[13].

O instrumento desenvolvido por Ferrans e Powers destina-se a medir tanto a qualidade de vida das pessoas sadias quanto daquelas com algum tipo de doença. Esse instrumento, como o do WHOQOL Group, é composto por domínios e consta de duas partes, a primeira mede a satisfação e a segunda a importância de cada um dos domínios[16].

Sendo a qualidade de vida reconhecida como um constructo multidimensional e havendo várias dimensões para serem avaliadas, é impraticável tentar medir todos os conceitos simultaneamente em um único instrumento.

Apesar de atualmente a avaliação, a análise e a interpretação da qualidade de vida possuírem uma variedade de métodos psicométricos e estatísticos, não se devem ignorar as percepções subjetivas dos pacientes, familiares e profissionais da área da saúde, bem como a existência de métodos que incluam não apenas os instrumentos validados cientificamente, mas também aspectos observados por meio da assistência individualizada e/ou das dinâmicas de grupo.

SAÚDE DA MULHER E QUALIDADE DE VIDA

Transpondo todas essas questões relevantes ao mundo da mulher, ou melhor, à saúde da mulher, observa-se que a sua vida tem passado por grandes mudanças, seja no plano político, cultural, econômico ou social, que se refletem na organização da vida doméstica e no espaço público, com a busca dos seus direitos à cidadania.

Ao resgatar o processo de trabalho sob a óptica de gênero, é possível observar que já na Grécia antiga existia marcada divisão sexual do trabalho, pois tanto as mulheres consideradas livres como as escravas eram responsáveis pela manutenção das atividades referentes ao espaço doméstico, como a comida dos homens, o cuidado das crianças, a busca de água e a lavagem das roupas. Na Idade Média, as atividades domésticas eram divididas segundo o *status* civil das mulheres: as solteiras lavavam e teciam, as mães cuidavam das crianças pequenas e as de meia-idade se ocupavam dos adolescentes e da cozinha. Uma clara divisão de classes sociais se estabelecia entre as próprias mulheres no que diz respeito às atividades: eram as mulheres dos servos e dos camponeses as que mais trabalhavam; além de dividirem as tarefas da agricultura com seus maridos, também realizavam as tarefas domésticas[19].

Percebe-se que no contexto de vida dessas mulheres, em épocas mais antigas, de uma forma indireta e por meio de seu trabalho, elas acabavam se exercitando, trabalhando a musculatura perineal por meio de certos movimentos, alimentavam-se do que era plantado e colhido, o agrotóxico passava longe, o ar respirado era mais puro e o meio ambiente mais preservado, tudo isso influenciando na qualidade de vida de forma positiva.

No final do século XVIII, acentua-se a migração campo-cidade, consolida-se a burguesia e paralelamente surge o proletariado feminino caracterizado pelo trabalho em domicílio das mulheres decorrente da recusa dos homens quando elas tentam ingressar nas fábricas. A experiência da industrialização no Brasil, no período de 1950 e 1990, constitui momento extremamente fértil tanto para reflexão teórica sobre o trabalho feminino quanto para o exame de sua dinâmica concreta[20].

A luta do feminismo dos anos 1960 partiu da meta de igualdade na diferença sexual. Reivindicando a não hierarquização das especificidades de homens e mulheres, almejou uma igualdade social que reconhecesse as diferenças, atualmente expressa na noção de equidade de gênero[21].

Com todas essas transformações, as mulheres conquistaram o direito de frequentar escolas e universidades, de votar e de serem votadas. A participação feminina na economia do país cresce a cada ano e um número cada vez maior de mulheres assume a chefia da família, conquistando o acesso ao emprego e à licença-maternidade.

Nas últimas décadas, as mulheres conseguiram introduzir na agenda política nacional e internacional os problemas relacionados à saúde sexual e reprodutiva. Essas questões vêm sendo tratadas no contexto dos direitos humanos, e reivindica-se dos governos a garantia das condições para o exercício pleno desses direitos[20].

As políticas de saúde da mulher também mudaram, os primeiros programas enfocavam apenas o momento da gravidez e do parto, levando a crer que o mais importante era proteger a criança ao nascer.

Nos anos 1980, o governo criou um programa que introduz a perspectiva da atenção à mulher em todas as fases de sua vida, considerando sua individualidade, suas necessidades e seus direitos, sem discriminação de raça e classe social: Programa de Assistência Integral à Saúde da Mulher (PAISM). Esse programa propõe que o setor de saúde assuma suas responsabilidades na promoção da qualidade de vida da mulher, na ampliação de seu conhecimento sobre o próprio corpo e a própria sexualidade, o que reforça que cada cidadã receba tratamento de acordo com seu contexto social e que os seus direitos sejam respeitados[22].

Os princípios do PAISM são os mesmos do Sistema Único de Saúde (SUS); se ele ainda não está implantado em todo país, esse é um grande desafio, assim como a garantia do direito feminino à informação.

De maneira geral, são as mulheres que mais utilizam os serviços públicos de saúde. A crescente pobreza, a dependência econômica, a violência, a discriminação e a falta de controle sobre a vida sexual e reprodutiva geram efeitos altamente prejudiciais à saúde de muitas mulheres e adolescentes. Em muitos casos, a falta ou distribuição desigual dos alimentos no ambiente doméstico, o acesso insuficiente a água potável e saneamento e condições inadequadas de moradia são fatores que contribuem para a deteriorização permanente de sua saúde. Além disso, seu papel na procriação faz com que seu organismo apresente demandas específicas ao longo da vida, o que aumenta a necessidade de atenção por parte dos serviços públicos.

Ações educativas e de controle social, quando perpassam todas as fases do atendimento, promovem troca de informação, permitindo identificar demandas e melhores escolhas e diminuir a distância comum entre profissionais da saúde e a população. Além disso, possibilitam a muitas mulheres conhecimento melhor do corpo e de seus direitos, contribuindo para melhor autonomia, superação de preconceitos e medos infundados que muitas vezes acarretam prejuízos à saúde. Por sua vez, a participação dos profissionais de saúde nesses grupos contribui na sensibilização dos problemas das mulheres, o que ajuda a humanizar o atendimento.

Garantir o atendimento integral à saúde da mulher em todas as faixas etárias é respeitá-la como cidadã, e não apenas como responsável pela reprodução da espécie humana. Dessa forma, abre-se espaço na rede de saúde pública para que haja atendimento em todas as fases da vida da mulher, o que com as ações preventivas causará impacto positivo na diminuição gradativa de doenças, como câncer de mama e de colo do útero, osteoporose, depressão, infecções vaginais e outras.

A ampliação do acesso aos equipamentos públicos de saúde significa mais que oferecer consultas e exames, representa disponibilizar profissionais comprometidos com esse atendimento, os quais possam estar atentos às demandas específicas das mulheres que muitas vezes vivenciam cenário de pobreza, violência doméstica, dupla jornada de trabalho, condições inadequadas de trabalho como baixos salários, baixa autoestima, e dificuldade ao acesso a alimentos adequados e na relação de convívio com seus parceiros.

Embora não esteja ao alcance dos municípios a resolução de todas essas questões, o atendimento na engrenagem pública de saúde pode ser um canal que ajude a reconhecer as demandas mais presentes, permitindo o desenho de políticas multissetoriais que interfiram no cotidiano das mulheres, a fim de prevenir problemas de saúde. Ao agregar elementos educativos, como grupos de discussão e até estímulos às práticas naturais na busca de prevenção, promovendo assim a qualidade de vida, essas políticas poderão favorecer mudanças comportamentais que reflitam em um melhor relacionamento entre homens e mulheres.

As ações preventivas e educativas que envolvam vários setores deverão levar em conta todas as faixas etárias e as especificidades dos diversos grupos populacionais femininos, além de respeitar os direitos das mulheres ao atendimento integral à sua saúde, permitindo também aperfeiçoar o uso dos recursos públicos, pois é mais fácil prevenir por meio dessas ações, que são responsáveis pela promoção da saúde.

A qualidade de vida é um espelho que reflete os resultados dos serviços de saúde prestados ao cliente, principalmente por ser determinado pelo processo da doença ou até de agravo, como pelos procedimentos vinculados para o seu tratamento, cuidados e cura[7].

Com a mudança de modelo da saúde a partir da segunda metade do século XX, quando se introduziu a concepção de prevenção e promoção, a expressão qualidade de vida passou a compor o conjunto relativo aos aspectos da saúde.

Com base na Primeira Conferência Internacional sobre Promoção da Saúde realizada em Ottawa, em 1986, o tema qualidade de vida aparece seguidamente nos discursos dos profissionais de saúde e nas intenções das políticas públicas em geral[23]. No entanto, ainda não se reflete nas práticas de saúde.

Cabe salientar que, nas pesquisas sociais, os primeiros conceitos de qualidade de vida confundiam-se com a ideia de indicador social, visto que eram descritos por fatores ambientais e sociais como qualidade do ar, nível socioeconômico e educacional, abordando somente os aspectos objetivos concernentes à qualidade de vida que podem ser mensurados[24].

Na sociedade atual, o assunto qualidade de vida vem sendo muito discutido, tendo recebido atenção crescente não somente da literatura científica, mas também das campanhas publicitárias, nos meios de comunicação e nas plataformas políticas.

Para Ferraz[25], o conceito de qualidade de vida mais comumente utilizado por pesquisadores, porém controverso, baseia-se na própria definição de saúde da Organização Mundial da Saúde: a percepção individual de um completo bem-estar físico, mental e social.

Compartilhou-se nas últimas décadas avanços significativos nas relações entre homens e mulheres. Com a ampliação dos movimentos de mulheres e as resoluções adotadas pelas diferentes conferências mundiais, as relações de gênero incorporaram-se às pautas de debate dos serviços de saúde, propondo alteração no eixo do atendimento que passa a trabalhar com o conceito de saúde integral da mulher em todas as fases da vida, não só no período reprodutivo.

Avaliando esse contexto sociocultural a que a mulher está inserida, associado às questões assistenciais, é fundamental que se tenha uma visão global que articule os aspectos éticos, morais e de cidadania.

Em suma, apesar de não haver definição consensual sobre o constructo qualidade de vida, existe razoável concordância entre os pesquisadores acerca desse conceito, cujas características são a subjetividade, multidimensionalidade e pluralidade.

Transpondo essas características ao contexto feminino e à Política Pública de Assistência Integral à Saúde da Mulher, percebe-se que as diretrizes que norteiam o programa contemplam em suas linhas de ação e estratégias um modelo assistencial em cujo contexto incluem-se a integralidade e a equidade, no qual se aborda a saúde da mulher de maneira global e em todas as fases do ciclo vital. As atividades constituem um conjunto de ações educativas, preventivas, de diagnose, tratamento e/ou recuperação, que aplicadas integral e permanentemente objetivam a melhoria da população feminina, servindo de molde para qualquer proposta pessoal ou institucional na assistência integral à saúde da mulher. É necessário fazer/acontecer.

As desigualdades sociais nas condições de vida e saúde das mulheres existem, mas a participação da sociedade em práticas de controle social é fundamental, em intervenções políticas em prol de mudanças substanciais nas relações entre governos e sociedade, viabilizando tanto o controle como a participação criativa e comprometida da sociedade nas várias formas de gestão/efetivação das políticas sociais de saúde.

Localiza-se a necessidade de fortalecimento e construção de práticas de controle e participação como instrumentos democráticos, na geração de políticas públicas favoráveis à superação das desigualdades, discriminações e preconceitos que afetam negativamente a vida, a saúde e a qualidade de vida.

PONTOS A REVISAR

- O processo saúde-doença e a sua interferência na qualidade de vida das pessoas.
- Relação entre qualidade de vida, condições de vida e saúde.
- Paradigmas atuais sobre saúde e as necessidades de mudança.
- Os diferentes conceitos sobre qualidade de vida
- Instrumentos de mensuração da qualidade de vida.
- Relação entre as dimensões do conceito de qualidade vida e as condições de vida da mulher na atualidade.
- Políticas públicas e qualidade de vida da mulher.

ATIVIDADES SUGERIDAS

- Entreviste pessoas de diversas inserções socioculturais e verifique o que significa para elas qualidade de vida. Que similaridades e diferenças existem entre os significados expressos?
- Desenvolva uma atividade com os próprios colegas de classe com a finalidade de verificar como eles relacionam o processo saúde-doença com a qualidade de vida.

- Consulte o site sobre qualidade de vida: http://www.uic.edu/orgs/qli.

Propostas para estudo

- Aponte os principais parâmetros utilizados para mensurar qualidade de vida.
- Discuta a respeito dos conceitos de qualidade de vida.

Exercício de pensamento crítico

1. Este capítulo apresenta os inúmeros e complexos conceitos sobre qualidade de vida e suas dimensões. Considere as relações entre as condições de vida da mulher na atualidade e as diferentes facetas que envolvem o conceito de qualidade de vida. Com base nessas relações, faça inferências empíricas sobre a qualidade de vida das mulheres.

Referências bibliográficas

1. Buss PM. Promoção da saúde e qualidade de vida. Ciência e Saúde Coletiva 2000;5(1):163-77.
2. WHO. The World Health Report 1998: life in the 21° Century – A vision for all. Genebra: WHO, Genebra; 1998.
3. The WHOQOL Group. The World Health Organization quality of life assessment (WHOQOL): position paper from the World Health Organization. Soc Sci Med 1995;41:1403-10.
4. Organización Panamericana de la Salud (OPAS). La salud en las Américas, v. 1. Washington: Opas; 1998.
5. Patrício ZM. Qualidade de vida do ser humano nas perspectivas de novos paradigmas. In: Patrício ZM, Casagrande JL, Araújo MF (orgs.) Qualidade de vida do trabalhador: uma abordagem qualitativa do ser humano através de novos paradigmas. Florianópolis: Ed. Autor; 1999. p. 19-87.
6. Castellani Filho L. Lazer e qualidade de vida: In: Marcellino NC. Políticas públicas setoriais de lazer: o papel das prefeituras. São Paulo: Ed. Autores; 1996. p. 7-21.
7. Cianciarullo TI, Fugulin FMT, Andreoni S. A hemodiálise em questão: opção pela qualidade assistencial. São Paulo: Ícone; 1998.
8. Seidl EMF, Zannon CML da C. Qualidade de vida e saúde: aspectos conceituais e metodológicos. Caderno de Saúde Pública 2004;20(2):580-8.

9. Baylet TJ. Quality assurance. Postgrad. Med J 1988;64(752):473-4.
10. Painter P. The importance of exercise training in rehabilitation of patients with end-stage renal disease. Am J Kidney Dis 1994;24:2-9.
11. Diniz DP, Schor N. Guia de medicina ambulatorial e hospitalar da UNIFESP: qualidade de vida. São Paulo: Manole; 2006.
12. Morreim EH. Medical ethics and the future of quality of life research. Prog Cardiov Nurs 1992;7(1):12-7.
13. Oleson M. Subjectively perceived quality of life. Image. J Nurs Sch 1990;22(3):187-90.
14. Rocha SSL, Felli VEA. Qualidade de vida no trabalho docente em enfermagem. Rev Latino-am Enfermagem 2004;12(1):28-35.
15. Minayo MC de S, Hartz ZM de A, Buss PM. Qualidade de vida e saúde: um debate necessário. Ciência e saúde Coletiva 2000;5(1):7-18.
16. Kimura M. Tradução para o português e validação do "Quality of life index" de Ferrans e Powers. [Tese]. São Paulo: Escola de Enfermagem da Universidade de São Paulo; 1999.
17. Ferrans CE. Quality of life: conceptual issues. Seminars in Oncology Nursing 1990;6(4):248-54.
18. Ferrans CE, Powers MJ. Psychometric assessment of the quality of life index. Res Nurs Health 1992;15:29-38.
19. Perrot M. Os excluídos da história. 2. ed. Rio de Janeiro: Paz e Terra; 1992.
20. Oliveira EM de. A mulher, a sexualidade e o trabalho. In: Da pré-história da relação trabalho/saúde à dimensão de gênero. São Paulo: Hucitec; 1999. p. 57-65.
21. Giffin K. Pobreza, desigualdade e equidade em saúde: considerações a partir de uma perspectiva de gênero transversal. Cad Saúde Pública 2002;18:103-12.
22. Brasil. Ministério da Saúde. Assistência integral à saúde da mulher: bases de ação programática. Brasília: Centro de Documentação do Ministério da Saúde; 1984.
23. Brasil. Ministério da Saúde. Secretaria de Políticas de Saúde. Projeto promoção da saúde. As cartas da promoção da saúde. Brasília: Ministério da Saúde; 2002.
24. Flanagan JC. Measurement of quality of life: current state of the art. Arch Phys Med Rehabil 1982;63(2):56-9.
25. Ferraz MB. Qualidade de vida – conceito e um breve histórico. Jovem Méd 1998;3(4):219-22.

19

INCONTINÊNCIA URINÁRIA NO PÓS-PARTO

Daniela Biguetti Martins Lopes
Neide de Souza Praça

Pontos a aprender

1. A incontinência urinária (IU) como um agravo do período pós-parto.
2. A ocorrência da IU no pós-parto.
3. Os fatores de risco envolvidos no surgimento da IU no pós-parto.
4. As ações propostas para a assistência obstétrica e de enfermagem à mulher diante da IU.
5. O papel do profissional na identificação e na atenção a essa morbidade.

Palavras-chave

Incontinência urinária, pós-parto, enfermagem obstétrica, saúde da mulher.

Estrutura dos tópicos

Introdução. Anatomia do sistema genital feminino e do assoalho pélvico. Fatores que contribuem para o surgimento da incontinência urinária. Ocorrência de incontinência urinária no pós-parto. Educação em saúde associada à assistência obstétrica e de enfermagem. Pontos a revisar. Atividades sugeridas. Propostas para estudo. Exercícios de pensamento crítico. Referências bibliográficas. Para saber mais.

INTRODUÇÃO

Os distúrbios urinários na mulher estão relacionados com anormalidades da bexiga, doenças neurológicas ou alterações da força da musculatura pélvica[1], levando a um quadro de incontinência urinária (IU). A IU é definida pela Sociedade Internacional de Continência (ICS), como toda perda involuntária de urina, sendo um problema social e de higiene e que, a partir de 1998, passou a ser considerada como doença pela Classificação Internacional de Doenças (CID/OMS). Para melhor entendimento, deve-se também saber a definição dos tipos de IU[2]:

- incontinência urinária de esforço (IUE) – a forma mais comum de IU, caracteriza-se por toda perda de urina ocorrer em decorrência de algum esforço físico como pular, correr e tossir;
- incontinência urinária de urgência (IUU) – causada por uma contração involuntária súbita da bexiga;
- incontinência urinária mista (IUM) – combinação de incontinência urinária de esforço e incontinência urinária de urgência, mais comum em mulheres mais velhas;
- incontinência urinária de transbordamento – sensação de urgência para urinar, porém sem esvaziamento completo da bexiga.

A IU é uma condição que afeta a população mundial e é um sintoma que pode estar presente em homens e mulheres de todas as faixas etárias, porém essa morbidade acomete principalmente a população feminina. A experiência com episódios de perda urinária é uma condição que prevalece em mulheres idosas, mas também ocorre em mulheres jovens e na meia-idade[3]; independentemente da sua causa, a IU afeta a vida psicológica, social, física e sexual de 15 a 30% das mulheres[4].

Muitas mulheres no período reprodutivo podem apresentar incontinência urinária, porém boa parte delas não procura atendimento médico por achar que o desconforto desaparecerá com o tempo ou por considerá-lo comum com o evoluir da idade[5].

Durante a gestação, no trabalho de parto e no parto, ocorrem mudanças na posição anatômica da pelve, na forma da musculatura pélvica, nas vísceras e no períneo. Essas alterações podem ser explicadas pela deficiência do assoalho pélvico durante a gestação e o parto, pois a sobrecarga do períneo causa neuropatia do pudendo. Os processos fisiológicos sequenciais nesses períodos podem lesar o suporte pélvico, o corpo perineal e o esfíncter anal, tornando-se fatores determinantes, a longo prazo, para o surgimento das perdas urinárias[6].

Para o entendimento da fisiopatologia da incontinência urinária e para discorrer sobre a ocorrência e os fatores associados ao surgimento da incontinência urinária no pós-parto, faz-se necessária uma breve abordagem sobre a anatomia do trato urinário inferior e do assoalho pélvico feminino.

ANATOMIA DO SISTEMA GENITAL FEMININO E DO ASSOALHO PÉLVICO

O sistema genital feminino é dividido em genitália externa e interna. A genitália feminina externa ou vulva pode ser estudada em conjunto com o períneo e inclui as seguintes estruturas: monte de Vênus; pregas tegumentárias (grandes e pequenos lábios); espaço interlabial (vestíbulo, meato uretral, introito vaginal e hímen); órgãos eréteis (clitóris e os bulbovestibulares); as glândulas acessórias (parauretrais e vulvovaginais). A genitália feminina interna se compõe de um longo canal que se estende da superfície externa do corpo até a cavidade perineal: vagina, útero, trompas de Falópio e os ovários[7].

O períneo, conjunto de partes moles (músculos e aponeuroses) que fecha inferiormente a cavidade da pelve, classifica-se em anterior (ou genital) e posterior (ou retal), limitados pelo traçado da linha bisquiática. O períneo é composto pelos músculos do diafragma ou assoalho pélvico – elevador ou levantador do ânus e coccígeo; músculos perineais superficiais – transverso superficial do períneo, isquiocavernoso e bulbocavernoso – e profundos – transverso profundo do períneo e esfíncter externo da uretra feminina; músculo do períneo posterior – esfíncter externo do ânus[7,8].

O assoalho pélvico fornece suporte para os órgãos pélvicos (evitando o aparecimento das distopias genitais) e mantém a continência urinária. Para o bom desempenho dessas funções, é crucial a manutenção da integridade de seus músculos, do tecido conjuntivo e da inervação[9].

O músculo que se destaca no assoalho pélvico é o levantador do ânus, um músculo estriado esquelético, formado por dois tipos de fibras: 70% do tipo I (contração lenta), responsável pela manutenção do tônus, e 30% do tipo II (contração rápida), responsável pelo reflexo de contração em resposta ao aumento da pressão intra-abdominal. Os feixes pubococcígeos desse músculo delimitam a fenda urogenital e contribuem para o mecanismo de contensão da base da bexiga e do colo vesical[10]. De acordo com a teoria integral da incontinência urinária feminina, o músculo levantador do ânus contribui de forma substancial para a manutenção da continência urinária; dessa forma, a incontinência urinária em algumas mulheres pode ser secundária a lesões nesse músculo por diferentes razões[11].

O trato urinário inferior é composto pela uretra, pelo colo vesical e pela bexiga. A bexiga comporta-se como uma esfera oca que se enche passivamente, sem apresentar grande aumento em sua pressão interna. Em contrapartida, a uretra permanece oclusa durante essa fase de enchimento. Quando a bexiga se encontra cheia, surge a vontade de urinar, por estímulos provindos dos hemisférios cerebrais: é a fase voluntária da micção, na qual se processa o relaxamento do assoalho pélvico. A capacidade da mulher de manter-se continente depende da combinação das funções normais do colo vesical, da uretra e do assoalho pélvico[10]. A eliminação da urina é controlada pela contração do músculo esfíncter externo da uretra. Esse músculo, controlado voluntariamente, é enervado pelos nervos da região sacra da medula e, quando há desejo de urinar, ele relaxa e o músculo detrusor (músculo liso vesical) se contrai e expele a urina da bexiga através da uretra[12].

A perda involuntária de urina pela uretra, quando a pressão vesical excede a uretral máxima na ausência de atividade do músculo detrusor, define a forma mais prevalente de incontinência, ou seja, a incontinência urinária de esforço. Dessa maneira, para que exista continência urinária, a pressão da uretra deve ser maior que a vesical, no repouso e no esforço, sendo seu decréscimo um dos principais fatores envolvidos na gênese da incontinência urinária de esforço[13].

Diante do exposto, nota-se que a integridade dos músculos pélvicos é fundamental para manter a integridade e o bom funcionamento da vagina e da uretra, prevenindo assim a incontinência urinária.

FATORES QUE CONTRIBUEM PARA O SURGIMENTO DA INCONTINÊNCIA URINÁRIA

Um tradicional conceito em medicina é que toda disfunção está relacionada a defeitos anatômicos[11]. Esse fato levou à elaboração de várias teorias, nas quais as alterações morfológicas seriam fatores causais da incontinência urinária. Uma revisão bibliográfica mostrou que os principais fatores de risco para o surgimento da incontinência urinária na mulher eram: idade entre 35 e 81 anos, trauma do assoalho pélvico, fatores hereditários, raça (negra, hispânica e branca), menopausa, obesidade, doenças crônicas, uso de alguns simpaticomiméticos e parassimpaticolíticos, constipação, tabagismo, consumo de cafeína e exercícios direcionados à região abdominal. A literatura apontou vários fatores de risco para incontinência urinária na mulher, entretanto os resultados dos estudos foram por vezes contraditórios, indicando que, de acordo com a metodologia adotada, poderão ser identificados diferentes fatores associados[14].

A prevalência da incontinência urinária aumenta de acordo com vários fatores, como o aumento do peso, a histerectomia, a doença respiratória crônica e a paridade[15]. Situações transitórias ou definitivas podem levar à incontinência urinária, sendo que as transitórias são responsáveis por 50% dos casos[5]. Dentre as situações transitórias, a gravidez e a via de parto são consideradas fatores de risco para a alteração da força muscular do assoalho pélvico. O incremento do peso corporal materno e o peso do útero gravídico aumentam a pressão sobre a musculatura do assoalho pélvico (AP) na gestação. O aumento do índice de massa corpórea (IMC) na gravidez, a multiparidade, o parto vaginal, o tempo prolongado do segundo período do parto e a episiotomia são fatores que diminuem a força dos músculos do assoalho pélvico, favorecendo a incontinência urinária[6].

A prevalência e os fatores que estão relacionados com o surgimento da IU na mulher podem variar de acordo com a idade, o tipo de população estudada e o critério de seleção das pacientes, porém constitui importante problema de saúde pública.

OCORRÊNCIA DE INCONTINÊNCIA URINÁRIA NO PÓS-PARTO

A gravidez, o trabalho de parto, o parto propriamente dito e o puerpério provocam muitas mudanças no trato genital e urinário da mulher. Fatores mecânicos e hormonais propiciam aumento dos sintomas urinários durante a gravidez, em particular elevando a frequência miccional e agravando a urgeincontinência e a incontinência aos esforços preexistentes. Alguns autores[16-18] demonstraram índices de incontinência urinária em mulheres gestantes previamente continentes de até 74%.

De modo geral, existe a concordância sobre a alta incidência de incontinência urinária de esforço durante a gravidez, porém a grande maioria desses casos é de IUE transitória, desaparecendo com o passar do tempo no pós-parto. Estudos têm demonstrado que o parto vaginal diminui a força muscular do assoalho pélvico e aumenta seu risco relativo de força muscular diminuída do assoalho pélvico, após quatro a seis meses do parto. O mesmo ocorrendo com a cesariana, que não protege o assoalho pélvico[19].

Outra condição possível reside no uso rotineiro de episiotomia na condução do parto vaginal, que não protege contra o surgimento de incontinência urinária nos quatro primeiros anos de pós-parto[16].

Após o parto por cesariana, é possível ocorrer incontinência urinária seis meses após sua realização, com duração média de cinco semanas; porém, essa ocorrência é inferior a de mulheres submetidas ao parto normal. Outra situação que chama a atenção é o elevado índice de associação entre incontinência urinária no pós-parto com o tipo de parto e a manifestação de incontinência urinária durante a gravidez[17].

Ao se submeter ao parto por cesariana, a mulher tem menor possibilidade de risco de ocorrência de incontinência urinária em seis meses, quando se compara ao parto normal e ao parto por fórceps. Enquanto o parto por fórceps encontra-se no extremo oposto, o parto normal está em nível intermediário entre a cesariana e o parto por fórceps para a ocorrência de incontinência urinária nesse intervalo de tempo. Parece não haver diferença no risco de ocorrência de incontinência urinária nos grupos submetidos à cesariana eletiva ou à cesariana realizada após o início do trabalho de parto[20].

Um estudo mostrou que algumas variáveis maternas e práticas obstétricas relacionam-se com a prevalência e a incontinência urinária no pós-parto. Essa pesquisa encontrou que a ocorrência de incontinência urinária associa-se à paridade; enquanto que a idade materna (> 35 anos) associa-se à frequência e não a outros sintomas urinários; o peso materno elevado no início da gravidez corresponde à maior prevalência de casos de incontinência, e a utilização de parto realizado por vácuo extrator e ou fórceps, no auxílio ao parto vaginal, relacionam-se a sintomas urinários no pós-parto[21].

No Município de São Paulo, em 2009, encontrou-se prevalência de 24,6% de incontinência urinária autorreferida no pós-parto, em pesquisa realizada em um centro de saúde localizado na Zona Oeste da cidade. Ter se submetido ao parto normal teve maior representatividade para a ocorrência de incontinência urinária em comparação às mulheres que se submeteram ao parto por cesariana e ao parto por fórceps, este com o menor número de ocorrências. No entanto, os resultados encontrados na literatura, em sua maioria, são contraditórios e não permitem afirmar que a cesariana tem efeito protetor no surgimento de IU no pós-parto[22].

Outros fatores que devem ser considerados são a primiparidade e o parto normal, que, em conjunto, também se mostraram associados à incontinência urinária no pós-parto. A episiotomia, assim como em outros estudos, não teve efeito protetor no surgimento de IU no pós-parto, mas a ocorrência de IU autorreferida no pós-parto associou-se à cor da pele da mulher. Cabe ressaltar que a idade materna, o ganho de peso durante a gestação, o IMC, o número de gestações, a paridade, o uso de anestesia, o tipo de parto e tempo de trabalho de parto não demonstraram risco para a intercorrência[22].

O momento em que ocorre a incontinência urinária no pós-parto varia desde dois até seis meses, mas pode ser encontrada além desse período. Estudos têm mostrado maior percentual de mulheres que referem IU entre dois e quatro meses e entre cinco e seis meses de pós-parto[22-24].

Embora estudos com enfoque na IU investiguem mulheres com maior faixa etária, a incontinência urinária no pós-parto pode ocorrer em mulheres com idade entre 17 e 45 anos[16,17,21,22,25-28].

A busca na literatura por estudos que tratem da incontinência urinária no período pós-parto mostrou que as publicações de estudos epidemiológicos carecem de uniformidade metodológica, o que dificulta a obtenção de resultados que possam ser reproduzidos em outros estudos e direcionados à prática assistencial. Fatores que influenciam os índices de prevalência de incontinência urinária na mulher no pós-parto mostram-se inconsistentes diante da diversidade de abordagens nos vários estudos. Cada índice obtido varia de acordo com a metodologia utilizada, incluindo-se as características da população (cor, sexo, faixa etária, peso, atividade profissional, grupos específicos – primíparas e multíparas –, presença de incontinência urinária antes ou durante a gravidez, uso rotineiro de episiotomia, parto instrumental, entre outras). O uso de instrumentos não padronizados para a coleta de dados se constitui em outro obstáculo, também identificado na literatura. No caso de investigações no pós-parto, a diversidade do intervalo considerado entre a ocorrência do parto e a incontinência urinária são variáveis que podem ser obtidas dias, semanas, meses ou anos após o parto.

Como foi visto anteriormente, a integridade dos músculos do assoalho pélvico é de fundamental importância para a prevenção da IU. O treinamento da musculatura do assoalho pélvico, durante a gestação, previne a incontinência urinária nesse período e após o parto, melhorando significativamente a força muscular do assoalho pélvico; porém, acredita-se que as mulheres devem ser orientadas a realizar esses exercícios antes e após o parto, para evitar o surgimento tardio de IU[16,29].

Ainda que se identifique a importância da orientação sobre exercícios de fortalecimento da musculatura do assoalho pélvico, estudos têm demonstrado que a quase totalidade dos serviços de pré-natal e unidades de puerpério não fazem essa abordagem[22].

EDUCAÇÃO EM SAÚDE ASSOCIADA À ASSISTÊNCIA OBSTÉTRICA E DE ENFERMAGEM

Por considerar que ainda não é possível dizer que há um corpo de conhecimento consistente sobre o tema incontinência urinária no pós-parto, já que os estudos divergem em seus achados relacionados à incidência e aos fatores que contribuem para o surgimento do agravo nesse período, encontra-se a necessidade de implementação de estratégias, pelos profissionais da área da saúde, para divulgar o tema em questão, com realce de sua relevância, de modo a modificar a condição de muitas mulheres que apresentam déficit de informação sobre incontinência urinária e se sentem constrangidas em falar sobre o assunto, condição que dificulta a identificação daquelas que apresentam essa morbidade no ciclo gravídico-puerperal[22].

Embora as mulheres passem por consultas de seguimento ginecológico nos primeiros seis meses após o parto, ainda é reduzido o número daquelas que buscam auxílio ou apresentam a queixa a um profissional de saúde[22,23]. Nesse aspecto, o profissional tem possibilidade de desempenhar importante função junto à população, pois está inserido no ambiente que norteia a educação em saúde e participa de programas e de atividades de educação, com vistas à melhoria da saúde do indivíduo, da família e da população em geral.

As mulheres têm carência de informação sobre IU, e essa condição alerta para a necessidade de se oferecer informações sobre a morbidade. Cabe ressaltar que a maioria das mulheres com incontinência urinária no pós-parto apresenta essa condição também durante a gestação, portanto, esse período representa uma oportunidade importante para o planejamento de estratégias de intervenção precoce visando à prevenção da IU[22].

Merece destaque o fato de que, no decorrer das etapas do ciclo gravídico-puerperal, as ações educativas são relevantes, porém é no pré-natal que a mulher deveria receber maior afluxo de orientações para que pudesse viver o parto de forma positiva, com redução dos riscos de complicações no puerpério[30].

As ações preventivas, dado o seu caráter intervencionista, evitam o surgimento de doenças específicas e/ou reduzem suas incidências. A informação colabora na prevenção de doenças e na promoção da saúde, na medida em que proporciona mudanças no comportamento dos indivíduos. A informação altera a estrutura cognitiva da pessoa e desencadeia ações que podem ser, dentre outras, mudança de comportamento[31].

Nesse aspecto, a realização de exercícios para o fortalecimento da musculatura do assoalho pélvico é indicada durante a gestação e o pós-parto como recomendação para auxílio na prevenção da IU na gestação e no período pós-parto[16,22]. Um guia de orientações para a prevenção da IU no pós-parto seria composto pelos seguintes itens: definição e fatores relacionados à IU e meios de prevenção e de atenuação da intercorrência.

Paralelamente, sabe-se que a IU no pós-parto pode ser prevenida também com exercícios para o fortalecimento do músculo do assoalho pélvico e outras medidas relevantes: valorizar a comunicação do agravo ao profissional de saúde, evitar constipação intestinal (não forçar evacuação e disciplinar o hábito de eliminação intestinal) e/ou procurar tratamento, manter peso corporal saudável e adotar hábito de esvaziamento vesical com intervalos regulares e curtos. O reforço à orientação para evitar retenção de urina e o realce para a importância da ingestão hídrica são importantes medidas que o profissional deve estar atento diante da gestante ou puérpera na prevenção de IU.

Ao realizar as orientações sobre prevenção de IU, deve-se ter em mente que o objetivo da criação das estratégias informacionais está diretamente ligado às ações de intervenção social na área da saúde. Informação em saúde, quando bem assimilada, pode salvar vidas e tem despertado crescente interesse na sociedade contemporânea[31]. A informação, para ser incorporada pela paciente, deve ser proporcional ao seu nível intelectual. A educação em saúde consiste em um dos principais elementos da promoção da saúde e, portanto, da qualidade de vida do indivíduo.

Ao prestar cuidados à paciente, o enfermeiro valoriza e estimula sua independência e autonomia, podendo se valer, dentre vários recursos, da prática de educação participativa para o autocuidado nas atividades do cotidiano.

Oferecer orientações sobre exercícios para o fortalecimento da musculatura do assoalho pélvico durante a gestação e no pós-parto, fornecer informações às mulheres sobre a IU, e incentivá-las a buscar ajuda do profissional de saúde quando necessário são situações que realçam a importância da avaliação da assistência prestada pelo profissional de saúde no ciclo gravídico-puerperal, uma vez que ignorar a presença de IU no pós-parto prejudica a qualidade de vida da mulher e interfere na sua assistência.

A enfermagem obstétrica deve e pode incluir nas ações de cuidado as orientações para o manejo de fatores associados à IU e o incentivo a comportamentos saudáveis, com o intuito de ampliar a gama de cuidados fundamentais nessa área de conhecimento. Obtém-se, assim, uma assistência que atenda as necessidades e os desejos da clientela, que, quando devidamente informada, orientada e motivada acerca de sua saúde e de seus direitos de cidadania, consegue tomar decisões e praticar conscientemente o autocuidado.

Para a educação em saúde, tornam-se necessários o incentivo e a adequação das práticas educativas, cabendo aos profissionais, de enfermagem em particular, a elaboração, a coordenação e a execução de tais ações. Uma vez diagnosticada, a IU torna possível diferenciar e personalizar um tratamento adequado para cada paciente.

A vivência profissional nessa área mostra que o preconceito e o desconhecimento da mulher sobre a IU, aliados à resistência em procurar auxílio de profissionais da saúde, prejudicam seu bem-estar no pós-parto.

Deve-se ressaltar que o período pós-parto é caracterizado por inúmeras mudanças e adaptações e, quando somado à perda involuntária de urina, pode se tornar uma experiência negativa em relação à maternidade. A IU, sobretudo nesse período, pode gerar diversas modificações biopsicossociais para quem a refere.

Para finalizar, sugere-se a abordagem do tema em programas de atualização profissional e em disciplinas de atenção à saúde da mulher, em cursos de enfermagem, de modo a alertar os futuros profissionais sobre a relevância dessa morbidade e de sua prevenção.

PONTOS A REVISAR

- Fatores de risco que atuam no surgimento de IU no pós-parto.
- Ocorrência de IU no ciclo gravídico-puerperal: conhecer para planejar o cuidado.
- Ações do profissional para identificar e/ou prevenir a IU na mulher.
- Paradigmas sobre a IU e a necessidade de intervenção/mudança.

ATIVIDADES SUGERIDAS

- Entreviste mulheres de diferentes inserções socioculturais e verifique seu conhecimento sobre: o que é e como prevenir e/ou tratar a IU.
- Desenvolva uma atividade com os colegas de sala, com a finalidade de planejar ações educativas para divulgar e prevenir a IU no pós-parto.

- Visite uma unidade de saúde, entreviste algumas mulheres no ciclo gravídico-puerperal e verifique qual é o seu conhecimento sobre IU e quais as informações que ela recebeu sobre esta morbidade.

Propostas para estudo

- Descreva a relação entre saúde da mulher e incontinência urinária.
- Discuta a respeito dos principais fatores de risco para o surgimento de IU no pós-parto (ciclo gravídico-puerperal) e como prevenir o surgimento desta morbidade.
- Explique a importância do cuidado diante da IU para a saúde da mulher.
- Discuta sobre os riscos associados para desenvolver IU.

Exercícios de pensamento crítico

1. Considere os fatores de risco relacionados à IU no pós-parto e os relacione às medidas para prevenção do agravo que devem ser implementadas no período gravídico-puerperal.
2. Relacione as dificuldades de a mulher comunicar a ocorrência de IU à subnotificação do agravo.

Referências bibliográficas

1. Baikie PD. Sinais e sintomas. Rio de Janeiro: Guanabara Koogan; 2006. p. 712.
2. Sand PK, Dmochowski R. Analysis of the standardization of terminology of lower urinary tract dysfunction: report from the standardization sub-committee of the International Continence Society. Neurourol Urodyn 2002;21(2):167-78.
3. United States of America. Departament of Health & Human Services. Agency for Health Care Policy and Research (AHCPR). Overview: urinary incontinence in adults clinical practice guideline update. Rockville; 1996. Disponível em: http://www.ahrq.gov/clinic/uiovervw.htm. Acesso em 21/04/2008.
4. Guarda RI, Gariba M, Nohama P, Amaral VF. Tratamento conservador da incontinência urinária de esforço. Femina 2007;35(4):219-27.
5. Palma PCR, Riccetto CLZ. Incontinência urinária de esforço na mulher. In: Netto Junior NR. Urologia prática, 4. ed. São Paulo: Atheneu; 1999. p. 107-20.

6. Meyer S, Schreyer A, De Grandi P, Hohlfeld P. The effects of birth on urinary continence mechanisms and other pelvic-floor characteristics. Obstet Gynecol 1998;92(4 Pt 1):613-8.
7. Rezende J, Montenegro CAB. Obstetrícia fundamental. 10. ed. Rio de Janeiro: Guanabara Koogan; 2006. p. 3-10.
8. Bastos AC, Borges JBR. Anatomia. In: Bastos AC. Ginecologia. 11. ed. São Paulo: Atheneu; 2006. p. 8-12.
9. Baessler K, Schuessler B. Childbirth-induced trauma to the urethral continence mechanism: review and recommendations. Urology 2003;62(4):39-44.
10. Borges TG. Incontinência urinária de esforço. In: Bastos AC. Ginecologia, 11. ed. São Paulo: Atheneu; 2006. p. 218-31.
11. Oliveira E, Castro RA, Zucchi EVM, Araújo MP de, Sartori MGF, Girão MJBC. Mecanismo de continência e teoria integral da incontinência urinária feminina. Femina 2007;35(4):205-11.
12. Smeltzer SC, Bare BG. Brunner e Suddarth: tratado de enfermagem médico-cirúrgica. 8. ed. Rio de Janeiro: Guanabara Koogan; 2000. p. 965-78.
13. Elbadawi A. Functional anatomy of the organs of micturition. Urol Clin North Am 1996;23(2):177-210.
14. Higa R, Lopes MHBM, Reis MJ. Fatores de risco para incontinência urinária na mulher. Rev Esc Enferm USP 2008;42(1):187-92.
15. D'Ancona CAL. Diagnóstico da incontinência urinária na mulher. In: D'Ancona CAL, Netto Júnior NR. Aplicações clínicas da urodinâmica. 3. ed. São Paulo: Atheneu; 2001. p. 139-43.
16. Fritel X, Schaal JP, Fauconnier A, Berthand V, Levet C, Pigne A. Pelvic floor disorders 4 years after first delivery: a comparative study of restrictive versus systematic episiotomy. BJOG 2007;115(2):247-52.
17. Hvidman L, Foldspang A, Mommsen S, Nielsen JB. Postpartum urinary incontinence. Acta Obstet Gynecol Scand 2003;82(6):556-63.
18. Raza-Khan F, Graziano S, Kenton K, Shott S, Brubaker L. Peripartum urinary incontinence in a racially diverse obstetrical population. Int Urogynecol J Pelvic Dysfunct 2006;17(5):525-30.
19. Barbosa AMP, Carvalho LR, Martins AMVC, Calderon IMP, Rudge MVC. Efeito da via de parto sobre a força muscular do assoalho pélvico. Rev Bras Ginecol Obstet 2005;27(11):677-82.
20. Farrell SA, Allen VM, Baskett TF. Parturition and urinary incontinence in primiparas. Obstet Gynecol 2001;97(3):350-6.
21. Pregazzi R, Sartore A, Troiano L, Grimaldi E, Bortoli P. Postpartum urinary symptoms: prevalence and risk factors. Eur J Obstet Gynecol Reprod Biol 2002;103(2):179–82.
22. Lopes DBM, Praça NS. Incontinência urinária autorreferida no pós-parto. Texto e Contexto Enferm 2010;19(4):667-74.

23. Brown S, Lumley J. Maternal health after childbirth: results of an Australian population based survey. Br J Obstet Gynaecol 1998;105(2):156-61.

24. Thompson JF, Roberts CL, Currie M, Ellwood DA. Prevalence and persistence of health problems after childbirth: associations with parity and method of birth. Birth 2002;29(2):83-94.

25. Bugg GJ, Hosker GL, Kiff ES. Routine symptom screening for postnatal urinary and anal incontinence in new mothers from a district. Int Urogynecol J Pelvic Floor Dysfunct 2005;16(5):405-08.

26. Higa R, Lopes MHBM. Fatores associados com a incontinência urinária na mulher. Rev Bras Enferm 2005;58(4):422-8.

27. Pregazzi R, Sartore A, Bortoli P, Grimaldi E, Ricci G, Guaschino S. Immediate postpartum perineal examination as a predictor of puerperal pelvic floor dysfunction. Obstet Gynecol 2002;99(4):581-84.

28. Scarpa KP, Herrmann V, Palma PCR, Ricetto CLZ, Morais S. Sintomas do trato urinário inferior três anos após o parto: estudo prospectivo. Rev Bras Ginecol Obstet 2008;30(7):355-9.

29. Morkved S, Bo K, Schei B, Salvesen KA. Pelvic floor muscle training during pregnancy to prevent urinary incontinence: a single-blind randomized controlled trial. Obstet Gynecol 2003;101(2):313-9.

30. Rios CTF, Vieira NFC. Ações educativas no pré-natal: reflexão sobre a consulta de enfermagem como um espaço para educação em saúde. Ciên Saúde Coletiva 2007;12(2):477-86.

31. Moraes AF. Informação estratégica para as ações de intervenção social na saúde. Ciên Saúde Colet.2008;13(Supl 2):2041-8.

PARA SABER MAIS

Aerts D, Alves GG, La Salvia MV, Abegg C. Promoção de saúde: a convergência entre as propostas da vigilância da saúde e da escola cidadã. Cad Saúde Pública 2004;20(4):1020-8.

ÍNDICE REMISSIVO